PÜSCHEL · KÜNSTLICHE HÄNDE
KÜNSTLICHE ARME

FRITZ PÜSCHEL

KÜNSTLICHE HÄNDE
KÜNSTLICHE ARME

Mit 107 Textabbildungen

TECHNISCHER VERLAG HERBERT CRAM, BERLIN W 35

1955

Printed in Germany
Satz: Walter de Gruyter & Co., Berlin W 35
Druck: Otto von Holten GmbH., Berlin W 35

Vorwort

In einer mehr als 35jährigen Tätigkeit auf dem Gebiete der Orthopädietechnik habe ich tausende von Menschen kennengelernt, denen ein tragisches Schicksal den Verlust eines oder mehrerer Glieder ihres Körpers auferlegt hat. Ihre Versorgung mit einem technischen Ersatzstück — einem künstlichen Glied — war und ist Aufgabe meines Berufes, und aus der Vielseitigkeit dieser Aufgabe habe ich im Laufe der Zeit viele gute und wertvolle Erkenntnisse sammeln können. Nicht minder wertvoll wurden mir hierbei die Erfahrungen aus dem ersten Weltkriege, wie sie damals von der Prüfstelle für Ersatzglieder (1919) festgestellt worden waren. Das Studium der einschlägigen Fachliteratur aus dieser Zeit und ein reger Gedankenaustausch mit Fachfreunden in aller Welt gaben mir Anregungen und Möglichkeiten, das Beste für die mir von belieferten Amputierten zu fertigen.

Der technische Fortschritt nach dem letzten Weltkrieg hat mir die Notwendigkeit gezeigt, das Wissen und die Erkenntnisse auf dem Gebiete der Orthopädietechnik — soweit es sich um künstliche Hände und künstliche Arme handelt — für den großen Kreis der an der orthopädischen Versorgung interessierten Stellen und Personen und den ärztlichen und technischen Nachwuchs für diese Aufgabe zusammenzustellen. Es soll damit aber auch eine Lücke in der einschlägigen Fachliteratur geschlossen und allen ärztlichen und technischen Freunden unserer Gemeinschaftsarbeit im Dienste am kranken Körper der Menschen ein Buch zur Verfügung gestellt werden, das gewissermaßen auch als Nachschlagewerk genutzt werden kann.

Es soll dem Leser des Buches auch zeigen, wie vielseitig und umfangreich heute das Wissen um die richtige Herstellung und Anpassung einer zweckdienlichen Armprothese ist und welche Anforderungen die Gegenwart an den Prothesenbauer stellt, dem die Aufgabe obliegt, das Beste in dieser Hinsicht zu leisten.

Trotz allem Bemühen, dieses Werk insbesondere hinsichtlich der neuzeitlichen Konstruktionen so vollständig als nur möglich zu halten, wird meine Arbeit kein abgeschlossenes Werk darstellen, denn Erfinder und Forscher sind dauernd dabei, neue Ideen und neue Gedankengänge zu entwickeln und in der Praxis auszuwerten.

Allen meinen Freunden in Deutschland und in Amerika, insbesondere Herrn Hugo Stortz, dem Bundesvorsitzenden unseres Fachverbandes in Köln a. Rh. und Mr. L. Porten in Pittsburgh, USA, die meine Arbeit in verständnisvoller Weise unterstützt haben, sei an dieser Stelle herzlicher Dank ausgesprochen.

Berlin, im Dezember 1954.

Fritz Püschel

Zum Geleit

Unsere schnellebige Zeit ist allzuleicht geneigt, mühsam Errungenes als etwas Selbstverständliches hinzunehmen. Sie sieht den Erfolg, nicht aber die Mühen, das Wagnis, den Rückschlag, bis er sich einstellt. Seien wir auch in unseren Kreisen einmal ganz ehrlich: Wer macht sich wohl Gedanken darüber, welche Unsumme von Beobachtung, Forschung, Einfühlung, Erprobung und handwerklicher Arbeit Generationen aufgewendet haben, um dem körperlich behinderten Mitmenschen die verlorene Funktionsfähigkeit und damit die Teilnahme am gesellschaftlichen Leben im heutigen Ausmaß wiederzugeben?

Das vorliegende Werk hat sich die Aufgabe gestellt, aus der Sicht einer langen Entwicklung einen Überblick über den jetzigen Stand der Kunstgliederversorgung zu geben. Von der Hand des Götz von Berlichingen bis zu den modernsten Armprothesen finden wir alle Hand- und Armkonstruktionen genauestens beschrieben und abgebildet. Für jeden Fachmann ist es interessant und wissenswert, die Entwicklung der Hand- und Armprothese nachlesen zu können. Nicht nur der erfahrene Fachmann, der selbst an dieser Entwicklung teilgenommen hat, wird hieraus Gewinn und Anregung ziehen können. Ich bin überzeugt, daß das Werk vor allem dem fachlichen Nachwuchs Verständnis für die tieferen Zusammenhänge seines Berufs vermitteln und ihm die Brücke zwischen Gestern und Heute sein kann, die allein in die Zukunft führt.

Hugo Stortz
Vorsitzender des Bundesinnungsverbandes
für das Orthopädie-, Chirurgie-Mechaniker- und Bandagisten-Handwerk
im Bundesgebiet und Westberlin

Inhaltsverzeichnis

Seite

Einführung 1

I. Physiologie des Armes 2

II. Die künstliche Hand 14

1. Allgemeines 14
2. Hand des Götz von Berlichingen 22
3. Hand des Peter Ballif 25
4. Hand der Karoline Eichler 25
5. van Petersen-Hand 27
6. Dalisch-Hand 27
7. Clasen-Hand 28
8. Charrière-Hand 28
9. Mathieu-Hand 29
10. Klingert-Hand 29
11. Carnes-Hand 29
12. Rohrmann-Hand 31
13. Spickermann-Hand 31
14. Germania-Leichtmetall-Hand 31
15. Will-Hand 32
16. Siemens-Schuckert-Hand 32
17. Fischer-Hand 32
18. Hand von Bethe 33
19. Hüfnerhand 33
20. Lange-Metall-Hand 36
21. Hirsch-Hand 37
22. Berliner Hand 37
23. Verbesserte Lange-Feierabend-Hand 38
24. Dreh-Kunsthände 39
25. Pneumatisch betätigte Kunsthand 40
26. Hydraulisch betätigte Kunsthand 41
27. Elektrisch betätigte Kunsthand 42

III. Amerikanische Kunsthände 43

1. Trautmann-Hände 43
2. Becker-Hände 45
3. Miracle-Mechanical-Hand 45
4. Kessler-Hand 46
5. APRL-Hand 46

IV. Willkürlich bewegbare Greifgeräte (Hooks) 47

V. Hand- und Armstümpfe 54

1. Allgemeines 54
2. Stumpfformen 57
3. Länge des Armstumpfes 58
4. Bewegungen und Beweglichkeit der Armstümpfe 61

VI. Die Kraftquellen der Hand- und Armstümpfe 65

VII. Das Armgerüst mit den Gelenken 67

Seite

VIII. Die mechanischen Armgelenke . . . 74
1. Hand-Drehgelenke . . . 74
2. Ellbogengelenke bei einem Unterarmstumpf . . . 77
3. Drehgelenke (Sichelgelenk) im Oberarm . . . 81
4. Schultergelenke . . . 82

IX. Verbindung zwischen Arm und Prothese (Bandagierung und Bandagen) . . . 83
1. Unterarmschäfte . . . 83
2. Oberarmschäfte . . . 85

X. Kraftzüge . . . 100

XI. Der künstliche Arm . . . 107
1. Allgemeines . . . 107
2. Arbeitsarme . . . 109
3. Schmuckarme . . . 109
4. Willkürlich bewegte Kunstarme . . . 112
5. Allgemeine deutsche Kunstarm-Konstruktionen . . . 114
1. Der Berliner Arm . . . 118
2. Sauerbruch-Arme . . . 119
3. Krukenberg-Arme . . . 121
4. Hydraulisch betätigter Kunstarm . . . 122
5. Pneumatischer Kunstarm . . . 124
6. Kuhlmann-Richter-Prothese für Unterarmamputation . . . 124
7. Unterarm-Kunstarm nach Roeser . . . 125
8. Oberarm-Kunstarme, System Püschel . . . 126
9. Charlotte-Kunstarm . . . 127
10. Der deutsche Hook-Arm . . . 128
11. Steepers künstliche Arme und Hände . . . 129
12. Miracle-Kunstarme . . . 129
13. Becker-Kunstarme . . . 129
14. Hosmer-Kunstarme . . . 130
15. Northrop-Sierra-Kunstarme . . . 130
16. Trautmann-Kunstarme . . . 130

XII. Psychologie für die technische Beratung . . . 132

XIII. Künstliche Arme für Ohnhänder . . . 136

XIV. Künstliche Arme für blinde Armamputierte . . . 140

XV. Armprothesen für Frauen und Kinder . . . 141

XVI. Die Maßtechnik . . . 143

XVII. Muß der rechtsseitig Armamputierte ein Linkshänder werden und sein? . 147

Schrifttumsverzeichnis . . . 156

Sachregister . . . 157

Einführung

Man spricht heute davon, daß wir Menschen der Gegenwart in einem interessanten Zeitalter leben. Es ist auch wirklich so; denn, abgesehen von den Kriegen und Naturkatastrophen, die es ja immer gegeben hat und auch weiterhin geben wird, erleben wir täglich neue Fortschritte und Erfolge in der Technik, in der Chemie und in der Wissenschaft, und dies alles in einem Ausmaße, das uns Hoffnung zu den kühnsten Erwartungen gibt.

Aber all diese Dinge können nicht darüber hinwegtäuschen, daß es uns Menschen noch nicht gelungen ist, die schöpferische und gestaltende Kraft der göttlichen Natur am menschlichen Körper selbst mit technischen oder chemischen Mitteln zu ersetzen. Wohl sehen wir in den Werken der bildenden Künste das Streben der Künstler und auch der Erfinder, den menschlichen Körper nicht nur in Form und Gestalt, sondern auch in seinen Funktionen nachzubilden. Aber bisher blieben selbst die schönsten und besten Werke von ihnen unvollendete Arbeiten, weil Geist und Leben nicht von Menschenhand künstlich geschaffen werden können.

Trotz dieser Erkenntnis werden die Menschen auch weiterhin darauf bedacht sein, dem Werden und Vergehen der Natur nachzuforschen, um jeden Fortschritt in diesem Streben zum Nutzen der lebenden Menschheit auszuwerten. Und hier haben wir ein sehr großes und weites Betätigungsfeld in allen Ländern der Erde. Durch kriegerische Einwirkungen, durch Unfälle im Verkehr und in der beruflichen Arbeit, durch die Nachwirkungen von Krankheiten und aus sonstigen Ursachen sehen wir heute eine hohe Zahl von Menschen, die den Verlust eines oder mehrerer Glieder ihres Körpers zu beklagen haben. Auf den Straßen, in den Betrieben und in den Büros wie auch in ihrem Heim sehen wir sie, wie sie mit Hilfe von Prothesen und anderen orthopädischen Hilfsmitteln versuchen, das eigene Leben wieder lebenswert zu gestalten. Wer sich einmal die Mühe macht, sich in die Psyche dieser körperlich behinderten Menschen einzufühlen, wird in den meisten Fällen feststellen, wie außerordentlich groß und mannigfaltig die geistigen Kräfte solcher Mitmenschen sind und wie stark der Wille ist, den Ausfall körperlicher Leistungen, bedingt durch den Verlust des Gliedes, durch andere Fähigkeiten auszugleichen.

Gegenwärtig stehen Ärzte, Techniker und Fachhandwerker in enger Gemeinschaftsarbeit zusammen, um gerade diesen körperlich behinderten Menschen mit Hilfe eines hervorragenden medizinischen Wissens, den unerschöpflichen Mitteln der Technik und mit den Erkenntnissen der Chemie einen Ersatz für das verlorene Glied in höchster Vollkommenheit zu schaffen, um damit dem Versehrten zu helfen, seinen Platz im Kreise seiner Mitmenschen erfolgreich zu behaupten. Man kann nicht sagen, daß diese Gemeinschaftsarbeit erst nach dem letzten Weltkriege entstanden ist. In Deutschland hatte sie schon während des ersten Weltkrieges (1914—1918) ihre Ursache durch die tausende der Kriegsbeschädigten, welche orthopädisch versorgt werden mußten. Die hohe Zahl an Versehrten des Krieges, die vielen Unfallbeschädigten und auch die zivilen Amputierten, brachten es zwangsläufig mit sich, die technische Orthopädie in ihrer Leistung auf eine Basis zu bringen, die geeignet war, den anfallenden Bedarf an orthopädischen Hilfsmitteln — technischen Ersatzstücken usw. — nach den Erkenntnissen der Gegenwart auf diesem Gebiete zu decken. Wertvoll waren hierzu die Erfindungen aus früherer Zeit, die sowohl in Deutschland als auch in anderen Ländern der Erde gemacht worden waren und nun einem größeren Kreise zugänglich gemacht werden konnten. Die Auswirkungen des zweiten Weltkrieges waren hinsichtlich der Zahl an Kriegsinvaliden für alle kriegführenden Mächte sehr groß und die Versorgung dieser Kriegsopfer ist somit für jeden Staat ein ernstes Problem geworden. Soweit es sich dabei um die orthopädische Versorgung dieser Menschen handelt, hat sich z. B. in Deutschland und in verschiedenen anderen Ländern ein erheblicher technischer Fortschritt ergeben, dessen Auswertung zum Nutzen der Versehrten in die Hände bewährter Fachärzte und Wissenschaftler, Techniker und vor allem eines einschlägigen Handwerks gelegt ist.

Wenn wir einen Rückblick in die Geschichte unserer Vorfahren halten, werden wir auch in dieser Hinsicht feststellen können, daß man früher auch schon bemüht war, bei Verlust eines Gliedes dem Körper einen technischen Ersatz zu geben. Leider sind die Beispiele der damaligen Leistungen zu wenig der Nachwelt erhalten geblieben, aber die noch vorhandenen Prothesenmodelle aus früheren Zeiten lassen erkennen, daß die damaligen Erfinder die technischen Grundregeln sehr wohl gekannt haben müssen. Obwohl die technischen Hilfen und Werkzeuge in der damaligen Zeit gegenüber heute sehr gering waren, muß man die Präzision und Genauigkeit bewundern, mit denen solche Prothesenkonstruktionen gefertigt worden sind.

Ein Vergleich der verschiedenen Konstruktionen zeigt auch die verschiedenen Auffassungen, die die Prothesenhersteller von ihrer Aufgabe hatten. Immer waren sie bestrebt, das Kunstglied in Form und Gestalt möglichst dem menschlichen Glied nachzubilden. So sehen wir in der Mehrzahl sogenannte Schmuckprothesen, soweit es sich um künstliche Arme handelt. Andererseits lassen aber die erhalten gebliebenen Modelle erkennen, daß der Prothesenbauer den größeren Wert seiner Konstruktion auf die praktische Nutzung in der Handhabung eines eingebauten Mechanismus legte. Ausschlaggebend für ihn waren dabei die Wünsche und Erwartungen des Amputierten selbst, die sich für diesen aus der Art seiner täglichen Arbeit, seines Berufes usw. ergaben. Hierin hat auch die Gegenwart nichts geändert.

Es soll nun Aufgabe der nächsten Abschnitte sein, den Leser in die Materie des Kunstarmbaues einzuführen und ihm ein Bild zu geben, welche Dinge beachtet werden müssen, um den Arm-Versehrten solche künstlichen Arme zu schaffen, wie er sie in seinem täglichen Leben mit Erfolg gebrauchen muß. Wenn hierbei auch die Vergangenheit eine Beschreibung erfährt, so geschieht dies nicht allein um der Tradition willen, sondern um dem Leser die Möglichkeit zu geben, sie mit der Gegenwart in Vergleich zu bringen.

I. Physiologie des Armes

Gegenüber den anderen Gliedmaßen am menschlichen Körper ist der Arm wohl als das wichtigste Glied anzusehen. Auch er ist wie das Bein eine Stütze des Körpers. Sein Hauptzweck aber ist das Greifen und Festhalten, und darin hat die Natur bei der Formung und Gestaltung des menschlichen Armes ein vollkommenes Wunderwerk geschaffen. Nicht allein, daß der menschliche Arm mehr als eine volle Halbkugelfläche um die Schulter nach jeder Richtung bestreichen kann, auch innerhalb dieses Raumes kann die Hand an jeder Stelle in die verschiedensten Lagen gebracht werden, und die Finger können sowohl grob als auch fein zugreifen.

Diese große Beweglichkeit erhält der Arm dadurch, daß er eine Kette von nicht weniger als vier gegeneinander beweglichen Einzelgliedern darstellt, selbst wenn man die Hand als ein Glied zählt. (Siehe Abb. 1)

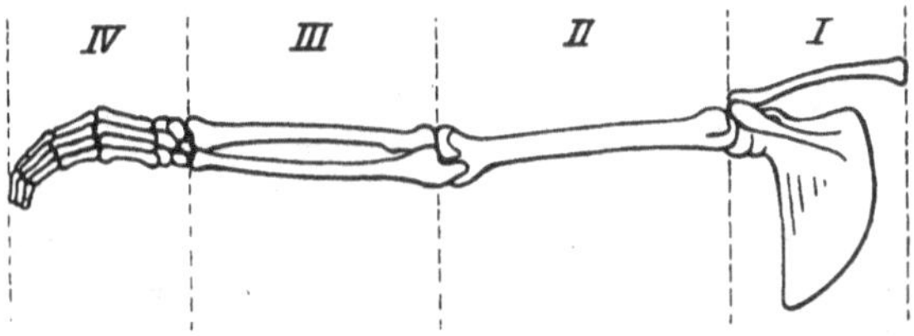

Abb. 1. Das Knochengerüst des Armes als eine Kette von 4 Gliedern. (Ersatzglieder und Arbeitshilfen — Springer-Verlag Berlin)

Diese Glieder sind:

1. das Schüsselbein, das die einzige knöcherne Verbindung des Armes mit dem Rumpfgerüst bildet. Das Schlüsselbein ist mit seinem medialen Ende am Brustbein, mit dem lateralen am Schulterblatt befestigt. Beide Verbindungen sind gelenkig, so daß die Schulter aus der Ruhestellung etwas gesenkt und um etwa 10 cm gehoben und um je 6 cm nach vor- und rückwärts bewegt werden kann. Die Schulter kann demnach annähernd einen Kugelabschnitt von 12 cm Flächendurchmesser bestreichen.

2. der Oberarm ist am Schulterblatt, das sich mit dem Ende des Schlüsselbeins bewegt, durch ein Kugelgelenk befestigt. Da die Gelenkpfanne am Schulterblatt klein, die Kugel am Oberarmknochen groß ist, hat dieses Gelenk verhältnismäßig großen Bewegungsumfang, nämlich ungefähr 45° nach allen Seiten von seiner Mittelstellung aus. Durch die vereinte Beweglichkeit der Schulter und des Schultergelenkes vermag der Oberarm sogar nahezu alle Richtungen einer Halbkugel anzunehmen, deren Mittelpunkt in der Schulter und deren Pol vorn seitlich gelegen ist. Nach unten hinten geht die Beweglichkeit noch über diese Grenze hinaus. Außerdem kann sich der Oberarm in fast allen Stellungen innerhalb dieses Verkehrsgebietes um gegen 90° um seine Längsachse drehen.

3. Der Unterarm ist am Oberarm durch das Ellbogengelenk befestigt, das nur Bewegung um eine Querachse zuläßt. Genau betrachtet zeigt die Bewegung des Unterarmes eine Reihe geringer Abweichungen von der reinen Achsendrehung, auf die aber hier nicht eingegangen werden soll.

4. Die Hand endlich ist am Unterarm in solcher Weise befestigt, daß sie denselben Grad von Bewegungsfreiheit hat, wie in einem Kugelgelenk. Diese Beweglichkeit ist aber auf eine besondere Weise zustande gebracht. Das untere Ende des Unterarmes ist gegen das obere um 180° drehbar, indem die beiden Knochen des Unterarmes, die bei Auswärtsdrehung (Supination) nebeneinanderliegen, bei Einwärtsdrehung (Pronation) einander überkreuzen.

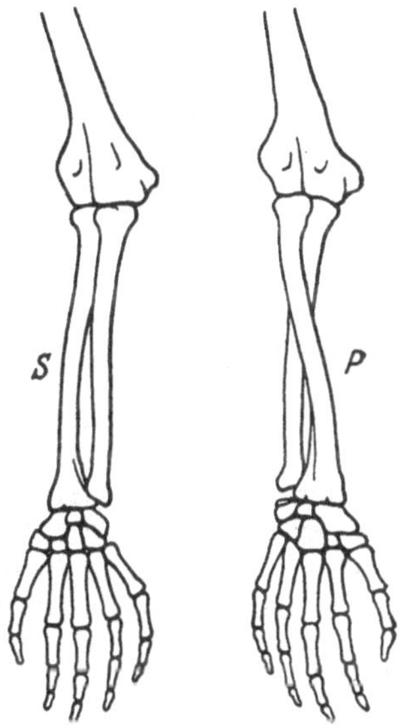

Abb. 2. Rechter Unterarm. Knochen in Supination *S* und Pronation *P*. Das untere Ende des Radius beschreibt einen Kreis um das untere Ende der Ulna, während das obere sich am Orte dreht. (Ersatzglieder und Arbeitshilfen — Springer-Verlag Berlin)

5. Mithin ist auch die Hand, als Verlängerung des Unterarmes um ihre Längsachse drehbar. Außerdem kann aber die Hand im Handgelenk nach beiden Seiten und nach vorn und nach hinten gebeugt werden.

Um von der Mechanik der Bewegungen des Armes eine richtige Anschauung zu bekommen, muß man sich die sämtlichen Gelenke vermöge der Schmiegsamkeit und Schmierung der Gelenkknorpel unter dem größten Druck so gut wie reibungslos beweglich vorstellen und dabei bedenken, daß die Gelenkmechanismen an sich durchaus nicht so festgefügt und zwangsläufig arbeiten wie etwa die Gelenke einer Maschine. Im Gegenteil, die menschlichen Gelenke des Armes erhalten im allgemeinen ihren festen Schluß erst durch den Zug der Muskeln, die, über sie hinweglaufend, die Knochen miteinander verbinden (siehe Abb. 4 uud 5).

Die Wirkung der Armmuskeln kann durch die von Zugkräften veranschaulicht werden, die zwischen Punkten des Rumpfes oder der vier Einzelglieder anzunehmen sind. Die Muskeln ziehen entweder von einem Knochen zum benachbarten, also nur über ein Gelenk hinweg, oder sie können auch über zwei und mehr Gelenke hinweg zu einem entfernten Knochen verlaufen.

Bei den eingelenkigen Muskeln ist die Wirkung verhältnismäßig leicht zu übersehen, wenn man den Fall ins Auge faßt, daß einer der beiden Knochen, an denen der Muskel befestigt ist, im Raum feststeht. Der bewegliche Knochen wird dann dem Zuge des Muskels folgen, indem er in dem Gelenk eine Winkelbewegung ausführt. Dabei ist aber zu beachten, daß mit der Bewegung die Richtung, in der der Muskelzug auf den Knochen einwirkt, und damit auch die drehende Kraft sich ändert. Außerdem kommt eine allgemeine Eigenschaft der Muskeln in Betracht, daß nämlich die Kraft ihrer Zusammenziehung mit zunehmender Verkürzung schnell abnimmt. Die Muskeln sind im Körper so angeordnet, daß diese beiden Einflüsse, durch die ihr Moment verändert wird, einander gegenseitig einigermaßen aufheben. Da die Muskeln meist nahe am Gelenk an den Knochen angreifen, so müssen sie, um am entfernten Ende des Knochens eine bestimmte Kraftwirkung auszuüben, und dabei auf das Gelenk sehr starken Druck ausüben. Auf das Ellbogengelenk kann z. B. bei der Beugung oder Streckung des Armes ein Druck von über 100 kg entfallen.

Betrachtet man den Fall, daß beide Knochen, die durch einen Muskel verbunden werden, beweglich sind, so werden sie durch die Zusammenziehung des Muskels auch beide in Bewegung gesetzt werden, und zwar wird sich die Größe der Bewegung nach dem Verhältnis der Massen richten, denn das Drehungsmoment des Muskels ist für beide Knochen gleich. Daraus folgt, daß die eingelenkigen Muskeln auch auf Gelenke wirken, über die sie nicht hinwegziehen. Ein Muskel, der vom Oberarm zum Unterarm zieht und das Ellbogengelenk beugt, bringt zugleich eine Rückwärtsbewegung des Oberarmes im Schultergelenk hervor. Ein Muskel, der vom Rumpf zum Oberarm geht und diesen an den Rumpf heranzieht, zieht zugleich auch die Hand heran und bewirkt dadurch eine Beugung des Ellbogengelenkes. Bei den zwei- oder mehrgelenkigen Muskeln ändert sich die Zugkraft mit der Stellung der Knochen in noch viel höherem Grade. Es ergeben sich nämlich Stellungen der Knochen, in denen die Enden des Muskels einander soweit genähert sind, daß der Muskel sich bei der Verkürzung nicht mehr stark anspannen kann. Man bezeichnet dies als relative Längeninsuffienz. Die mehrgelenkigen Muskeln bringen im allgemeinen Bewegungen an den beiden Knochen hervor, an denen sie befestigt sind, außerdem an den dazwischenliegenden Knochen und endlich auch an denen, die mit den Enden der genannten Knochen verbunden sind.

Aus diesen allgemeinen Angaben über die Wirkungsweise der Muskeln geht für die Muskelbewegung des Armes folgendes hervor: Schlüsselbein und Schulterblatt bilden das erste, um das Brustbein-Schlüsselbeingelenk bewegliche Glied des Armgerüstes. Die Bewegungen der Schulter werden durch breite flache Muskeln bewirkt, die vom Rumpf zum Schlüsselbein, zum Schulterblatt und zum oberen Teil des Oberarmknochen ziehen. Diese Muskeln sind an sich sehr stark und ziehen außerdem zum großen

Teil fast in der Richtung, in der die Bewegung stattfindet, so daß ein großer Teil ihrer Zugkraft zur Geltung kommt. Daher kann die Schulter mit sehr großer Kraft bewegt und auch am Rumpf so gut wie völlig festgestellt werden, um für die Bewegungen des Armes den nötigen Widerhall zu gewähren. Das Schultergelenk ist von einer Menge kleinerer Muskeln umgeben, die die Kugel in der Pfanne festhalten und auch zur Bewegung, namentlich zur Drehung des Oberarmes um seine Längsachse beitragen. Da sie alle sehr nahe am Drehpunkt des Oberarmkopfes ansetzen, wirken sie nur mit sehr kurzem Hebelarm. Die eigentlichen Bewegungsmuskeln des Oberarmes setzen sich weiter unten an. Es sind: der Deltoideus, der große Brustmuskel, der breite Rückenmuskel, der Coracobrachialis und der Teres major. Diese Muskeln können, wenn mehrere in geeigneter Weise zusammenwirken, den Oberarm in jeder beliebigen Richtung bewegen und um seine Längsachse drehen.

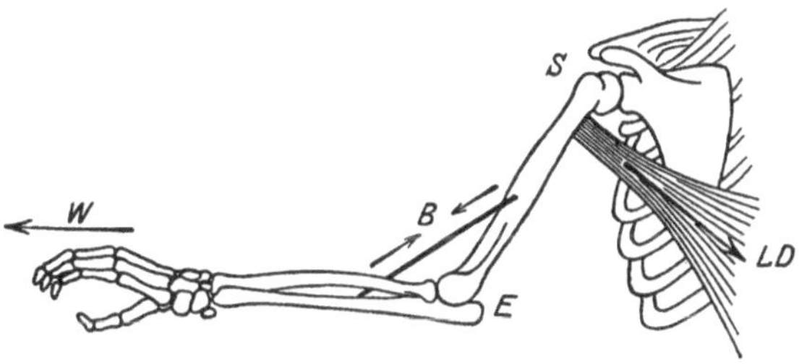

Abb. 3. Der Muskel *LD* würde, wenn er allein tätig wäre, den Oberarm im Schultergelenk *S* beugen und die Hand entgegen dem Widerstand *W* an den Körper heranziehen, wobei zugleich der Ellbogen *E* gebeugt werden würde. Der Muskel *B* würde, wenn er allein tätig wäre, den Ellbogen beugen und die Hand an den Körper heranziehen, wobei zugleich das Schultergelenk *S* gebeugt werden würde. In Wirklichkeit arbeiten beide Muskeln gemeinschaftlich.

(Ersatzglieder und Arbeitshilfen — Springer-Verlag Berlin)

Im Ellbogengelenk, als in einem einachsigen Gelenk, ist nur Streckung und Beugung möglich. Strecker ist ausschließlich der dreiköpfige Muskel, dessen langer Kopf zweigelenkig vom Schulterblatt zum Ellbogenfortsatz zieht und daher auch als Rückwärtsbeuger des Oberarmes in Betracht kommt. Ebenso ist unter den Beugemuskeln des Ellbogens der lange Kopf des Bizeps zugleich, aber nur sehr schwach, Vorwärtsheber des Armes. Neben den Muskeln an der Vorderseite des Oberarmes dienen auch alle die Muskeln unmittelbar als Beuger des Ellbogengelenks, die vom Oberarm aus zu Unterarm und Hand gehen: Pronator teres, Brachioradialis und Flexores carpi.

Es mag hier noch einmal hervorgehoben werden, daß auch solche Muskeln, die nicht über das Ellbogengelenk hinwegziehen, als mächtige Ellbogenbeuger oder Strecker wirken können. Wenn man z. B. im Hang an den Händen emporklimmen will, sind es nicht die Muskeln, die über das Ellbogengelenk hinwegziehen, die am kräftigsten zur Beugung der Arme beitragen, sondern vielmehr die Muskeln, die vom Rumpf zum Oberarm gehen und diesen herabziehen, so daß der Ellbogen sich beugt (siehe Abb. 3).

Die Drehung des Speichen-Knochens, durch die er bei der Drehung der Hand kreuzweise über den Ellenknochen zu liegen kommt, wird teils durch Muskeln bewirkt, die vom Oberarmknochen ausgehen, teils durch solche, die ganz dem Unterarm angehören. Dem Wesen der Sache nach handelt es sich hier nicht um einen einfachen Zug des Muskels am Knochen, sondern, da der Knochen sich drehen läßt, um ein Abwickeln der gewissermaßen auf den Knochen aufgewickelten Sehne. Befindet sich z. B. die Hand in Pronationsstellung, so ist die Ansatzstelle der Bizepssehne an der der Elle zugekehrten Seitenfläche der Speiche. Die Sehne ist also um etwa eine Viertelwindung auf der Speiche aufgewickelt. Wenn sich der Bizeps zusammenzieht, dreht

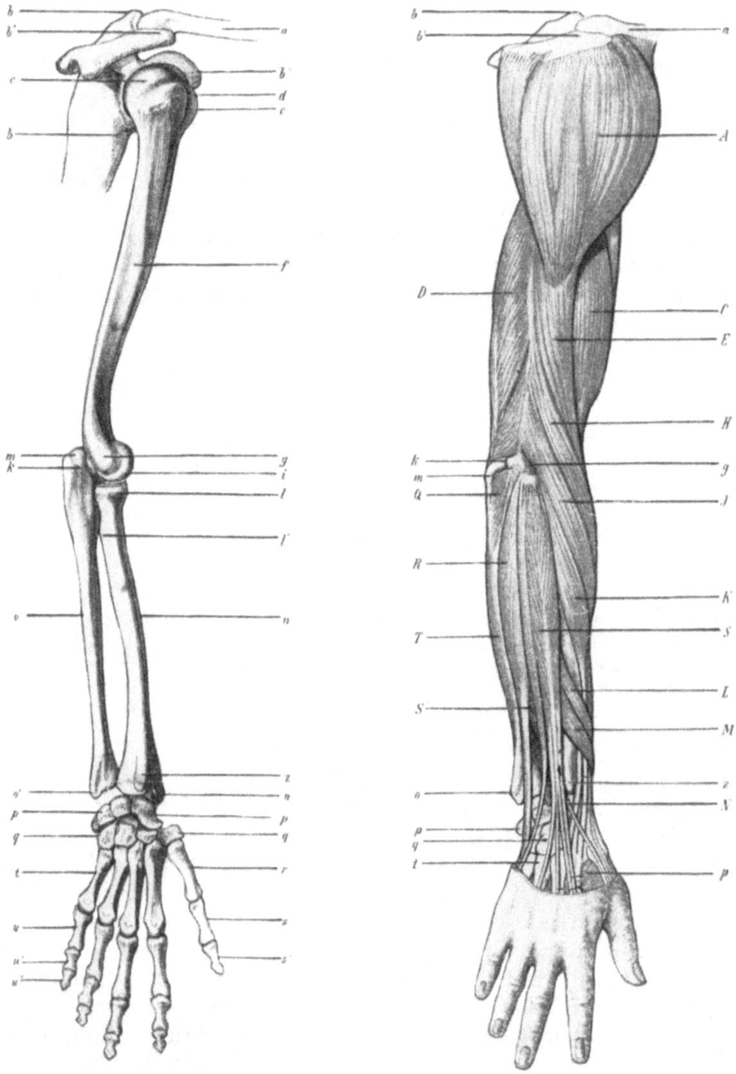

Knochengerüst Muskeln

Abb. 4. Arm von außen
(Lehrbuch von H. Pfau — Elsner-Verlag Berlin)

sich daher zunächst der Knochen so, daß die Ansatzstelle der Sehne nach oben, in der Richtung des Zuges, liegt. Diese Drehung führt zur Supina in der Hand. Außer Bizeps wirkt in ähnlicher Weise auf das obere Ende der Speiche der Supinator brevis. Im entgegengesetzten Sinne, aber in der gleichen Weise wirkt der Pronator teres. Am unteren Ende ist ein breites Muskelband, der Pronator quadratus, geradezu wie das Rollband an einer Vorhangstange quer von der Elle zur Speiche gespannt und an deren Außenfläche befestigt, so daß es sie bei seiner Zusammenziehung nach einwärts um ihre Längsachse dreht. Die Hand macht die Drehung des unteren Endes der Speiche mit, indem ihr medialer Rand annähernd an seiner Stelle bleibt. Die Beziehung der Unterarm-

Arm von außen:

a	Schlüsselbein (clavicula)	
b	Schulterblatt (scapula)	
b′	desselben Schulterhöhe (acromion)	
b″	desselben Schulterhaken (processus coracoideus)	
c	Kopf (caput humeri)	des Oberarmknochens (humerus)
d	Großer Höcker (tuberculum majus)	
e	Kleiner Höcker (tuberculum minus)	
f	Schaft (corpus humeri)	
g	Äußerer Knorren (epicondylus lateralis)	
i	Köpfchen (capitulum humeri)	
k	Rolle (trochlea humeri)	
l	Köpfchen der Speiche (capitulum radii)	
l′	Rauhigkeit der Speiche (tuberositas radii)	
m	Ellbogenfortsatz der Elle (olecranon)	
n	Speiche (radius)	
n′	derselben Knöchel (processus styloideus radii)	
o	Elle (ulna)	
o′	derselben Knöchel (processus styloideus ulnae)	
p	Erste	Reihe der Handwurzelknochen (ossa carpi)
q	Zweite	
r	Mittelhandknochen (os metacarpale)	des Daumens (pollex)
s	Erstes Glied ohne Grundglied (phalanx prima)	
s′	Zweites Glied oder Endglied (phalanx secunda)	
t	Mittelhandknochen (os metacarpale)	der Kleinfinger (digitus minimus)
u	Erstes Glied oder Grundglied (phalanx prima)	
u′	Zweites Glied oder Mittelglied (phalanx secunda)	
u″	Drittes Glied oder Endglied (phalanx tertia)	
z	Höckerchen der Speiche, an dem die Sehne des langen Daumenstreckers ruht	
A	Deltamuskel (M. deltoideus)	
C	Zweiköpfiger Armmuskel (M. biceps brachii)	
D	Dreiköpfiger Armmuskel (M. triceps brachii)	
E	Tiefer Armbeuger (M. brachialis)	
H	Arm-Speichenmuskel (M. brachio-radialis, früher M. supinator longus)	
J	Langer	Speichenhandstrecker (Mm. extensor carpi radiali long-us et brevis)
K	Kurzer	
L	Langer Abzieher des Daumens (M. abductor pollicis longus)	
M	Kurzer Daumenstrecker (M. extensor pollicis brevis)	
N	Langer Daumenstrecker (M. extensor pollicis longus) Sehne desselben	
P	Erster Zwischenknochenraum (Spatium interosseum primum)	
Q	Ellbogenmuskel (M. anconaeus)	
R	Ellenhandstrecker (M. extensor carpi ulnaris)	
S	Gemeinschaftlicher Fingerstrecker (M. extensor digitorum communis)	
S′	Kleinfingerstrecker (M. extensor digiti quinti proprius)	
T	Ellenhandbeuger (M. flexor carpi ulnaris)	

muskeln zur Hand bleibt bei der verhältnismäßig großen Länge der Knochen unbeeinflußt. In der Pfanne der Unterarmknochen ist die Handwurzel mit zwei Graden der Freiheit beweglich. Drehung um die Längsachse ist durch die längliche Gestalt der Pfanne ausgeschlossen.

Bewegt wird die Hand ausschließlich durch Muskeln, die auf der Vorder- und Hinterseite des Unterarms liegen. Besondere Muskeln für die Seitenbewegungen gibt es nicht, sondern diese kommen durch gemeinsamen Zug der am medialen oder lateralen Rande des Unterarmes gelegenen Beuger und Strecker zustande, wobei deren Beuge- und Streckwirkungen einander aufheben. (Siehe Abb. 6 und 7)

Da keiner der die Hand bewegenden Muskeln an der Handwurzel befestigt ist, sondern sie alle auf Mittelhand und Finger übergreifen, bewegt sich die Handwurzel nur mit der Mittelhand. Sie bildet gewissermaßen deren Gelenkkopf. Die Handwurzelknochen sind zwar gegeneinander in geringem Umfange verschieblich, und ihre Ver-

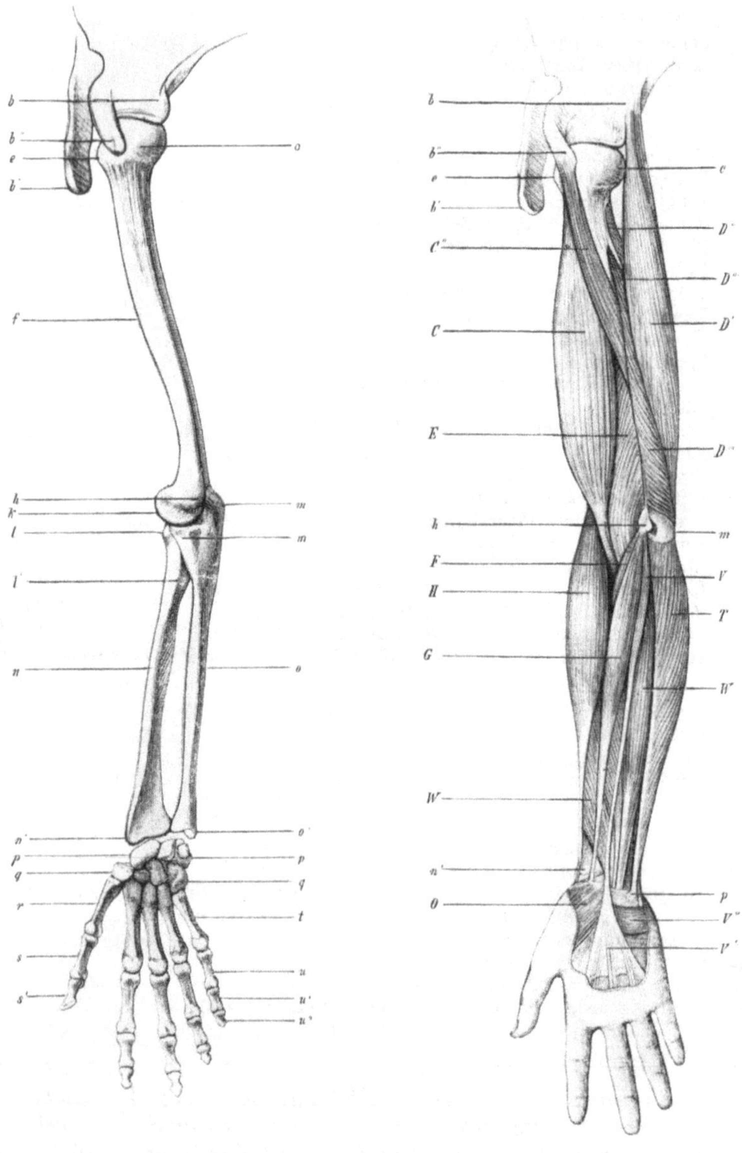

Knochengerüst Muskeln

Abb. 5. Arm von innen
(Lehrbuch von H. Pfau — Elsner-Verlag Berlin)

schiebung trägt sogar zu der Beweglichkeit des Handgelenkes wesentlich bei, im allgemeinen kann aber doch das Gefüge der Handwurzel- und Mittelhandknochen mit Ausnahme des Daumens als einheitlich starr angesehen werden.

Die Finger sind in ihren Grundgelenken gegen die Mittelhandknochen so befestigt, daß sie in der gestreckten Lage Beugung und Streckung und auch seitliche Bewegungen ausführen können. In der gebeugten Stellung aber spannen sich die Seiten-

Arm von innen; im Schultergelenk bis zur horizontaler Stellung gehoben:

b	Schulterblatt (scapula)	
b′	Schulterhöhe (acromion)	
b″	Schulterhaken (processus coracoideus)	
c	Gelenkkopf (caput humeri)	des Oberarmknochens (humerus)
e	Kleiner Höcker (tuberculum minus)	
f	Schaft (corpus humeri)	
h	Innerer Knorren (epicondylus medialis)	
k	Rolle (trochlea humeri)	
l	Köpfchen der Speiche (capitulum radii)	
l′	Rauhigkeit der Speiche (tuberositas radii)	
m	Ellbogenfortsatz (olecranon) der Elle (ulna)	
m′	Kronenfortsatz (processus coronoideus) der Elle (ulna)	
n	Speiche (radius)	
n′	Knöchel derselben (processus styloideus radii)	
n″	Knöchel derselben (processus styloideus radii)	
o	Elle (ulna)	
o′	Knöchel derselben (processus styloideus ulnae)	
p	Erste	Reihe der Handwurzelknochen (ossa carpi)
q	Zweite	
r	Mittelhandknochen (os metacarpale)	des Daumens (pollex)
s	Erstes Glied, Mittelglied (phalanx prima)	
s′	Zweites Glied, Endglied (phalanx secunda)	
t	Mittelhandknochen (os metacarpale)	des kleinen Fingers (digitus minimus)
u	Erstes Glied, Grundglied (phalanx prima)	
u′	Zweites Glied, Mittelglied (phalanx secunda)	
u″	Drittes Glied, Endglied (phalanx tertia)	
C	Zweiköpfiger Armmuskel (M. biceps brachii)	
C′	Schulterhaken-Armmuskel (M. coraco-brachialis)	
D	Langer	Kopf des dreiköpfigen Armmuskels (M. triceps brachii)
D′	Äußerer	
D″	Innerer	
E	Tiefer Armmuskel (M. brachialis)	
F	Runder Einwärtswender (M. pronator teres)	
G	Speichenhandbeuger (M. flexor carpi radialis)	
H	Arm-Speichenmuskel (M. brachio-radialis, früher M. supinator longus)	
O	Kurzer Abzieher des Daumens (M. abductor pollicis brevis)	
T	Ellenhandbeuger (M. flexor carpi ulnaris)	
V	Langer Hohlhandmuskel (M. palmaris longus)	
V′	Hohlhandbinde (aponeurosis palmaris)	
V″	Kurzer Hohlhandmuskel (M. palmaris brevis)	
W	Gemeinschaftlicher Fingerbeuger (M. flexor digitorum communis)	

---

bänder an, so daß die Seitenbewegung ausgeschlossen wird. Dadurch ist die Beweglichkeit der gespreizten Finger und Festigkeit der geschlossenen Faust gegeben. Die Gelenkverbindung hat außerdem die Eigentümlichkeit, daß mit der Seitenbewegung eine Drehung der Finger um ihre Längsachsen unabänderlich verbunden ist. Man kann dies deutlich wahrnehmen, wenn man die Finger in nicht ganz gestreckter Stellung im zweiten Gelenk rechtwinkelig beugt und dann eine Spreizbewegung macht. Die Grundglieder gehen dann voneinander, die Fingerspitzen bleiben aber beisammen zum Beweis, daß die Grundglieder sich gedreht haben. So geringfügig die Drehung ist, kann sie doch von Bedeutung sein, wenn es gilt, etwa einen kugelförmigen Körper zu umgreifen.

Mittel- und Endgelenke der Finger sind einachsige Gelenke, die nur Beugung und Streckung zulassen.

Beachtenswert ist das Längenverhältnis der Mittelhandknochen und der Fingerknochen. Die Mittelhandknochen der letzten drei Finger nehmen an Länge beträchtlich ab, so daß ihre gemeinsame Beugungsachse nicht quer, sondern schräg über die Hand

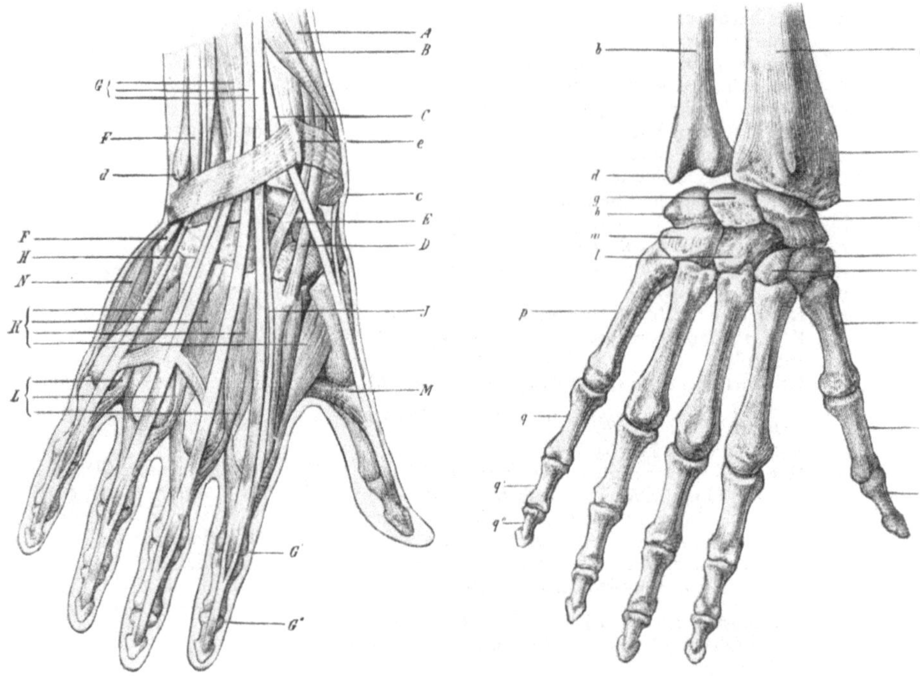

Muskeln Knochengerüst

Abb. 6. Hand von außen — Handrücken
(Lehrbuch von H. Pfau — Elsner-Verlag Berlin)

verläuft. Die Längen der Fingerglieder sind so abgestuft, daß sie bei der Beugung aller Gelenke, an der Innenfläche gemessen, gleich lang erscheinen. Dadurch schließen sie sich einem walzenförmigen Körper beim Umfassen gleichmäßig an.

Für das Greifen der Hand sind die Schwielen der Haut über die Beugeseite der Mittelhandfingergelenke von Bedeutung, die dazu beitragen, daß sich die Hand einem umfaßten Gegenstande sicherer umschließt.

Jedes einzelne Glied der Finger kann für sich gebeugt und gestreckt werden. Dazu dienen an jedem Finger die Sehnen von 5—7 Muskeln, deren Wirkungsweise nicht ganz aufgeklärt ist. Die Streckung wird durch die den ganzen Fingerrücken überziehende Strecksehne, angeblich mit Beteiligung der Sehnenausbreitung der Zwischenknochenmuskeln, hervorgerufen. Zur Beugung dienen die Sehnen des oberflächlichen Fingerbeugers, der bis zum Mittelglied und des tiefen Fingerbeugers, der bis zum Endglied jedes Fingers geht. Diese sollen unterstützt werden durch die Zwischenknochenmuskeln und die Spulmuskeln.

Da die großen Beuge- und Streckmuskeln im Unterarm liegen, und ihre Sehnen über das Handgelenk hinweg zu den Fingern gehen, ist ihre Spannung von der Stellung des Handgelenkes abhängig. Bei gebeugtem Handgelenk tritt zugleich relative Insuffizienz der Beuger und relative Spannung der Strecker ein, so daß es unmöglich wird, die Faust kräftig zu schließen. Umgekehrt hindert die Streckung des Handgelenkes die Streckung der Finger. Daher bildet die richtige Einstellung des Handgelenkes einen wesentlichen Teil jeder Greifbewegung. Beim Schließen der Faust wird zugleich das Handgelenk gestreckt, d. h. handrückenwärts gebogen.

Hand von außen: Handrücken

a	Speiche (radius)	
b	Elle (ulna)	
c	Knöchel der Speiche (processus styloideus radii)	
d	Knöchel der Elle (processus stoydeus ulnae)	
e	Höckerchen der Speiche, an dem die Sehne des langen Daumenstreckers ruht	
f	Kahnbein (os naviculare manus	Erste Reihe der Handwurzelknochen
g	Mondbein (os lunatum)	
h	Dreiecksbein (os triquetrum)	
i	Großes Vielwinkelbein (os multangulum majus)	Zweite Reihe der Handwurzelknochen
k	Kleines Vielwinkelbein (os multangulum minus)	
l	Kopfbein (os capitatum)	
m	Hakenbein (os hamatum)	
n	Mittelhandknochen (os metacarpale)	des Daumens (pollex)
o	Erstes Glied (phalanx prima)	
o′	Zweites Glied (phalanx secunda)	
p	Mittelhandknochen (os metacarpale)	des Kleinfingers (diditus quintus)
q	Erstes Glied (phalanx prima)	
q′	Zweites Glied (phalanx secunda)	
q″	Drittes Glied (phalanx tertia)	
A	Langer Abzieher des Daumens (M. abductor pollicis longus)	
B	Kurzer Strecker des Daumens (M. extensor pollicis brevis)	
C	Langer Strecker des Daumens (M. extensor pollicis longus) Sehne	
D	Sehne des langen Speichenhandstreckers	siehe Abb.
E	Sehne des kurzen Speichenhandstreckers	
F	Ellenhandstrecker	
G	Gemeinschaftlicher Fingerstrecker (M. extensor digitorum communis)	
H	Kleinfingerstrecker (M. extensor digi quinti proprius)	
K	1. bis 4. äußerer Zwischenknochenmuskel (Mm. interossei dorsales) Abzieher der Finger	
L	1. bis 3. innerer Zwischenknochenmuskel (Mm. interossi volares) Anzieher der Finger	
M	Anzieher des Daumens (M. adductor pollicis)	
N	Abzieher des Kleinfingers (M. abductor digiti quinti)	

Dadurch, daß die großen Beuger und Strecker für sämtliche Finger gemeinsam sind, ist die Bewegung jedes Fingers von der Stellung der übrigen in gewissem Maße abhängig. Der Zeigefinger, der noch einen besonderen Streckmuskel für sich hat, hat dagegen größere Freiheit und Selbständigkeit der Bewegung.

Die Leistungen des kleinen Fingers sind, abgesehen von einer geringen Beugungsmöglichkeit des Mittelhandknochens, von denen der übrigen Finger nicht verschieden.

Eine ganz andere Bedeutung für die Verrichtungen der Hand als jeder der anderen Finger hat der Daumen. Dies beruht darauf, daß sein Mittelhandknochen im Gegensatz zu denen der anderen Finger eine beträchtliche Bewegungsfreiheit hat, so daß der Daumen von den anderen Fingern weit abgespreizt und handtellerwärts vorgeschoben werden kann, wobei er sich sogleich so dreht, daß seine Beugefläche denen der übrigen Finger nahezu gerade gegenüber steht. Erst durch diese Einrichtung des Daumens wird die Hand zu ihrer tausendfältigen Verwendung als Zange geschickt. Die beschriebene Bewegung des Daumens beruht auf gleichzeitiger Bewegung sowohl des Handwurzelmittelgelenkes wie des Mittelhandfingergelenkes. In beiden kann sowohl Beugung und Streckung wie seitliche Bewegung und in bestimmtem Verhältnis zu dieser Bewegung zwangsläufig Drehung stattfinden. Der Bewegung des Daumens allein dienen nicht weniger als acht Muskeln. Auf der Streckseite vom Unterarm aus mit langen Sehnen drei Muskeln, an der Beugeseite ein ähnlicher und ein kurzer Muskel, der von der Handwurzel entspringt. Außerdem liegen im Daumenballen noch drei Muskeln, die den Mittelhandknochen und das Grundglied des Daumens bewegen. Durch ihre anatomischen Namen werden ihnen zwar ganz bestimmte Wirkungen zugeschrieben, doch läßt sich davon nichts nachweisen. Nur beim Adduktor, dessen

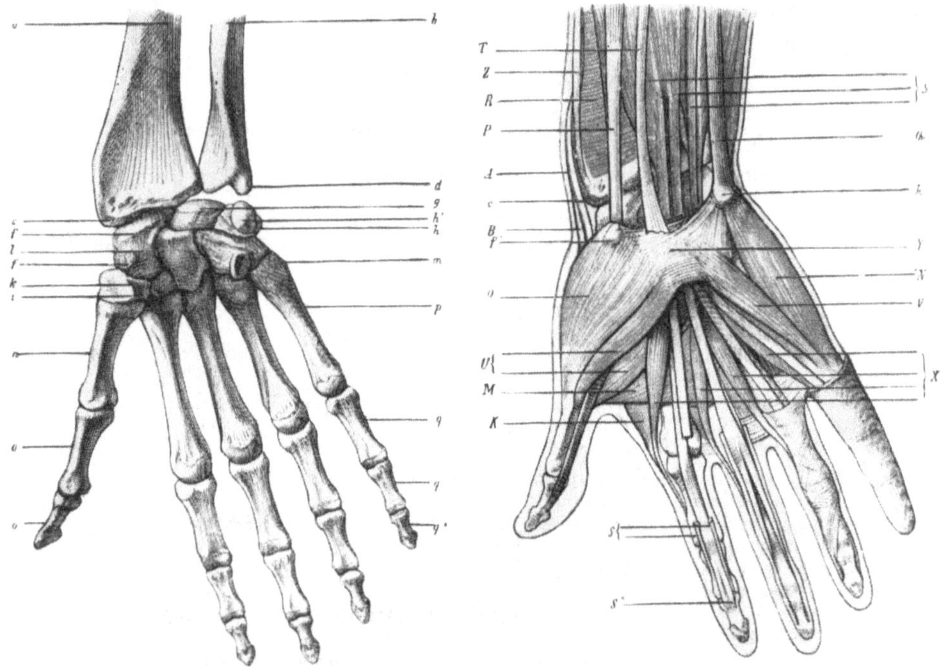

Knochengerüst Muskeln

Abb. 7. Hand von innen — Hohlhand
(Lehrbuch von H. Pfau — Elsner-Verlag Berlin)

Fasern zum Teil durch die „Schwimmhaut" zwischen den Mittelhandteilen des Daumens und Zeigefingers quer zum Daumen ziehen, entspricht sicher die Wirkung dem Namen. Man hat geglaubt, die Koordination „der anatomischen Muskeleinheiten" zu physiologisch gemeinsam wirkenden Gruppen ein für allemal bestimmen zu können und hat danach gewisse Muskeln als „Synergisten" zusammengestellt. Solche Bestimmungen können aber immer wieder nur für eine gegebene Stellung, also streng genommen auch nur für einen gegebenen Augenblick während einer Bewegung zutreffend sein, weil sich mit veränderter Lage im allgemeinen auch die Richtung des Muskelzuges ändert, so daß oft derselbe Muskel, der etwa eine Bewegung anfänglich gefördert hat, ihr im weiteren Verlauf entgegenwirken würde. Man kann also nicht eine feste Einteilung der Muskeln machen, die ihrer physiologischen Koordination entspräche. Die Koordination ist auch ganz unabhängig von der anatomischen Begrenzung der Muskeln und kann ebensowohl einige Faserbündel eines Muskels von der Tätigkeit ausschließen, wie sie einen beliebigen Teil eines Nachbarmuskels zur Hilfe nehmen kann. Die Koordination beschränkt sich nicht allein darauf, daß gewisse Gruppen von Muskeln und Muskelteile zugleich tätig sind, sondern sie bestimmt auch ganz genau die zeitliche Folge, in der eine Gruppe nach der anderen in die Arbeit eingreift.

Für jede anscheinend noch so einfache Bewegung ist die Koordination eine ebenso unumgängliche Bedingung, wie die Muskelzusammenziehung selbst: denn ungeordnete Zusammenziehungen würden eher zu Zerreißungen oder Verrenkungen führen als zu zweckmäßiger Bewegung.

Die Koordination ist aber nicht eine Leistung des Muskelsystems, sondern sie beruht auf die Tätigkeit der Nerven, die die Muskeln zur Tätigkeit veranlassen. Im

Hand von innen: Hohlhand

a	Speiche (radius)
b	Elle (ulna)
c	Knöchel der Speiche (processus stoydeus radii)
d	Knöchel der Elle (processus styloideus ulnae)
f	Kahnbein (os naviculare manus)
f′	Höcker des Kahnbeins (tuberositas ossis navicularis)
g	Mondbein (os lunatum)
h	Dreiecksbein (os triquetrum) } erste Reihe der Handwurzel (ossa carpi)
h′	Erbsenbein (os pisiforme)
i	Großes Vielwinkelbein (os multangulum majus)
k	Kleines Vielwinkelbein (os multangulum minus)
l	Kopfbein (os capitatum) } zweite Reihe der Handwurzel (ossa carpi)
m	Hakenbein (os hamatum) Haken desselben
n	Mittelhandknochen (os metacarpale)
o	Erstes Glied (phalanx primas) des Daumens (pollex)
o′	Zweites Glied (phalanx secunda)
p	Mittelhandknochen (os metacarpale)
q	Erstes Glied (phalanx primas)
q′	Zweites Glied (phalenx secunda)
q″	Drittes Glied (phalanx tertia)
A	Sehne des langen Daumenabziehers — siehe Abb.
B	Sehne des kurzen Daumenstreckers — siehe Abb.
K	Erster äußerer Zwischenknochenmuskel (M. interosseus dorsalis primus) Abzieher des Zeigefingers
M	Anzieher des Daumens (M. adductor pollicis)
N	Abzieher des Kleinfingers (M. abductor digiti quinti)
O	Kurzer Abzieher des Daumens (M. abductor pollicis brevis)
P	Sehne des Speichenhandbeugers — siehe Abb.
Q	Ellenhandbeuger — siehe Abb.
R	Viereckiger Einwärtswender (M. pronator quadratus)
S	Oberflächlicher und tiefer Fingerbeuger (M. flexor digitorum sublimis et profundus)
S′	Abgeschnittene Ansatzsehne des oberflächlichen Fingerbeugers am zweiten Gliede
S″	Ansatzsehne des tiefen Fingerbeugers am Endgliede
T	Sehne des langen Hohlhandmuskels — siehe Abb. — sie ist bei ihrem Übergang in die Hohlhandbinde abgeschnitten
U	Kurzer Daumenbeuger (M. flexor pollicis brevis)
V	Kurzer Kleinfingerbeuger (M. flexor digiti quinti brevis)
X	Vier Spulmuskeln (Mm. lumbricales)
Y	Queres Handwurzelband (ligamentum carpi transversum)

allgemeinen steht jede einzelne Faser jedes Muskels durch eine Nervenfaser im Rückenmark in Verbindung. Damit sich eine Gruppe von Muskelfasern oder ein ganzer Muskel verkürze, muß eine der Faserzahl entsprechende Zahl von einzelnen Nervenzellen im Rückenmark tätig sein.

Die Nervenzellen des Rückenmarkes können durch bewußte Tätigkeit des Willens erregt werden, da vom Gehirn aus Nervenfasern ins Rückenmark hinabziehen. Jede einzelne dieser Fasern steht mit zahlreichen Nervenzellen in Verbindung und kann daher ganze Muskelgruppen zugleich in Tätigkeit setzen. Die Nervenzellen des Rückenmarkes stehen aber auch untereinander in Verbindung und bilden Gruppen, sogen. Zentra, die eine gewisse Selbständigkeit zeigen. So wird sicherlich die Reihenfolge, in der die einzelnen Muskeln oder Muskelgruppen bei irgend einer Bewegung erregt werden müssen, nicht durch einzelne aufeinander folgende Willensakte vom Gehirn aus bestimmt, sondern es ist anzunehmen, daß dies die Nervenzentra im Rückenmark übernehmen. Bei weitem die meisten Bewegungen, wie z. B. die einzelnen Schritte beim Gehen, werden überhaupt nicht durch Willenstätigkeit vom Gehirn aus angeregt, sondern die Nervenzentra werden ohne Zutun des Gehirns von Sinnesorganen zur Tätigkeit veranlaßt, die ihrerseits durch Eindrücke, die sie von der Außenwelt erhalten, in Tätigkeit gesetzt werden. Die Sinnesorgane sind durch „Empfindungsnerven“ mit „Empfindungszellen“ im Rückenmark verbunden, die wiederum durch Nervenfasern mit den Bewegungszellen in Verbindung stehen. So kann ein Sinneseindruck Bewegungen hervorrufen, ohne daß das Gehirn bei dem Vorgang beteiligt ist („Reflexbewegung“). Man kann daher zwei verschiedene Arten der Bewegung unterscheiden:

a) diejenigen, die auf die eben beschriebene Weise ohne Zutun des Gehirns vom Rückenmark aus angeregt werden (nach *Hermann Munk:* Prinzipalbewegungen) und

b) diejenigen, die vom Gehirn aus erregt werden (Isolierte Bewegungen).

Im allgemeinen sind die isolierten Bewegungen jede für sich eine Äußerung bewußten Willens. Im wechselndem Maße aber werden sie, bewußt oder unbewußt, nach Gefühlseindrücken verändert und berichtigt. Eine Grenze läßt sich zwischen den beiden Arten nicht scharf ziehen. Bei weitgehender Übung kann eine Bewegung, die ursprünglich nur als isolierte Bewegung ausgeführt wurde, in eine Prinzipalbewegung übergehen.

Man kann also aus dem Vorhergehenden ermessen, daß die Nerventätigkeit, die zur Beherrschung der Hand dient, zum großen Teile auf den Leistungen der Sinnesorgane und der Nervenzellen beruht, die mit ihnen verbunden sind.

Die Sinnesorgane, die hierbei in Betracht kommen, sind verschiedener Art. Man wird mit Bezug auf die Verrichtungen der Hand vorzugsweise an die Organe des Gefühlssinnes in der Haut denken. Diese umfassen den Tastsinn, der das bloße Berührungsgefühl vermittelt, den Ortssinn, der dazu befähigt, mit der Tastempfindung zugleich die Lage der berührten Stelle zu erkennen, und den Drucksinn, der die Stärke der Berührung, genau genommen das Druckgefälle von der berührten zu der unberührten Haut, angibt. Ebenso wichtig für die Beherrschung der Hand ist das sogen. „Muskelgefühl“, das die Spannung der Muskeln abzuschätzen gestattet.

Diese Sinnesorgane, seit frühester Jugend durch mannigfaltige Erfahrungen geübt, sind imstande die Bewegungen der Hand aufs feinste allen Anforderungen anzupassen. Wie wertvoll ihre Leistung ist, spürt man, wenn man etwa in die Lage kommt, den Hausschlüssel aus der Tasche ziehen zu wollen, während die Haut durch Frost gefühllos geworden ist.

Ebenso wie sich die mechanische Tätigkeit des Armes hier vom Nervensystem abhängig zeigt, ist auch sein Stoffwechsel der Überwachung durch das Nervensystem unterworfen. Es läßt sich zeigen, daß mit jeder Muskeltätigkeit eine Erweiterung der Blutgefäße einhergeht, die für die erhöhte Arbeitsleistung erhöhte Zufuhr gewährt. Diese mit Sicherheit nachgewiesene Tatsache läßt Schlüsse zu auf die Vorgänge der Anpassung, vermöge deren sich durch Übung der Arm kräftigt.

II. Die künstliche Hand

1. Allgemeines

Der große Philosoph Kant sagte einst: „Die Hand macht den Menschen — das vernünftige Tier — geschickt für die Handhabung aller Dinge; sie ist sein äußeres Gehirn!“ Fürwahr, es ist auch tatsächlich so, daß wir die Hand als ein Wunderwerk unseres Schöpfers anerkennen müssen. Erst ihr Verlust offenbart uns die Größe ihres Wertes.

So sind Form und Aussehen der menschlichen Hand oftmals das Objekt kritischer Betrachtungen. An der schlanken, feinnervigen und agilen Hand glaubt man den Künstler und den geistig Schaffenden zu erkennen, während die robuste und oftmals mit

Schwielen bedeckte Männerhand auf einen Beruf mit schwerer körperlicher Arbeit schließen läßt. Beobachtungen dieser Art finden in der Chirologie ihren Niederschlag.

Aber nicht Form und Aussehen der Hand, sondern ihre physiologische Wirksamkeit ist es, die diesen Körperteil so wertvoll gestaltet. Professor Dr. ing. *G. Schlesinger*, ehemals Vorstandsmitglied in der Prüfstelle für Ersatzglieder sagte hierzu in seiner Abhandlung: „Der mechanische Aufbau der künstlichen Glieder" folgendes:

> „Die Hand bewehrt sich, um ihrer mechanischen Aufgabe gerecht zu werden, mit Hammer und Zange, Gabel und Messer, Schere und Nadel; sie übernimmt mit Hilfe dieser Werkzeuge — weit über die rohe Tätigkeit des Gebisses oder Schnabels, der Hornes oder des Hauers der Tiere hinaus — die sinnvolle Führung eines Werkzeuges, um menschliche Gedanken zu verwirklichen.
>
> Betrachten wir die Bewegungsmöglichkeiten der Menschenhand in ihrer Vielseitigkeit, so wird allerdings klar, daß es nicht die Finger der Hand allein sind, die durch ihr Greifen, Festhalten und Loslassen jene wundervolle Tätigkeit entfalten, sondern daß sie erst im Zusammenhang mit dem menschlichen Arm, mit den Gelenken in Schulter, Ellenbogen und Handwurzel, denen die Führung obliegt, die verwikkelten Bewegungen erzielen, die wir unaufhörlich und unwillkürlich üben, ohne uns meistens bewußt zu sein, wie sie zustandekommen, und wie sie sich den wechselnden Bedürfnissen von Leben und Beruf einzigartig angepaßt haben.
>
> Das Kennzeichen der Menschenhand ist ihre Universalität und ihre Neutralität. Sie ist unbeschwert durch Sonderwünsche und daher anpaßbar an alle Sonderwünsche. Sie ist das Werkzeug der Werkzeuge, ohne selbst ein Werkzeug zu sein. Sie lenkt das Pferd, hält die Flöte, baut das Haus, schreibt das Buch, spannt die Büchse, greift zum Schwert; sie kennt keinen Vorzug für den einen oder anderen Beruf, sie erst erwarb im Verein mit der Vernunft dem Menschen die Herrschaft in der lebenden Welt!
>
> Dazu kommt die Vergeistigung dieses Werkzeuges. Aus dem gestaltenden Organ wurde das Tastorgan. Die Hand fühlt auch im Dunkeln, wo das Auge versagt; wir sehen gewissermaßen mit der Hand! Wer sich überlegt, welche Vielheit von Bewegungen die Finger beim Greifen auszuüben haben, und sich darüber klar ist, daß die Hand auch im Dunkeln auf Grund der Erfahrung des Gefühlsinns, die ergriffenen Körper voneinander zu scheiden weiß, der versteht, daß man die Hand das Auge des Blinden nennt. Eine Art von Gesicht für Entfernung, Größe, Gewicht, Form, Formwerte, Rauhheit, Glätte liegt in den Spitzen der Finger."

Ich habe diese Erkenntnis absichtlich diesem Thema vorangestellt, weil oftmals künstliche Hände lediglich nach technischen Gesichtspunkten erbaut werden, um durch eine Vernachlässigung der anatomischen und funktionellen Besonderheiten der lebenden Hand und durch Außerachtlassen grundlegender Voraussetzungen zu einem Mißerfolg zu führen. Ohne Kenntnis von Bau und Funktionen der lebenden Hand kann auch der geschickteste Techniker eine brauchbare Kunsthand nicht herstellen. Anatomie und Physiologie der Hand gehören zum Rüstzeug des Armprothesenbauers!

Es ist allerdings vollkommen ausgeschlossen, eine künstliche Hand zu konstruieren, die die vielseitigen Bewegungen der lebenden Hand vollziehen kann, denn die zahlreichen Muskelkräfte, die den Fingern der natürlichen Hand zur Verfügung stehen, fallen fort und es können vom Konstrukteur bestenfalls nur eine Beuger- und eine Streckerkraft herangezogen werden. Und dabei können nur diejenigen Bewegungen der Menschenhand berücksichtigt werden, die am wichtigsten sind und am häufigsten vorkommen; solche sind vor allem die Bewegung der Finger beim Ergreifen, Festhalten und Loslassen von Gegenständen, möglichst in verschiedenen Formen. Hieraus ergeben sich für den Konstrukteur von Kunsthänden folgende Notwendigkeiten:

1. Erhaltung des Gefühles bei der Betätigung der künstlichen Finger.

Das Gefühl der Finger läßt sich in keinem, auch nicht dem feinsten Mechanismus einhauchen und der Ersatz der Feinfühligkeit durch die Hautnerven des Armstumpfes, die man mittels Schnüre, Stangen u. a. (*Sauerbruch-Krukenberg*) zu erreichen versucht, ist stets mangelhaft, wenn er sich auch ausnützen und steigern läßt. Sonst wird das Auge an die Stelle der Hautnerven treten müssen. Allerdings kann dann der Prothesenträger im Dunkeln die Wirkung in der Betätigung seiner Kunsthand nicht kontrollieren.

2. Erhaltung der Anpassungsfähigkeit der Finger an unregelmäßig gestaltete Formen, wie Griffe, Flaschen, Henkel und dgl.

Beim Ergreifen oder Festhalten eines Glases, eines Messers oder Feilengriffes müssen sich die Finger an den Gegenstand anschmiegen, und zwar gefühlsmäßig, jeder Finger in verschiedener Lage und Krümmung für sich. Hierbei ergibt sich die Bildung der Faust und des Faustgriffes.

3. Erhaltung der Anpassungsfähigkeit der Finger an regelmäßig gestaltete Formen, an dicke und dünne, flache und breite, runde und kantige Gegenstände in beliebig feiner Abstufung; einschließlich der Hakenbildung der Hand zum Tragen von Lasten ohne Greifarbeit.

Das Ergreifen einfacher, regelmäßiger, vor allem symmetrisch zu einerAchse verlaufender Körper, wie einer Streichholzschachtel, eines Buches, eines Bleistiftes und dgl. setzt an die Stelle des Faustgriffes die einer Zange (Mittelding zwischen Flach- und Beißzange). So halten wir z. B. eine Nadel zwischen Zeigefinger und Daumenspitze und wir bilden aus Zeigefinger, Mittelfinger- und Daumenspitze eine Art Dreibackenfutter, wenn wir beim Schreiben den Halter oder Stift festhalten wollen. Das Tragen von Gegenständen erfordert lediglich eine Fingerstellung in Form eines Hakens, in dem die Traglast sicher gehalten wird.

4. Erhaltung der willkürlichen Bewegbarkeit der Finger in jeder Stellung des Armes und bei jeder Bewegung des Armes ohne Mithilfe der noch verbliebenen gesunden Hand.

Selbst die beste Kunsthand kann an einer Prothese keine Verwendung finden,wenn sie nicht in jeder Armstellung und völlig willkürlich, d. h. ohne Zwang betätigt— also geöffnet und geschlossen — werden kann. Es ist dabei bedeutungslos, welche Kraftquellen zur Betätigung der künstlichen Hand eingesetzt werden. Hauptsache dabei ist, daß die Kraftquelle kräftig genug ist, die angestrebte Wirkung zu erzielen, dauernd ohne Ermüdung des Amputierten ausgeübt werden kann, keine Zwangsstellung des Körpers bedingt und die Begriffe der Unauffälligkeit und Schönheit beim Ablauf der Bewegung nicht gerade handgreiflich verletzt.

Schon diese aufgezeichneten Forderungen an den Handkonstrukteur zeigen, welche Ansprüche gestellt werden, um den Begriff einer Kunsthand gerecht zu werden. Auf dem Gebiete des Kunstarmbaues kennen wir neben den „Kunsthänden" noch andere künstliche Hände. Es gibt Versorgungsfälle, bei denen man infolge Fehlens geeigneter Kraftquellen (Handstümpfe, Schulterstümpfe) glaubt auf die Anwendung einer Kunsthand verzichten zu können. Auch wirtschaftliche Umstände haben dazu geführt, die Kosten für eine Armprothese durch Verwendung einfacher künstlicher Hände niedrig zu halten. Jedenfalls unterscheiden wir:

a) Schmuckhände,
b) Gebrauchs-Schmuckhände und
c) Kunsthände.

Die Schönheits- oder Schmuckhand soll und kann lediglich nur ein kosmetischer Ausgleich für die amputierte Hand sein. Eine solche künstliche Hand soll formenmäßig der natürlichen Hand nachgebildet sein. Sie ist beim Tragen der Armprothese der sichtbare Teil und es muß dabei auf Formschönheit besonderer Wert gelegt werden. Die Stellung der Finger muß der natürlichen Fingerstellung der gesunden Hand entsprechen, wie sie in Ruhestellung (Herabhängen des Armes) ist. Sie ist dabei dieselbe, wie z. B. beim Halten einer Schreibfeder — d. h. die Beugehaltung (Krümmung) nimmt vom Zeigefinger bis zum Kleinfinger zu, so daß der letzte einen regelrechten Haken bildet. Der Daumen hängt lose herab, so daß seine Spitze den Spitzen von Zeigefinger und Mittelfinger gegenüberliegt (siehe Abb. 8).

Die Abmessungen der Schmuckhand müssen eine Kleinigkeit geringer als die der lebenden sein, weil die Starrheit die künstliche Hand größer erscheinen läßt. Der Daumenballen darf nur soweit ausgeprägt sein, daß ein Normalhandschuh darüber gut sitzt. Der Handrücken muß zwar im distalen Teil die natürliche Querwölbung haben, aber sich nach dem Handgelenk zu verjüngen und abflachen. Neben der Formschönheit spielen bei der Schmuckhand das Material und das Gewicht eine große Rolle. In Deutschland werden hierzu meist Holz, Blockfilz oder Leder verwendet. Auch Leichtmetall findet Anwendung.

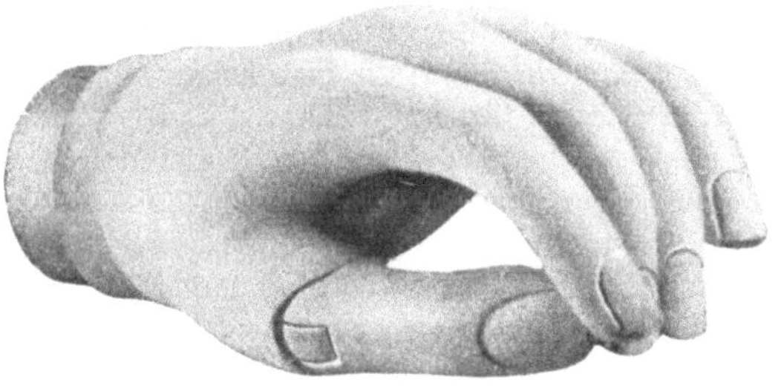

Abb. 8. Schmuckhand aus Blockfilz — mit abspreizbarem Daumen und Kugelhandgelenk (Helge Guldbransen Strand-Nürnberg)

In Amerika werden neben diesen Werkstoffen auch Gummi und Kunststoffe angewendet. Dabei hat sich in den letzten Jahren eine Schmuckhand aus besonderem Krepp-Gummi durch ihre Elastizität als vorteilhaft erwiesen (*Tennenbaum*, New York). Neuerdings ist der APRL-Cosmetic-Gloves ein Überzugs-Handschuh aus Kunststoff, der den verwöhntesten Ansprüchen gerecht wird. Das Material gestattet eine lebensnahe Nachbildung der natürlichen Hand und bei etwa acht Farbtönungen besteht die Möglichkeit, auch das äußere Aussehen der Kunsthand so zu halten, daß es wie lebend wirkt.

Bisher ist es in Deutschland noch nicht möglich gewesen, solche oder ähnliche Handüberzüge technisch und produktionsmäßig so zu entwickeln, daß sie dem Verbraucherkreis preiswert zur Verfügung gestellt werden konnten. Es werden deshalb nach wie vor die künstlichen Hände mit einem Stoff- oder Lederhandschuh getragen, die anscheinend neben dem Aussehen auch die leidigen Mängel der Formschönheit verdecken sollen. Die serienmäßige Herstellung von Schmuckhänden zu billigen Preisen hat in den meisten Fällen dazu geführt, daß man lediglich von Schmuck-, aber aber nicht von Schönheitshänden sprechen kann. Solche fabrikmäßig hergestellten Schmuckhände werden in den

Damengrößen: 6, $6^1/_4$, $6^1/_2$, 7 und in den
Herrengrößen: $7^1/_4$, $7^1/_2$, $7^3/_4$, 8, $8^1/_4$ und $8^1/_2$
angefertigt.

In der praktischen Anwendung von Schmuckhänden hat es sich sehr bald ergeben, daß eine Schmuckhand unschwer zu einer Gebrauchshand ausgearbeitet werden kann. Die Gebrauchshand ist eine künstliche Hand, die einerseits in der äußeren Form der Schmuckhand entspricht und andererseits durch technische Einrichtungen eine gewisse Nutzanwendung möglich macht, wobei die Betätigung dieser Gebrauchshand mit der verbliebenen gesunden Hand ausgeführt wird. So hat z. B. der federnde Daumen an der Gebrauchshand den Vorteil, daß er ein Einklemmen von leichten Gegenständen, wie Hefte, Papier, Zeitung u. a. zwischen Daumen und Zeigefinger bzw. Mittelfinger erlaubt. Bei Händen aus festen Werkstoffen (Holz, Leichtmetall, auch Walkleder) empfiehlt sich eine Krümmung des kleinen Fingers in Hakenform als nützlich, um Griffe, Henkel, Schnüre usw. aufzunehmen und somit das Tragen von Gegenständen möglich zu machen. Diese Hakenstellung läßt sich außerdem dabei zum Ring schließen. Das geschieht damit, daß sich der Daumen mit dem Endglied (Spitze) an die Endglieder (Spitzen) des Zeige- bzw. Mittelfingers anlegt. Zur Aufnahme der Gegenstände wird der Ring geöffnet, was unter Zuhilfenahme der gesunden Hand durch Abspreizen des federnden Daumens vor sich geht. Da dieser Finger, bzw. Handschluß kein absoluter ist und der Daumen lediglich durch eine gespannte Feder an Zeige- und Mittelfinger gedrückt wird, kann ein Nachlassen der Federkraft dazu führen, daß der in der Hand gehaltene Gegenstand vorzeitig herausfällt. Um diesem Überstande vorzubeugen und eine Sicherheit zu geben, haben Konstrukteure entsprechende Lösungen entwickelt. So hat z. B. *Guldbransen-Strand*, Nürnberg, die Daumenachse horizontal zur senkrechten Vierfingerachse angeordnet. Beim Tragen von Lasten wirkt die so angeordnete Beweglichkeit des Daumens wie ein Riegel zum geschlossenen Ring und die Last läßt sich aus diesem Ring nur dann herausnehmen, wenn eben der Daumen mit der gesunden Hand abgespreizt, also der Ring geöffnet wird. Ähnlich war eine Lösung von *Otto Bock*, Duderstadt, welcher den federnden Daumen in seinem ersten Gleid drehbar anordnete. Mittels einer Vierteldrehung des Daumens um seine Längsachse wurde der Daumen bei Handschluß festgestellt. Erst die entgegengesetzte Vierteldrehung des Daumens löste diese Sperre und erlaubte dann das erwähnte Abspreizen von den anderen Fingern, um den Ring zu öffnen. Eine Sperreinrichtung mit Sperradsegment und Sperrklinke für künstliche Hände wurde von *Dr. König-Dersa*, München geschaffen, die als absolut sicher angesprochen werden kann und ebenso wie die erwähnten Sicherungen mit der anderen gesunden Hand bedient wird.

In diesem Zusammenhange seien noch die künstlichen Hände oder handförmigen Arbeitshilfen erwähnt, bei denen auf die kosmetische Form völlig verzichtet wurde und die steife Fingerstellung rein nach technischen Gesichtspunkten auf die auszuführende Arbeit abgestellt ist. Solche sind die Keller-Klaue und alle bekannten Arbeits- oder Dreifingerklauen. Der Gedanke, solche Arbeitshilfen — insbesondere für schwere körperliche Arbeiten — zu schaffen, fand seine Lösung in den üblichen Arbeitsprothesen, bei denen die erwähnten Arbeitsklauen und viele andere Arten von Werkzeugen gebraucht wurden. Wenn heute — im Zeitalter der Technik — die Arbeitsprothese als überholt bzw. veraltet angesehen wird, so kann ihre Nützlichkeit nicht bestritten werden. Mancher Armamputierte, der beruflich schwere körperliche Arbeit ausführt, wird kaum auf solche „Arbeitshilfen" verzichten, solange es nicht möglich ist, ihm einen brauchbaren Kunstarm zu geben, der besser ist. Inwieweit unsere heutige Armbautechnik diese Forderung erfüllen wird, kann gegenwärtig leider nur teilweise in positivem Sinne gesagt werden, weil dem menschlichen Können natürliche Grenzen gesetzt sind.

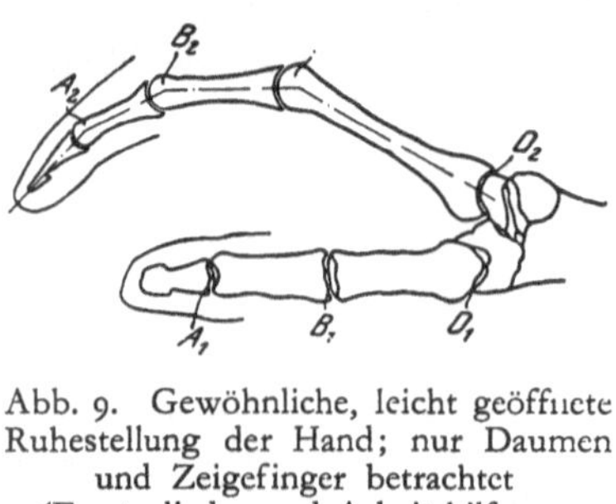

Abb. 9. Gewöhnliche, leicht geöffnete Ruhestellung der Hand; nur Daumen und Zeigefinger betrachtet (Ersatzglieder und Arbeitshilfen — Springer-Verlag Berlin)

Beobachtet man die normale Tätigkeit der Hand im täglichen Leben, so kommt man sehr bald zu der Überzeugung, daß die Hand hauptsächlich als Greif- oder Haltewerkzeug

(Zange) angewendet wird und daß man ohne empfindliche Beeinträchtigung der Verwendbarkeit auf die Faustbildung nicht verzichten kann. In gegebenen Fällen kann man aber eine kleine Arbeitshilfe dem Griff der Kunsthand anpassen, indem man bei einer immer wiederkehrenden Arbeit den zu erfassenden Gegenstand an der Greiffläche der Fingerstellung bzw. Form der Kunsthand zupaßt (siehe Abb. 9).

Für die Bewegungen der Hand und für die vielfachen Greifarten bilden naturgemäß die Gelenke der Hand die Grundlage. Während die Fingergliedgelenke sogenannte Scharniergelenke mit Anschlag darstellen, sind die Gelenke zwischen Mittelhandknochen und den ersten Fingergliedern (Fingerwurzel) des 2.—5. Fingers Kugelgelenke. Das Daumen-Mittelknochenhandgelenk ist im technischen Sinne ein Globoidgelenk (Sattelgelenk), das dem Daumen seine besondere Beweglichkeit zu den anderen Fingern gibt. Aus dieser Mannigfaltigkeit aller Fingergelenke ergibt sich die Beweglichkeit der Hand mit verschiedenen Greifarten:

1. Greifstellung zum Erfassen flacher und ziemlich dicker Gegenstände.
Der Daumen steht hier den übrigen Fingern gegenüber (Oppositionsstellung). Bereich ist die Strecklage der Finger in Ruhestellung der Hand bis zur Berührung der Fingerspitze mit dem bis dahin nicht bewegten Daumen.

2. Spitzgreifstellung zum Halten eines Federhalters und anderer flacher Gegenstände.
Der ganze Handrücken ist nach außen gebeugt (Dorsal-Flexion), um den erheblichen Längenunterschied zwischen dem Daumen und der übrigen vier Finger auszugleichen.

3. Reichgriff zum Fassen von Papier, das man nicht knittern will, Hefte, Zeitungen usw.

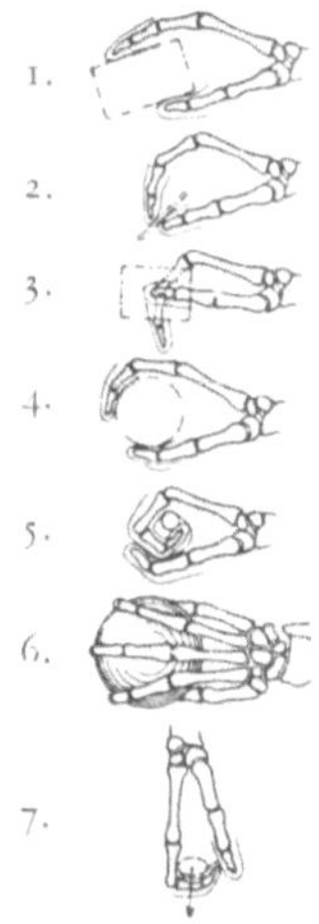

Abb. 10. Gebrauchsstellungen der natürlichen Hand im Vergleich mit den von ausgeführten künstlichen Händen erreichten Griffen
(Ersatzglieder und Arbeitshilfen — Springer-Verlag Berlin)

Die Bewegung liegt hauptsächlich im Daumen, der den zu fassenden Gegenstand gegen die Seitenfläche des Zeigefingers drückt.

4. Offene Faustgriffstellung zum Fassen und Halten unregelmäßig gestalteter Formen, wie Griffe, Gläser usw.

5. Geschlossene Faustgriffstellung, wie z. B. für Henkelgriffe.

6. Kugelgriffstellung zum Fassen und Festhalten kugelförmiger Gegenstände mit der Hand.
Hier zeigt sich die größte Anpassungsfähigkeit der menschlichen Hand, da hierbei neben der Beuge- und Spreizbewegung der Finger auch noch die Wölbungsfähigkeit des Handrückens, d. h. die Bewegung der Mittelhandknochen eine Vorbedingung für die sichere Ausführung dieses Griffes ist.

7. Tragegriffstellung der Hand beim Tragen von Lasten.
Hierbei sind bei hängendem Arm und gestreckter Hand das vordere und das mittlere Fingerglied des zweiten bis fünften Fingers einwärts gekrümmt und bilden einen Haken. Die mittleren Fingerglieder dienen als Belastungsfläche, während die vorderen Fingerglieder und der gegen die Seitenfläche der Zeigefingerspitze gedrückte Daumen die Sicherung bilden.

Die Zusammenstellung zu 1—7 läßt erkennen, welche Bewegungen eine künstliche Hand mindestens ausführen muß, wenn sie die natürliche in ihren hauptsächlichsten Tätigkeiten ersetzen soll. Und wenn wir heute die vielen Handkonstruktionen (Vergangenheit und Gegenwart) in Vergleich bringen, so müssen wir feststellen, daß alle Konstruktionen bis zum heutigen Tage keine befriedigende Lösung gefunden haben. Offenbar haben schmerzliche Erfahrungen und langwierige Versuche mit negativem Resultat genügt, um das Bestreben aufzugeben, eine Kunsthand zu entwickeln, die alle aufgeführten Greifstellungen ermöglicht. Wenn auch immer wieder versucht wird, eine Kunsthand zu konstruieren, die der menschlichen Hand ähnlich ist, vor allem die Bildung der Faust, anstrebt, so ist man doch mehr oder weniger dazu übergegangen, die Handkonstruktion so zu gestalten, daß die Fingerstellung zur Zangen- und Hakenbildung geeignet ist (siehe Abb. 10).

Ich erwähnte bereits, daß dem Konstrukteur für die vielseitigen Bewegungen der natürlichen Hand bestenfalls nur eine Beuger- und eine Streckerkraft der Finger zur Verfügung steht. Um den einfachen Beuge- und Streckermechanismus der Finger technisch in praktischer und brauchbarer Form zu ersetzen, wurden folgende Wege begangen:

a) Beugen und Strecken } der Kunsthand durch Sehnen (Zug);
b) Beugen der Kunsthand durch Sehne (Zug);
Strecken der Kunsthand durch Feder
c) Beugen der Kunsthand durch Feder
Strecken der Kunsthand durch Sehne (Zug)
d) Beugen und Strecken } der Kunsthand durch starre Hebel
} siehe Abb. 11
e) Beugen der Kunsthand durch Feder
Strecken der Kunsthand durch Hebel und Zug
f) Beugen bzw. Strecken der Kunsthand durch eine Hilfsmaschine (Servomotor) zur mittelbaren Steuerung der Hebelmechanik

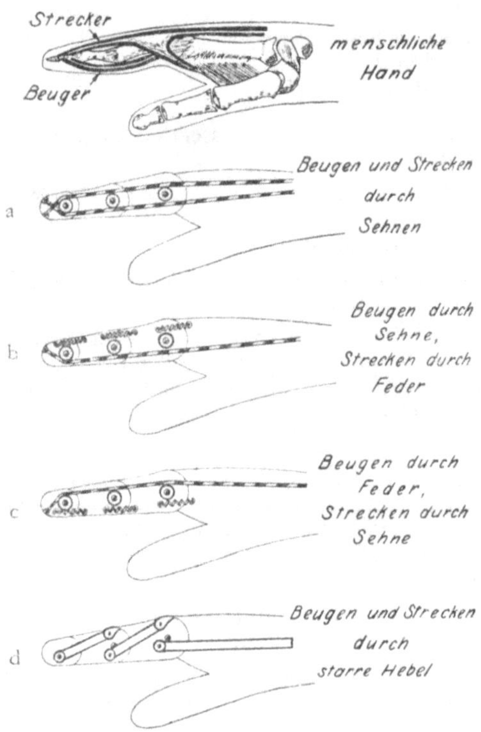

Abb. 11
Der mechanische Ersatz von Beuger und Strecker (Ersatzglieder und Arbeitshilfen — Springer-Verlag Berlin)

Beugen der Kunsthand bedeutet den Handschluß bzw. die Greifstellung und Strecken der Kunsthand ist die Bewegung, die Hand zu öffnen.

Die Nachahmung der Beuger und Strecker durch Sehnen ist die Form, die der Natur am nächsten kommt. Als Material hierfür wurde früher meistens Darmsaite genommen. Heutzutage fertigt man solche „Sehnen" bzw. „Züge" aus Riemenleder, Bowdenzug oder aus Perlonfaser, in Amerika aus Nylon.

Bei der unter b genannten Form geht man davon aus, daß zum Beugen (Greifstellung, Handschluß) große und beherrschte Kräfte nötig sind, zum Strecken dagegen leichte und selbständig wirkende Federn genügen.

Die unter c genannte Form zeigt die umgekehrte Ausführung. Während bei b die Hand immer „gestreckt", d. h. offensteht, weil die Streckerfeder auf „Hand öffnen" wirken, ist bei c die Hand immer geschlossen, weil die Beugerfedern die Finger stets beugen, d. h. die Finger in Greifstellung (Handschluß) halten wollen, während die Streckersehnen nur durch die Muskelkraft des Versehrten (Zug u. ä.) die Öffnung der Hand bewerkstelligen. Die ständig geschlossene Handhaltung fällt weniger auf, weil sie der natürlichen Handhaltung in Ruhestellung am nächsten kommt. Es ist aber ohne weiteres verständlich, daß jede Last, die stärker ist als die Beugerfeder der Hand, die Hand öffnen wird, während andererseits die unter b benannte Form zeigt, daß jede Kraft, die stärker als die zulässige Tragefähigkeit der Beugersehnen ist, diese ausreckt und damit ein festes Schließen der Finger gegen den Daumen erschwert oder unmöglich macht.

Sowohl bei der b als auch bei der c-Form ist man vielfach bemüht, die erwähnten Nachteile durch eine zusätzliche Sperrvorrichtung zu vermeiden. Diese werden entweder passiv, d. h. durch die andere gesunde Hand bedient oder auch aktiv gehalten, d. h. durch einen entsprechenden Hebelmechanismus von der amputierten Seite geschaltet.

Es hat sich erwiesen, daß die übliche Verwendung von Darmsaiten für die mechanische Fingerbewegung nicht günstig ist und auch ihr Ersatz durch Stahldrähte der dauernden Biegebeanspruchung nicht standgehalten haben und zerbrochen sind. Aus diesem Grunde hat die Technik im Laufe der Zeit die Sehnen durch Elemente ersetzt, die sowohl auf Zug wie auf Druck belastet werden können. Ein Vergleich der Ausführungen a—c mit d zeigt eine wesentliche Vereinfachung, verbunden mit einer erheblichen Verstärkung. Durch die starren Elemente werden die Finger mit gleicher Kraft gebeugt und gestreckt und können auch in jeder Zwischenlage durch eine Sperre festgehalten werden.

Die unter e aufgezeichnete Form zeigt eine Kombination in der Weise, daß der Strecker durch starre Elemente (Hebel usw.) ersetzt wird und die Beugung, d. h. der Handschluß (Greifstellung) durch Federkraft bewirkt wird. Auch in umgekehrter Weise können starre Elemente in Verbindung mit einer Federkraft angewendet werden. Einige Erfinder haben es sich zur Aufgabe gestellt, die Steuerung der Fingerglieder unter Anwendung der Hebelgesetze mittels fremder Kraftquellen zu ermöglichen. Die Betätigung solcher Kunsthände erfolgt entweder pneumatisch (*Häfner*), hydraulisch (*Dr. Herbst*) oder elektrisch (*Dr. Wilms-Vaduz*).

Das Wunderwerk der Menschenhand wäre nicht vollständig, wenn es nicht das Handgelenk haben würde, denn erst sein Dasein gibt der Hand Richtung und Stellung. Dieses Handgelenk ergibt sich von der Speiche des Unterarmes gesehen aus der ersten Reihe der Handwurzelknochen (Kahnbein, Mondbein und Dreieckbein) und der zweiten Reihe der Handwurzelknochen (kl. Vielwinkelbein, Kopfbein und Hakenbein). Die Elle des Unterarmes ist an dem Zusammenbau des Handgelenkes nicht beteiligt. Alle bilden ein Ellipsoid, d. h. einen länglich runden Körper, der der menschlichen Hand folgende Bewegungen ermöglicht:

1. die Beuge- und Streckbewegungen der Hand um die von Elle zur Speiche gehende quere Drehachse, also die Beugung der Hand nach innen, bzw. die Streckung nach außen;
2. die Abbiegung der Hand speichenwärts und ellenwärts in Richtung Handrücken Hohlhand Handrücken;
3. Rollbewegungen im Handgelenk, welche sich aus den erwähnten Grundbewegungen zusammensetzen.

Es liegt nahe, daß die Konstrukteure von Kunsthänden versucht haben, für diese Handbewegungen eine technische Lösung zu finden. Leider fehlen für die Beugung und Streckung der Hand besondere Energiequellen und in den Fällen, wo eine der vorhandenen Kraftquellen für diese Handbewegung eingesetzt wird, muß auf eine andere Bewegungsmöglichkeit (Fingerbewegung oder Armbewegung), die wichtiger sein kann, verzichtet werden. Die verschiedenen Handkonstruktionen zeigen in ihrer Ausführung vielfach, daß die Erfinder der Handbeugung und Streckung weniger Gewicht beigemessen haben, indem sie kein entsprechendes Gelenk an der Handwurzel einschalteten. Andere wiederum (*Carnes* u. a.) begnügten sich, die Lösung mit einer passiven Rastensperrvorrichtung gefunden zu haben. Neuerdings findet ein selbsttätiges Handflexionsgelenk (*Schulze*) Anwendung, bei dem die Beugung der Hand passiv durch Druck auf einen Gegenstand oder durch Zuhilfenahme der gesunden Hand bewirkt wird. Bei der maximalen Beugung der Kunsthand springt das Gelenk in seine Ausgangsstellung (gestreckte Handhaltung) zurück.

Die Drehbewegungen der Hand (Pro- und Supination-Greif- und Empfangsstellung) im Unterarm um seine Längsachse kann verhältnismäßig selten benutzt werden, weil hierzu der Unterarmstumpf dazu ziemlich lang sein muß, und weil die Pro- und Supinatoren verhältnismäßig selten noch genügend kräftig und auf genügend langen Wegen wirken. Man kann diese Drehbewegung dann recht leicht durch einen einfachen Mechanismus zur Bewegung der Finger — entweder zum Öffnen (Strecken) oder Schließen (Beugen-Greifstellung) — benutzen, muß dabei aber eine Unterarmzwangsstellung mit in Kauf nehmen. Hierzu finden wir verschiedene technische Lösungen (*Rohrmann*, *Riexinger* und *Hüfner* = Drehhände).

Sofern die Eigenpronation und -supination technisch nicht ausgenützt werden kann, bleibt für den Unterarmamputierten noch die Möglichkeit, durch Bewegungen von Ellenbogen und Schultergelenk, besonders durch Drehungen des Oberarmes, einen gewissen Ersatz für die Pro- und Supination zu schaffen.

In vielen Fällen wird ein passives Handdrehgelenk verwendet, welches durch einen Stift feststellbar ist und von der gesunden Hand bedient werden muß (*Sauerbruch*).

Bei einer aktiv drehbaren Kunsthand, wie sie für den Greifakt erwünscht ist, haben nachstehende technischen Lösungen bei den verschiedenen Prothesenkonstruktionen Anwendung gefunden:

a) Durch eine Kupplung mit einer anderen Prothesensteuerung: *Charriere* und später *Carnes* benutzten die Beugebewegung im Ellenbogen derart, daß bei aktiver Beugung jeweils eine Supination und bei jeder Streckung des Armes eine Pronation stattfand. Sie war zwangsläufig und durch eine Lenkerstange im Ellenbogen veranlaßt, welche direkt zu einem Kegelradgetriebe an der Handwurzel (hinter dem etwaigen Flexionsgelenk) führte und dieses sofort in Betrieb setzte, sobald die Armbeugung ausgeführt wurde. Um den Nachteil der Zwangsläufigkeit zu mildern, um Beugung und Streckung von der Drehbewegung unabhängig zu machen, hat *Carnes* eine Schaltvorrichtung geschaffen, die es mittels eines Bandagenzuges gestattet, die Dreh- und Beugebewegungen willkürlich zusammen- oder auszukuppeln.

b) Durch Ausnutzung einer Kraftquelle, z. B. des Schulterstoßes (bei der *Sauerbruch*-Oberarmprothese) kann die aktive Pronation unter Anwendung eines Kegelradgetriebs selbständig ausgeführt werden. Die Supination erfolgt dann von einer gespannten Feder aus in automatischer Weise. Diese Art hat den Vorteil, selbständig und nicht zwangsläufig zu sein, dafür aber den Nachteil, nicht kräftig, nicht solide und nicht zielsicher genug zu sein.

2. Hand des Götz von Berlichingen aus dem Jahre 1509

Diese Hand ist über 500 Jahre alt und in der ganzen Welt bekannt. Ihr Mechanismus gehört noch heute zu den besten, die wir haben und wenn wir die sinnvolle Konstruktion dieser Kunsthand näher betrachten, müssen wir feststellen, daß der Mechaniker dieser Hand offenbar alle Notwendigkeiten beim Gebrauche der Menschen-

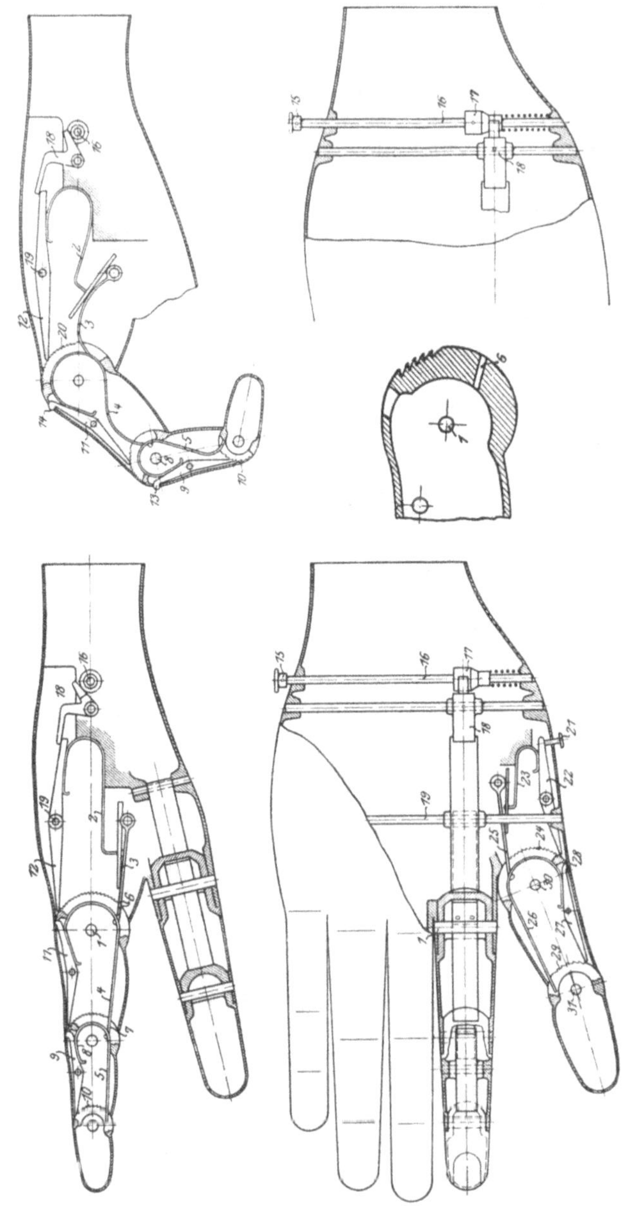

Abb. 12. Hand des Götz von Berlichingen (1509).
(Ersatzglieder und Arbeitshilfen — Springer-Verlag Berlin)

hand schon damals voll erfaßt hat. Er war als Kunstschmied tüchtig genug, um sie auszuführen. Der Mechanismus besteht darin, daß die Finger auf der Innenseite mit Sperrzähnen versehen sind, in die je eine Sperrklinke unter Federspannung eingreift, während eine zweite Feder die Gegenspannung liefert. Die Sperrklinkenspannung und Gegenspannung können durch Druck mit der gesunden Hand auf einen Knopf, der aus der Handrückenfläche herausragt, ausgelöst werden. Dann schnellen entweder die sämtlichen Finger oder auch nur einer in ihre Anfangslage zurück (siehe Abb. 12).

An den Handkörper sind mittels kräftiger Bolzen durch Scharniergelenke die Finger in paralleler Lage zueinander angelenkt, der Daumen schräg zu den Fingern. Jeder Finger besteht aus drei, der Daumen aus zwei Gliedern, die untereinander durch gleichgebaute Gelenke verbunden sind. Die Finger werden normal durch gebogene Flachfedern in gestrecktem Zustande erhalten. Der Daumen wird in derselben Art gestreckt und die Beugung aller Finger findet vom dritten Glied, d. h. von der Fingerspitze aus statt. Wird dieses Gelenk um seinen Gelenkbolzen gedreht, so biegt sich gleichzeitig die Feder und drückt mit ihrem Ende gegen einen Sperrhebel, der am Mittelgliede drehbar befestigt ist. Hört die Drehung des Gliedes auf, so springt der Hebel durch die Feder getrieben, in einen der auf dem Rücken des Gliedes innerhalb des Fingerraumes angebrachten Sperrzähne ein und hält das Glied in der Lage, in die es durch Druck der gesunden Hand oder Drücken der Kunsthand gegen einen Widerstand (Schwertgriff) gebracht worden ist. In der gleichen Weise, nämlich durch Sperrzähne und die Sperrhebel, die durch die beim Beugen gespannten Federn gedrückt werden, wird das Mittelglied bzw. das erste Glied in der gewünschten Beugestellung erhalten. Sollen die Finger den gefaßten Gegenstand loslassen, so muß man gegen einen Knopf drücken, der sich außen auf der Handrückenfläche befindet. Dadurch wird durch den auf der Wellenachse befindlichen Kegel ein Hebelarm gehoben, wodurch die Sperrzähne freigegeben werden und die Gegenfedern das erste Glied in die Strecklage zurückbringen. Nähert sich das erste Glied der Strecklage, so stößt die Sperrnase an die die Fingerwurzel umgebende Wandung des Handkörpers, wobei sich der Hebel um seinen Drehzapfen dreht und die Sperrzähne des Mittelgliedes freigibt und durch diesen gleichen Vorgang werden nacheinander alle drei Fingerglieder beim Druck auf den Auslöseknopf in die Strecklage zurückgebracht. Für den Daumen ist ein besonderer Auslöseknopf vorgesehen. Der Mechanismus des Daumens wird in ähnlicher Weise wie der der übrigen Finger durch Federn und Sperrhebel betätigt. Dabei sei bemerkenswert, daß sich die Glieder des Daumens wohl untereinander parallel, jedoch in einer zu den übrigen Fingern schiefen Ebene bewegen.

Die große Festigkeit dieser Hand ermöglichte es auch, daß Götz von Berlichingen mit dieser eisernen Hand kräftiger zuschlagen konnte als vorher mit seiner weichen natürlichen Hand. Allerdings setzte dies voraus, daß er mit dieser Hand das Schwert sicher fassen konnte. Erreicht wurde dies durch die Unabhängigkeit der einzelnen Fingerglieder voneinander beim Beugen, d. i. die Anpassungsfähigkeit an die Form. Hier ist auch die Bildung der Faust mit Sperrung nach erfolgtem Greifen in einer immerhin annehmbaren Form gelöst. Aber nicht nur die Glieder eines Fingers, sondern die Finger untereinander sind unabhängig, d. h. jeder Finger kann für sich beliebige Beugestellungen einnehmen. Daraus folgt, daß die Hand jedem Formgriff günstig angepaßt werden kann. Ein Druck auf den Auslöseknopf der Finger genügt, um ein sofortiges Loslassen des ergriffenen Gegenstandes zu bewirken. Da der Daumen den gleichen Spannmechanismus besitzt und seine Lage schräg zu den übrigen Fingern gewählt ist, so ermöglicht er im Verein mit den letzteren zur Not eine Griffstellung der Hand. Die Zahnteilung ist fein genug gewählt, um eine kleine Beugung bzw. das Fassen dünner Gegenstände zu ermöglichen.

Ebenso können die Finger in eine bestimmte Hakenbildung gebracht werden, um das Tragen von Lasten zu ermöglichen. Dagegen gestatten die zylindrischen Scharniergelenke im Handkörper keine seitliche Bewegung der Hand.

Wenn auch die Ausführung dieser Hand in ihrem Äußeren unserem jetzigen Empfinden wenig entspricht, so muß man bedenken, daß sie vor mehr als 500 Jahren entstanden ist, daß sie der damaligen Zeit des Rittertums genau angepaßt ist, da sie einen Teil der Rüstung darstellte, und daß der interessante, zweckmäßig gebaute, gut wirkende und auch heute noch durchaus zeitgemäße Fingermechanismus das längere Verweilen bei diesem alten Zeugnis deutscher Handwerkskunst rechtfertigt. Sie ist ein Meisterwerk der Schmiedekunst und setzt die Tätigkeit eines hervorragenden Mechanikers und denkenden Konstrukteurs voraus.

Diese Konstruktion hat allerdings nach unseren heutigen Begriffen von einer Kunsthand den Nachteil, daß sie nur durch äußeren Eingriff, d. h. durch Eingreifen der gesunden Hand oder durch Stützen gegen einen Widerstand betätigt werden kann.

3. Hand des Peter Ballif (1818)

Die erste Hand, deren Finger durch willkürliche Bewegungen der amputierten Seite allein bewegt werden konnten, war die des Zahnarztes und Hofrates *Peter Ballif.*

Form und Haltung der normal geschlossenen Finger der in Berlin aufbewahrten Modellhand werden als ungewöhnlich häßlich beurteilt und auch ihre Wirkungsweise als mangelhaft bezeichnet.

Der Fingerschluß erfolgt durch Federkraft. Sämtliche Finger, auch der Daumen sind aus drei Gliedern zusammengesetzt, die durch Scharniergelenke unter sich und mit dem Handkörper verbunden sind.

Die Finger werden in der Beugestellung durch Spiralfedern gehalten, die sich im Handkörper befinden und durch Darmsaiten geöffnet, welche als Streckmuskeln dienen. Für jeden Finger ist eine solche Spiralfeder und eine Darmsaite vorhanden. Soll die Hand geöffnet werden, so wird an den Darmsaiten gezogen, die mit einem Ende ebenfalls in der Spitze des dritten Gliedes befestigt sind und von dort durch die hohlen Finger hindurch auf den im Handkörper befindlichen Rost gehen, der mittels einer Schnur zu einem Riemen führt, der mit der Gurtbandage am Körper verbunden ist. In der Urschrift des Ballif sind zwei solcher Lederschnüre gezeichnet, von denen der eine für den Daumen und der andere für den 2.—5. Finger dient (siehe Abb. 13).

4. Hand der Karoline Eichler (1835)

In ähnlicher Weise wurde von der Berliner Bandagistin *Karoline Eichler* eine Kunsthand geschaffen; jedoch wird hier der Fingerschluß aktiv durch Sehnen, die Öffnung passiv durch Federn bewirkt. Jeder Finger besteht aus drei, der Daumen aus zwei Gliedern, die untereinander und mit dem Handkörper durch Scharniergelenke verbunden waren. Die normale Lage ist die Strecklage (offene Hand), in welcher die Finger durch Spiralfedern gehalten wurden. Zum Beugen der Finger sind die Darmsaiten vorgesehen, an die weitere Darmsaiten geknüpft sind, die ihrerseits zu einem Verbindungsstück laufen, von welchem eine Schnur zu dem um die Schulter der gesunden Seite geschlungenen Riemens läuft. Durch Abduzieren oder Strecken des Unterarmstumpfes erfolgt ein Druck auf die Schnur, die Darmsaiten werden dadurch gezogen und bewirken die Beugelage der Finger. Beim Nachlassen des Zuges werden die Finger durch die Spiralfedern wieder gestreckt. Der zweite Teil der Darmsaiten führt zu den Sperrschiebern, die durch Sperriegel ein Festhalten der einzelnen Finger in jeder Lage ermöglichen. Jeder Sperriegel läuft in einem Schlitz parallel der Längsachse des Armes, muß aber mit der gesunden Hand einzeln gespannt und einzeln wieder losgelassen werden. Ein Druck auf einen Sperriegel gestattet also die Beugung des dazu gehörigen Fingers und seine Feststellung in der gebeugten Lage.

Der Vorteil dieser Handkonstruktion besteht in der Verwendung des aktiven Zuges zum Schließen bzw. Greifen der Finger. Die Federn wurden nur benutzt, um die Finger nach Aufhebung der Schließkraft in ihre Anfangslage zurückzuführen. Gegenüber der Konstruktion Ballif ermöglicht sie ein besseres und kräftigeres Fassen und Festhalten.

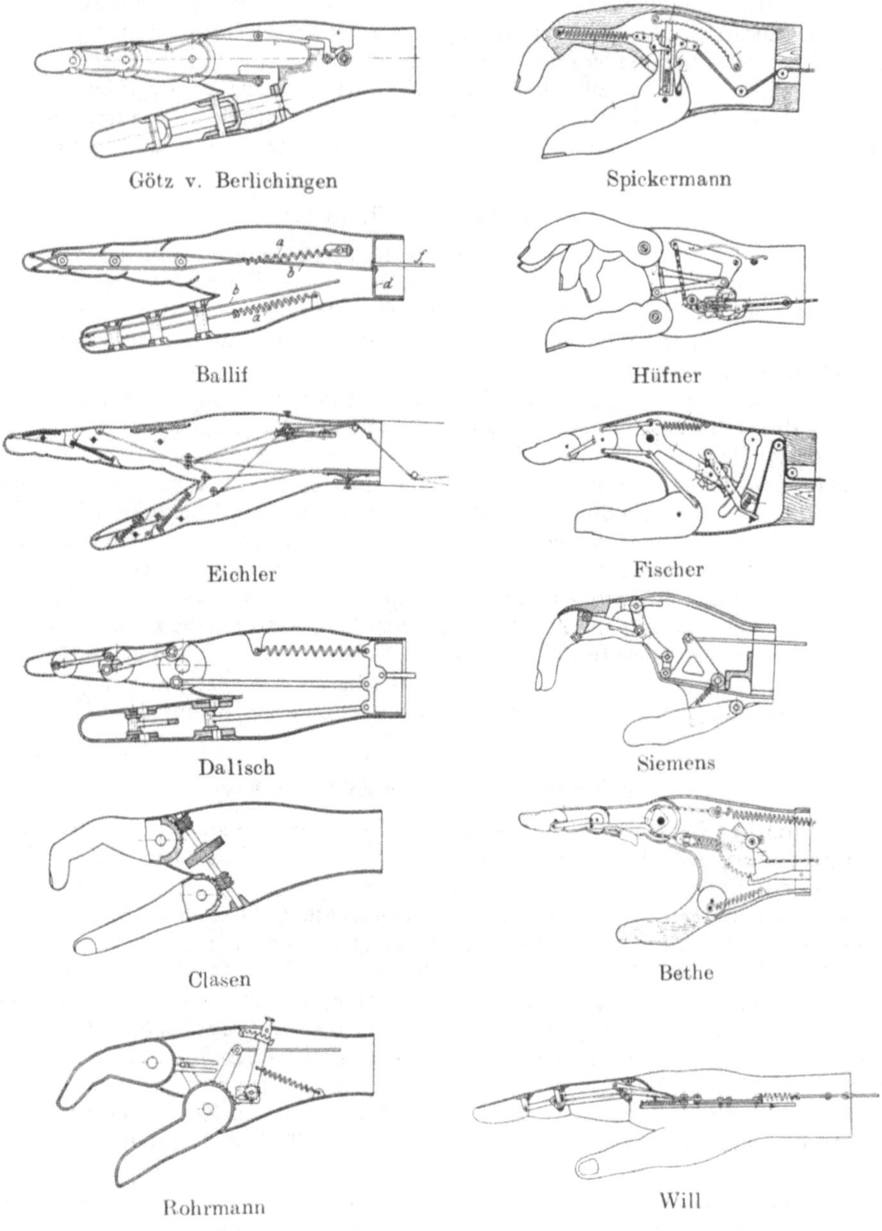

Abb. 13. Die Entwicklung der Mechanismen zur Fingerbewegung.
(Ersatzglieder und Arbeitshilfen — Springer-Verlag Berlin)

Die *Ballif*- und auch die *Eichler*-Konstruktion haben den Nachteil, daß die Darmsaiten zur dauernden und sicheren Kraftübertragung nicht brauchbar genug sind und auch die vielen kleinen Spiralfedern führen zu Unzuträglichkeiten, da sie schon nach kurzem Gebrauch leicht schlaff werden können und brechen (siehe Abb. 13).

5. Van Petersen-Hand (1844)

Diese Konstruktion ist nach dem Prinzip der Hand von *Ballif* gehalten. In einer halbzylindrischen Führung wird der Handkörper gehalten, an dem die Finger in normaler Gliederung befestigt sind. Die Finger befinden sich normal in Streckstellung, in der sie durch Metallfedern gehalten werden. Diese sind mit einem Ende im Handkörper fest, laufen auf der inneren Seite des Fingers bis zu ihrer Spitze und sind dort mit ihrem anderen Ende befestigt. Die Darmsaitenzüge der einzelnen Finger vereinigen sich an einem Schieber unterhalb des Handgelenkes. Sie beginnen im Innern der Finger an der Rückseite von den Fingerspitzen und laufen bis zum erwähnten Schieber. Befindet sich die Armprothese in Ruhestellung, so wird der Riegel von einem Bandagenzug gespannt, d. h. er gleitet in seiner Führung armwärts und bringt die Finger in Streckstellung. Bei der Beugung des Unterarmes lockert sich der Zug und die Federn der Finger treten in Wirkung, wobei die Finger gebeugt werden. Auch hier werden die menschlichen Sehnen durch Darmsaiten ersetzt. Das Prinzip des Handschlusses durch Federn läßt außerdem nur leichte Griffe zu.

6. Dalisch-Hand (1877)

Gegenüber den bisher beschriebenen Handkonstruktionen stellt diese Hand einen Fortschritt in der Entwicklung dar. Die Zusammensetzung der Finger, d. h. ihre Gliederung ist die gleiche, aber ein Unterschied ist in der Betätigung der Hand festzustellen. *Dalisch* verwendet zum Beugen der Finger starre Zug- und Druckstangen. Damit sind die unzuverlässigen Darmsaiten fortgefallen und haben einer kräftigen Konstruktion, einem zwangsläufig bewegten Mechanismus Platz gemacht. An Stelle der biegsamen Sehnen sind starre Stäbe, die statisch Zug- und Druckkräfte übertragen können, getreten. Die Betätigung der Hand geschieht durch einen Zug, der von der Bandage zu einem gleitenden Schieber in Handwurzelgegend im Inneren des Handkörpers angebracht ist. Von diesem Schieber führen die Druck- und Zugstangen der einzelnen Finger zum ersten Fingerglied, wo sie an einem Drehzapfen angebracht werden. Wird an den Stangen gezogen, so dreht sich das Fingerglied um seinen Gelenkbolzen zur Handfläche zu. Und mit dem ersten muß sich auch das zweite Glied an der Drehung beteiligen, denn an einem in das erste Glied hineinragenden Vorsprung des Handkörpers ist ein Zapfen angebracht, an dem eine Hebelstange angebracht ist, die mit einem Auge an einem Kurbelzapfen des Mittelgliedes angreift. Da der zuerst genannte Zapfen an einer Drehung des Fingers nicht beteiligt ist, die Schwingung des am ersten Gliede sitzenden Gelenkbolzens um die Mitte des Bolzens am ersten Glied stattfindet, die Schwingung der Stange jedoch um den Bolzen des zweiten Gliedes, so wird der am Mittelgliede befestigte Kurbelzapfen durch die Stange zum Mittelglied um den dort befindlichen Gelenkbolzen gedreht und damit das Mittelglied relativ zum ersten Gliede. Eine ähnliche Drehung findet zwischen dem dritten und Mittelgliede statt. Durch diese Drehung der Fingerglieder erfolgt die Beugung der Finger, bzw. der Handschluß. Die Zurückführung der Finger in die Strecklage wird durch eine in entgegengesetzte Richtung wirkende Kraft (Federkraft) bewirkt, die am gleichen Schieber angreift.

Die Kritik glaubt in dem gleichzeitigen Beugen aller Finger — also auch des Daumens — einen Nachteil zu erblicken, weil dadurch nur beschränkte Griffe ausgeführt werden können. Da weiter bei dieser Konstruktion die Kraftwirkung der Hand auf Muskelzug und nur auf Ausübung dieses Zuges beruht, d. h. mit diesem aufhört, wird demnach ein anderes gesundes Glied in eine dauernde Zwangslage gebracht und in seiner Bewegung behindert werden. Es fehlt die selbständige Feststellung der Hand in Greifstellung (siehe Abb. 13).

7. Clasen-Hand (1886)

Clasen ist einen anderen Weg gegangen. Die Erkenntnis, daß bei den bisher genannten Handkonstruktionen große Kraftleistungen nicht mit ihnen ausgeführt werden konnten und dabei außerdem ein gesundes Glied in einer Zwangslage gehalten werden mußte, ließ seine Gedankengänge zu einer gewissen Bedeutung für die weitere Entwicklung des Baues künstlicher Hände werden.

Bei seiner Konstruktion sitzen die vier Greiffinger in angebeugter Stellung fest auf einer Welle, die ein auf ihr festgekeiltes Schneckenradsegment trägt. Der Daumen ist — ebenfalls ungegliedert — in Gegenstellung zum Zeige- und Mittelfinger angebracht und ebenfalls mit einem solchen Schneckenrad verbunden. In die erwähnten Schneckenräder, von denen eines links, das andere rechtsgängig ist, greifen Schnecken ein. Diese sitzen auf einer gemeinsamen Welle mit einem kordierten Rädchen, das aus dem Handkörper herausragt. Wird an diesem Rädchen, das entweder am kleinen Finger oder am Daumen aus dem Handkörper herausragt, gedreht, so werden durch die Schnecken die zugehörigen Räder und damit auch die Finger bewegt. Das kordierte Rädchen wird von der gesunden Hand betätigt — es kann aber auch, wenn das Rädchen am kleinen Finger aus dem Handkörper herausragt, durch sein Abrollen auf einer Tischplatte das Öffnen und Schließen der Hand willkürlich ermöglichen. Es ist ohne weiteres klar, daß die Finger und die Schneckenräder durch dauernden Eingriff mit den Schnekken ständig gesperrt sind, also die einmal eingenommene Stellung ohne erneutes Drehen mit dem kordierten Rädchen nicht verlassen können. Die Finger sind dadurch imstande, jede beliebige Belastung im Rahmen ihrer Festigkeit auf beliebige Dauer aufzunehmen, ohne Anstrengung eines anderen Gliedes!

Die angebeugte Stellung der Finger und insbesondere die entsprechende Krümmung des Zeigefingers sowie eine entsprechende Gegenüberstellung des Daumens bei richtiger Längenbemessung ermöglichen das Fassen von Gegenständen (siehe Abb. 13).

8. Charrière-Hand (1860)

Der Erfinder dieser Handkonstruktion ist einen besonderen Weg gegangen.

Die Unterarmhülse hält mittels Scharniergelenk den Handkörper. Der Daumen ist fest am Handkörper, während die übrigen Finger einmal gegliedert und durch Scharniergelenke befestigt sind. Eine Darmsaite ist mit einem Ende in Nähe des Ellbogengelenkes an einem an der Oberhülse befestigten Hebelsegment befestigt, das andere Ende hat seine Befestigung am Handgelenk im Raum der Unterarmhülse. In der Mitte der Darmsaite ist eine kleine Spiralfeder zwischengesetzt. Wird der Unterarm angehoben, so verlängert sich die Entfernung und der Handkörper wird um den Drehzapfen gedreht, die Hand führt also eine Einwärtsbeugung aus. Bei dieser Beugung ist eine Spiralfeder — die mittels Darmsaite mit dem Handkörper verbunden ist — gespannt worden; erfolgt demnach die Armstreckung, so tritt diese Feder in Wirksamkeit und führt die Hand in ihre Normalstellung zurück. Schließlich sind Darmsaiten an der Unterhülse und den einzelnen Fingern (2.—5. Finger) befestigt. Mit der Beugung des Handgelenkes werden sie gespannt und die Finger werden gebeugt. Beim Zurückbeugen der Hand ziehen die Federn die Finger wieder in ihre Strecklage.

Mit dieser Konstruktion ist tatsächlich eine weitgehende Bewegbarkeit des ganzen Armes erreicht und neben der Beugung der Hand und der Beweglichkeit des Daumens werden viele Bewegungen des natürlichen Armes erreicht. Aber alle Bewegungen erfolgen gleichzeitig und zwangsläufig und es kann keine von der anderen getrennt werden. Wenn man bedenkt, daß diese Handkonstruktion in Verbindung mit der ganzen Prothese für den besonderen Zweck erdacht und gebaut wurde, die dramatischen Armgesten eines Opernsängers auszuführen, dann wurde die Aufgabe gut gelöst, für die Verrichtungen im täglichen Leben ist ein solcher Arm jedoch unbrauchbar.

9. Mathieu (1860)

Diese Hand hat kein Handgelenk und sitzt fest an der Unterarmhülse. Sie besitzt einen festen unbeweglichen Daumen und eingliederige durch Scharniergelenke mit dem Handkörper verbundene Finger. Der Zeigefinger ist für sich, der 3.—5. Finger sind gemeinsam beweglich gehalten und werden durch je eine Spiralfeder in gebeugter Stellung auf einem Drehbolzen gehalten.

Vom Zeigefinger führt ein Darmsaitenzug zur Schulterbandage und dieser wird beim Vorwärtsbringen des Stumpfes oder Abduktion des Armes gespannt und bringt den Zeigefinger unabhängig von den übrigen Fingern in Streckstellung. Ein ähnlicher Zug bewirkt die Drehung des Unterarmes und damit einen Spannen des Darmseitenzuges, mit dem die übrigen Finger verbunden sind. Durch die Spannung des Zuges werden die Finger in Streckstellung gebracht. Auch diese Konstruktion war für einen Bühnenkünstler bestimmt, um die dramatischen Gesten ausführen zu können.

10. Klingert, Breslau (Ende des 18. Jahrhunderts)

Bei dieser Hand handelt es sich um eine sogenannte Gliederhand, d. h. jeder Finger ist gegliedert und für sich gehalten und durch Scharniergelenk am Handkörper befestigt. Ähnlich wie bei der Charrière-Hand wird durch entsprechende Darmsaiten eine Drehung des Unterarmes hervorgerufen, wobei die Finger in Greif- bzw. Empfangsstellung gebracht werden. Außerdem sind die Darmsaitenzüge der einzelnen Finger so angeordnet, daß sie bis zu einem Schaltbrett geführt werden, was auf der Brust des Amputierten angebracht ist. Mittels Spannvorrichtungen werden die einzelnen Züge festgeklemmt, so daß jeder Finger in einer bestimmten Stellung festgestellt werden kann, was jedoch nur mit der anderen gesunden Hand möglich ist. Beim Nachlassen des Zuges werden die Finger durch kleine Schneckenfedern in Strecklage gebracht.

11. Carnes-Hand (1911)

Die Konstruktion des Amerikaner *Carnes* ist derart gestaltet, daß sie wegen der vielseitigen willkürlichen Bewegbarkeit als eine der besten Erfindungen angesprochen werden muß.

Wir unterscheiden von ihm zwei Konstruktionen:

a) die Carnes-Doppelzug-Hand für Unterarmamputation

Die Hand ist aus Leichtmetall (Elektron o. ä.) gefertigt. Der Daumen ist eingliederig und die übrigen Finger sind zweigliederig gehalten. Die Vereinigung des dritten mit dem zweiten Glied sieht eine leicht angebeugte Stellung des Gliedes vor, weil tatsächlich bei allen Griffen die 2. und 3. Glieder in mehr oder weniger gebeugter Stellung gebraucht werden. Der Daumen wird durch Federn in einer Mittellage gehalten, die der normalen Ruhelage des Daumens entspricht. Die Federn gestatten eine Drehung des Daumens aus seiner Lage vom Zeigefinger weg oder zu ihm hin in Gegenstellung zu Zeige- und Mittelfinger. Die äußere Feder ist stärker als die innere; nach außen und innen sind Anschläge vorgesehen, was der Daumenanordnung der natürlichen Hand entspricht.

Das 2. und 3. Glied zu einem vereinigt, sind um den im ersten Glied gelagerten Bolzen drehbar. Das 1. Glied wiederum ist um einen Bolzen drehbar, der am Handkörper sitzt. Am vorderen Glied ist eine Zugstange an einem Bolzen befestigt, die am anderen Ende im ersten Glied mit einer weiteren Zugstange drehbar verbunden ist, die ihren Endpunkt im Handkörper hat. Das 1. Glied ist außerdem durch eine Zugstange erfaßt, die ihrerseits mit dem Kurbelzapfen des auf einer Welle schwingenden

Schneckenrad-Segmentes verbunden ist. Die Welle wird durch die um die Schneckenwelle laufende Schnecke mittels der Rundriemen (Züge) bewegt. Wird an dem einen Rundriemen gezogen, so werden die Finger gebeugt (Handschluß), da durch Schneckenrad, Welle und Kurbel die Zugstange des 1. Gliedes nach rechts gezogen wird, wodurch sich das 1. Glied um den Bolzen dreht. Da mit dieser Drehung auch eine Bewegung des Bolzens im vorderen Glied verbunden ist, wird durch die angelenkte Zugstange auch das vordere Glied des Fingers gebeugt. Ein Ziehen am anderen Rundriemen bewirkt die rückläufige Bewegung der Finger, nämlich das Strecken der Finger. (Hand öffnen). Äußerst wichtig ist das von *Carnes* verwendete Prinzip der zunehmenden Schließkraft beim Fingerschluß. Es wird dies in sehr einfacher Weise dadurch erreicht, daß die Hebelarme in den Fingergliedern aus ihrer spitzwinkligen Stellung zu den Zugstangen in geöffneter Fingerlage in die rechtwinklige Stellung bei geschlossener Hand übergehen. Daraus geht hervor, daß auch beim Öffnen zunächst das größte Drehmoment verfügbar ist.

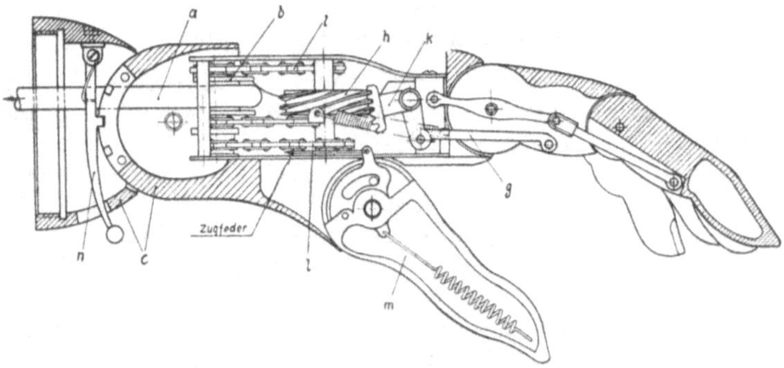

Abb. 14. Carnes-Einzughand für Oberarmamputierte
(Lehrbuch von H. Pfau — Elsner-Verlag Berlin)

b) die Carnes-Einzug-Hand für Oberarmamputierte

Der Mechanismus dieser Hand zeigt die gleiche Anordnung der Fingerhebel sowie denselben Antrieb durch Schneckenrad mittels einer in Links- oder Rechtsdrehung versetzten Schnecke. Jedoch ist ein besonderer Mechanismus für die Drehung der Schneckenwelle durch denselben Schnurzug in beiden entgegengesetzten Richtungen erforderlich. Zu diesem Zweck steht die Welle mit der Schnecke durch Ketten mit einer Umschaltwelle in Verbindung. Diese Verbindung kann abwechselnd einmal ausgeschaltet werden, wobei die Ketten entweder gekuppelt bzw. entkuppelt werden. Die Ketten sind auf den auf der Umschaltwelle frei drehbaren Hülsen befestigt und die Mitnahme dieser Hülsen erfolgt abwechselnd durch die im Innern der Hülsen angebrachten Sperrwerke, welche wiederum von der im Innern der Umschaltwelle gelagerten Nockenwelle in Arbeitsstellung gebracht werden. Der sinnreiche, äußerst gedrängte, nur aus Stahlteilen bestehende Mechanismus hat eine große Lebensdauer. Auch bei dieser Konstruktion wird — wie bei der Doppelzughand — die Beugung bzw. Streckung der Finger durch das Betätigen des Schneckenradgetriebes bewirkt. Der Betätigungszug für die Griffstellung (Handschluß) beträgt mindestens 22 mm, der meistens vorhanden ist.

Die Herstellung der *Carnes*-Hände wurde während des ersten Weltkrieges von den Amerikanern übernommen, um den deutschen Armamputierten diese Konstruktion zugänglich zu machen. Seit 1921 werden diese Hände von der Firma Deutsche Orthopädische Werke GmbH., Berlin-Schöneberg hergestellt und geliefert.

Es sei hierzu noch bemerkt, daß diese Konstruktion mit einem passiven Handflexionsgelenk und einem passiven bzw. aktiven Handdrehgelenk ausgestattet wird. Ebenso wird die *Carnes*-Einzughand je nach Wunsch auch mit einer Spitzgriffstellung des Daumens zum Zeigefinger versehen, was sich für das Ergreifen von kleineren Gegenständen als sehr vorteilhaft erwiesen hat.

12. Rohrmann-Hand (1914)

Bei dieser Erfindung sind die Finger eingliedrig gehalten und sind beweglich angeordnet. Am Daumen (Daumenwurzel) ist ein Hebel mit einem Auge angebracht, an dem der Zug angebracht ist, der zur Kraftquelle für die Betätigung der Hand führt. Ein weiterer Hebel des Daumens faßt mit einem Führungsbolzen in die Schlitze der Führungsarme des Zeige- und Mittelfingers, die wie beim Daumen unterhalb der Fingerwurzel angearbeitet sind. Wird demnach an dem Zug gezogen, so dreht sich der Daumen um seinen Gelenkbolzen (Daumenachse). Gleichzeitig drehen sich aber auch Zeige- und Mittelfinger — vom Daumen zwangsläufig angetrieben — bis in die erstrebte Beugelage. Normal werden die Finger durch Federkraft (Spiralfedern) gestreckt gehalten. Da am Daumen aber noch ein seitlicher Armhebel angebracht ist, an dem der Ring- und der kleine Finger durch Spiralfedern befestigt sind, werden diese ebenfalls in eine Beugestellung gebracht, allerdings nicht zwangsläufig, denn die Spiralfedern bewirken ein elastisches Nachgeben, so daß die Finger sich etwas von selbst anpassen, aber nur eine kleine Belastung erfahren können. Diese Konstruktion hat ferner eine Vorrichtung zur Feststellung der Hand in Beugestellung. Durch Druck auf einen Knopf am Handrücken rückt ein an einer Stange befestigtes Zahnrad in einen am Daumen befindlichen Zahnkranz, wo es durch eine Feder festgehalten wird und die Beweglichkeit des Daumens sperrt.

13. Spickermann-Hand (1915)

Bei dieser Handkonstruktion ist lediglich der eingliedrige Daumen beweglich gehalten. Er ist im Grundgelenk drehbar und wird durch einen Zug betätigt, während die übrigen Finger starr mit dem Handkörper verbunden sind. Nach Ergreifen eines Gegenstandes fällt eine Sperre ein, die bei abermaligem Zug an denselben Zug ausgelöst wird, worauf eine Feder die Hand öffnet. Der Erfinder benutzt als Sperrwerk ein Sperrad und eine Sperrklinke. Die Sperrung erfolgt im Gegensatz zur geräuschlosen Arbeit des Schneckengetriebes der *Carnes*-Hand mit Geräusch und nur von Zahn zu Zahn.

14. Germania-Leichtmetall-Hand (1917)

Auch hier handelt es sich um eine steife Kunsthand, bei welcher lediglich der Daumen (eingliedrig) beweglich gehalten ist, während die übrigen Finger in angebeugter Stellung starr mit dem Handkörper verbunden sind. Die Hand ist aus Leichtmetall hergestellt und hat eine fast unbegrenzte Lebensdauer. Der Daumen wird durch eine Achse im Handkörper gehalten. Von einem am Daumenende angebrachten Hebel führt ein Verbindungsteil zum Handhebel, an dem sich der Zugriemen ansetzt. Der Handhebel ist auf einer Drehachse gelagert und der Daumenhebel wird durch eine kräftige Spiralfeder derart gehalten, daß der Daumen mit seiner Spitze (Greiffläche) stets gegen Zeige- und Mittelfinger drückt. Das Daumenabspreizen, d. h. das Hand öffnen, erfolgt aktiv durch den Zug, der mit der Bandage verbunden ist. Die Hand schließt sich von selbst, sobald der Zug nachläßt.

15. Will-Hand (München 1916)

Der Mechaniker *Will* am Deutschen Museum in München suchte in dieser Erfindung die Aufgabe zu lösen, durch Anpassung der einzelnen Finger an den zu greifenden Gegenstand ein sicheres Fassen zu ermöglichen. Er benutzte hierzu sogenannte Hebelzüge für jeden einzelnen Finger, die sich am Ende zu einem Strang vereinigen, der dann willkürlich von einer körperlichen Kraftquelle bedient wurde. Das Wesentliche dieser Konstruktion liegt in der Anbringung der Zwischenfedern. Wird nämlich beim Greifen am Strang gezogen, so beugt sich jeder Finger so weit, bis er an dem zu greifenden Gegenstand Widerstand findet. Der Unterschied in der verschieden großen Bewegung der einzelnen Finger und dem Zug am Strang wird durch die Federn ausgeglichen.

Daraus ergibt sich allerdings beim Greifen eine sehr ungleiche Spannung in den einzelnen Federn, die wiederum eine große Länge der einzelnen Federn bedingt.

Der Mechanismus ist der Hand des Götz von Berlichingen nachgebildet; sie zeigt ihr gegenüber den Fortschritt, daß die Finger durch einen etwa von der Schulter ausgehenden Zug betätigt werden können.

Nachteilig an dieser Konstruktion ist die Kleinheit der Teile, die große Zahl der Hebelbolzen und Sperrklinken und die Tatsache, daß ein sicheres Fassen nicht möglich ist und auch der eigentlich angestrebte Faustschluß nicht erreicht wird.

16. Siemens-Schuckert-Hand (1916)

Aus der Entwicklungsarbeit neuer Handkonstruktionen sei auch die *Siemens-Schuckert*-Hand genannt, denn sie unterscheidet sich ganz wesentlich von den bisher aufgezeichneten Konstruktionen. Sie ist ein ausgesprochener Faustgreifer. Ihre Konstruktion entspringt dem von *Dalisch* eingeführten Prinzip der Hebelsteuerung. Die 2. und 3. Glieder der Finger stehen in leicht gebeugter Stellung und sind zu einem Glied vereinigt. Mittels einer Kraftquelle greift ein Schnurzug an einem Handhebel ein. Dieser Handhebel ist durch ein Zwischenglied mit dem als erstes Glied ausgebildeten Hebel verbunden und dreht sich um einen am Handkörper befestigten Drehbolzen. Das Vorderglied ist drehbar an einem weiteren Drehbolzen und ferner mittels einer Zugstange mit dem Handkörper verbunden. Die Hebelmechanik ist im übrigen derart gehalten, daß beim Anziehen des Zuges bzw. Ziehen des Handhebels das 1. Fingerglied nach vorn gebeugt wird, was zur Folge hat, daß das vordere Glied zwangsläufig auch nach vorn gebeugt wird und zwar soweit, daß die Fingerspitzen bis an das Handinnere reichen. Der Daumen wird nur durch Federkraft gehalten und erfährt keinen zwangsläufigen Antrieb. Er befindet sich in Gegenstellung zu Zeige- und Mittelfinger.

Siemens-Schuckert hat eine ähnliche Hand nach dem gleichen Prinzip konstruiert, nur greift die Kraft zur Betätigung der Finger mittels Kette am Handhebel an.

Beide Konstruktionsarten zielen darauf ab, alle Griffe von Werkzeugen in der Weise zu fassen, wie es die natürliche Hand durch Faustbildung tut, abgesehen von der Anpassung der einzelnen Finger an den Griff.

17. Fischer-Hand (1917)

Die *Fischer*-Hand ist im Handkörper aus einem Stück aus Hartholz gefertigt und zwar ist das erste Fingerglied mit dem Handkörper fest verbunden. Zeige- und Mittelfinger sind im zweiten und dritten Glied aktiv beweglich. Der Ringfinger ist im zweiten und dritten, der kleine Finger in allen Gelenken beweglich. Die Arbeitsweise der Hand zerfällt in drei Phasen:

1. Zugreifen ohne Sperre bei leichten Kräften; die Kraftübertragung übernimmt eine sehr starke eingeschaltete Feder.
2. Selbstätiges Einfallen der Sperre bei großen Kräften nach Überwinden der Feder.
3. Entsperren durch voreilenden Umschalter.

Mittels Zug öffnet und schließt sich die Hand abwechselnd. Zeigefinger einerseits und Daumen andererseits bewegen sich mittels starrer Gestänge, die der um einen Drehpunkt schwingende Handhebel steuert, gegeneinander und fassen nach Art der Flachzange. Die übrigen drei Finger machen die Bewegung des Zeigefingers mit, doch sind Ring- und kleiner Finger zum Tragen von Lasten etwas stärker gekrümmt. Diese Konstruktion ermöglicht von allen Konstruktionen die meisten Greifarten und kann auch heute noch als die beste Handkonstruktion bezeichnet werden.

Für den Träger einer *Fischer*-Hand ist es wertvoll, daß die Sperrung der Fingerstellung aktiv arbeitet und daß er sie in jedem Moment ohne Mithilfe der anderen Hand einschalten kann, denn im Augenblick, da die Finger beim Greifen den Gegenstand fest berühren bzw. im Handschluß, wo die Stumpfkraft an Intensivität leicht zunehmen muß, löst diese vermehrte Kraft die Sicherung und schaltet selbständig die Sperrklinke in die Sperraste ein. Die nachfolgende Bedienung des Kraftzuges führt zur Auslösung der Sperrklinke und vermittels der eingearbeiteten Spiralfedern am Hebelmechanismus werden die Finger in Strecklage gebracht.

18. Hand von Bethe, Frankfurt (1917)

Bei dieser Konstruktion wurde der Versuch unternommen, eine Art Universalhand zu entwerfen mit:

Spitzgreifschluß/Faustschluß/Anpassungsfähigkeit jedes einzelnen Fingers/selbstätige Sperrung/hohen Wirkungsgrad, d. h. großer Schließkraft.

Zeige- und Mittelfinger sind dreigelenkig. Die Bewegung der vier Finger wird durch Anziehen einer Kette hervorgerufen. Dabei bewegen sich die Finger gegen den in der Arbeitsebene der starren, in Richtung nach der Hand zu aber beweglichen Daumen. Die Hand wirkt normalerweise als Greifhand. Dabei stoßen Zeige- und Mittelfinger gegen den Daumen. Befindet sich dagegen in der Handfläche ein zu greifender Gegenstand, so wird dieser gegen einen Umsteuerhebel am Zeigefinger-Mittelgelenk gedrückt. Damit wird eine Umsteuerung der Spitzen von Zeige- und Mittelfinger hervorgerufen, die sich nunmehr gegen die Spitze des Daumens an seine Innenfläche legen und so selbstätig eine Art Faustschluß herbeiführen sollen. Bei Entfernung des in der Faust geschlossenen Gegenstandes springt der Umsteuerdaumen wieder selbstätig in seine Ausgangsstellung zurück und stellt die Spitzgreiflage der Hand wieder her. Der angestrebte Zweck hat hier einen komplizierten Mechanismus nötig gemacht, der erhebliche Nachteile mit sich bringt. Die Beurteilung dieser Konstruktion war deshalb auch sehr kritisch gehalten (siehe Abb. 13).

19. Hüfner-Hand (1917)

Die von *Hüfner*, München, entwickelte Konstruktion hat sich mit Ausnahme einiger kleiner Variationen bis zum heutigen Tage erhalten und dürfte in Deutschland die am meisten verbreitete Kunsthand sein.

Die Hand ist aus Holz gefertigt und stellt eine Greifhand dar. Die Finger besitzen nur ein Grundgelenk. Sowohl der Daumen als auch die übrigen Finger sind als ungegliederte Hebel ausgebildet. Die Bewegung von Zeige- und Mittelfinger einerseits und Daumen andererseits geschieht durch Hebelübersetzungen gleichzeitig gegeneinander. Das Öffnen der Hand bewirkt eine Spiralfeder, der Handschluß ist **aktiv** durch einen Zug. Die Greifflächen der genannten Finger und des Daumens sind mit einer Gummiauflage versehen und gestatten einen elastischen Zugriff. Ein längeres Festhalten oder Tragen von leichten Gegenständen ist nur durch die Einschaltung der

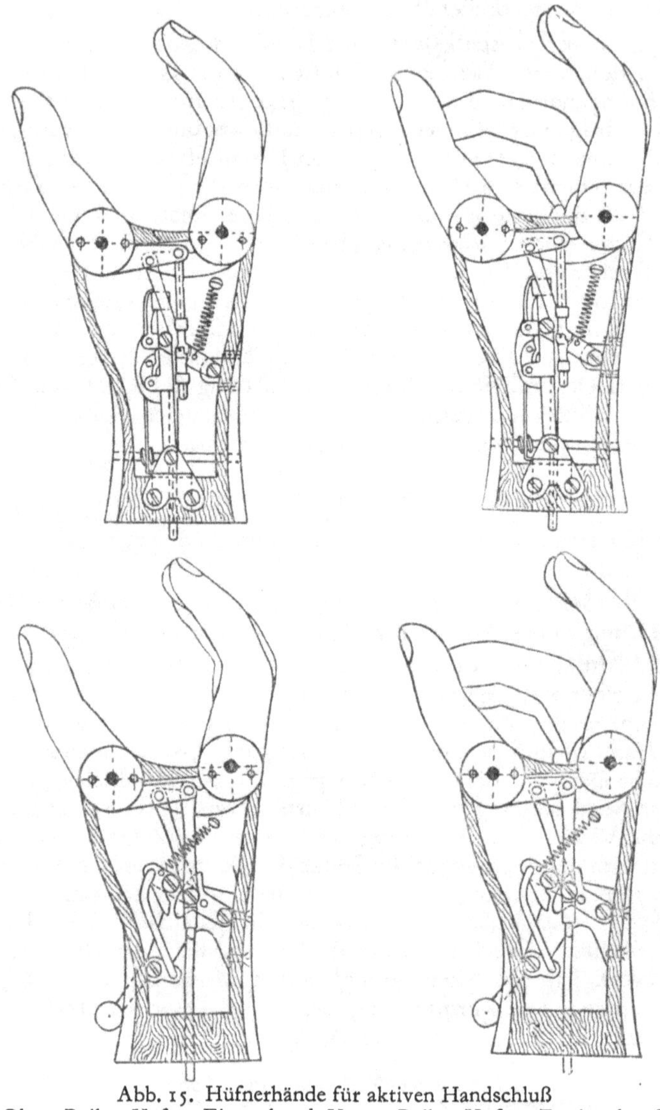

Abb. 15. Hüfnerhände für aktiven Handschluß
Obere Reihe: Hüfner-Einzughand. Untere Reihe: Hüfner-Zweizughand.
Rechte Seite: Ausführung zweiachsig. Linke Seite: Ausführung einachsig.

Handsperre durch die gesunde Hand möglich, was als ein Nachteil anzusprechen ist, da sie eine zusätzliche Arbeit notwendig macht und der Hand ihre Willkürlichkeit nimmt (siehe Abb. 15, untere Reihe).

Am *Sauerbruch*-Arm ist die *Hüfner*-Hand durch ihren leichten Gang sehr wertvoll und bei gut gelagerten und kraftvoll arbeitenden Kanälen wird sie spielerisch leicht bewegt.

Es ist zu wenig bekannt, daß es neben der vorstehend benannten Ausführung noch eine *Hüfner*-Einzughand gegeben hat, die mit einer automatischen Sperre ausgestattet war und ähnlich wie die *Fischer*-Hand arbeitete. Nach Erfassen eines Gegenstandes wurden die Finger mittels eines gleichen Getriebes durch scharfes Anspannen des Zuges gesperrt. Ein abermaliges Anspannen betätigte den Auslöser, der die Sperrklinke herauswarf und die Finger durch Federkraft in die geöffnete Lage zurückgehen ließ. Der Vorteil dieser Konstruktion lag in der unmittelbaren Wirkung der Kraft auf die Fingerhebel, wodurch ein kräftiger Schluß erzielt wurde (siehe Abb. 15 obere Reihe). Neben der zuerst genannten Ausführung mit passiver Handsperre gab es im Laufe der Zeit noch andere Ausführungsarten hinsichtlich der Finger. So wurden teilweise die *Hüfner*-Hände zweiachsig gehalten, d. h. Zeige- und Mittelfinger waren gemeinsam auf einer Achse aktiv beweglich befestigt, während auf einer zweiten Achse der Ringfinger gemeinsam mit dem kleinen Finger passiv angeordnet war. Eine andere Fertigungsart (*Otto Bock*) hielt Zeige- und Mittelfinger aktiv beweglich (siehe Abb. 15, rechts). Der Ringfinger war auf einer anderen Fingerachse gegliedert gehalten und konnte passiv die verschiedenen Fingerstellungen erhalten. Der kleine Finger dagegen war in gekrümmter Haltung starr mit dem Handkörper verbunden und war als Tragefinger gedacht.

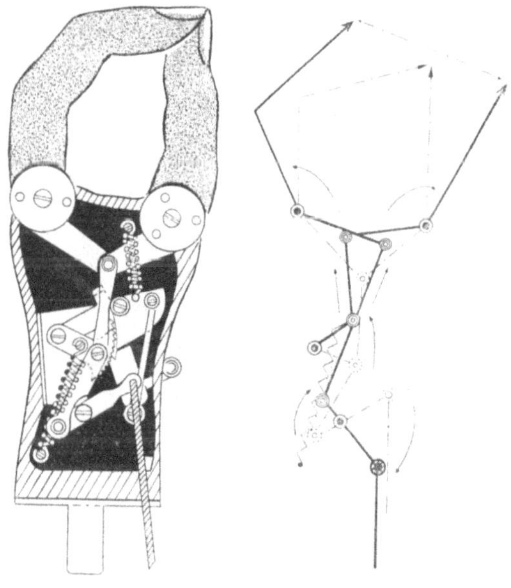

Abb. 16. Hüfnerhand mit passivem Handschluß (System Püschel) mit Hebelzug

Mit der Einführung eines willkürlich bewegbaren Greifgerätes nach den in Amerika gemachten Erkenntnissen hat sich auch die Notwendigkeit ergeben, dem Amputierten zur Befriedigung kosmetischer Wünsche eine Gebrauchshand zu geben, die in funktioneller Weise wie das Greifgerät (der Hook) bedient wird. Wie eingangs gesagt, hat die *Hüfner*-Hand einen aktiven Handschluß, d. h. mittels Kraftzug wird die Hand geschlossen, während das Öffnen der Hand passiv durch Federkraft vor sich geht (Ausnahme: Bedienung durch Kraftzüge nach *Sauerbruch*-Operation). Das Greifgerät (der Hook) arbeitet normalerweise passiv, d. h. mittels Kraftzug wird es geöffnet und durch Federkraft wird es geschlossen. Die Ausrüstung eines Armamputierten mit einem Greifgerät, das aktiv geöffnet wird und einer Hand, die aktiv geschlossen wird, erscheint unzweckmäßig, weil erst der Amputierte nach dem jeweiligen Auswechseln dieser Greifvorrichtungen umdenken müßte, denn der vorgesehene Kraftzug soll stets die gleiche Wirkung herbeiführen. Es lag deshalb nahe, die dem Hook-Arm beigegebene Gebrauchshand in ihrer Mechanik dem Funktionsmechanismus des Greifgerätes (Hook) anzupassen.

Die *Hüfner*-Hand mit dem nach *Püschel* veränderten Handmechanismus ist technisch die Lösung dieser Frage, denn bei Einwirkung des Kraftzuges wird die Hand geöffnet, bzw. die Vierfingerpartie vom beweglich gehaltenen Daumen abgespreizt. Beim Nachlassen bzw. Entspannen des Kraftzuges treten die Greiffinger durch eine Federkraft wieder in ihre Ausgangsstellung zurück, d. h. bewirken den Handschluß, soweit nicht von ihnen ein erfaßter Gegenstand passiv, d. h. durch die Federkraft festgehalten wird. Zu diesem Zweck wird die Handzugfeder als Schließkraft einmal zwischen der Achse des Sperrkranzsegmentes und einem Krafthebel und am anderen Ende am Handkörper — unmittelbar hinter dem Handgelenk verankert. Der Krafthebel ist am kurzen Hebel eines Kraftübertragungshebel befestigt. Der Kraftübertragungshebel ist auf einer Sockelachse gelagert und an seinem längeren Hebelende ist ein Gelenkauge, in welches der eigentliche Kraftzug einmüdet, der über eine Kuppelung zum Kabelzug der Schultertragbandage geführt wird (siehe Abb. 16). Für besondere Fälle wird der von Püschel veränderte Handmechanismus nicht mit Kraftübertragungshebel, sondern mit einem Rollenzug über eine Sockelachse versehen. Der Handschluß wird dabei von 2 Schließfedern bewirkt (siehe Abb. 17).

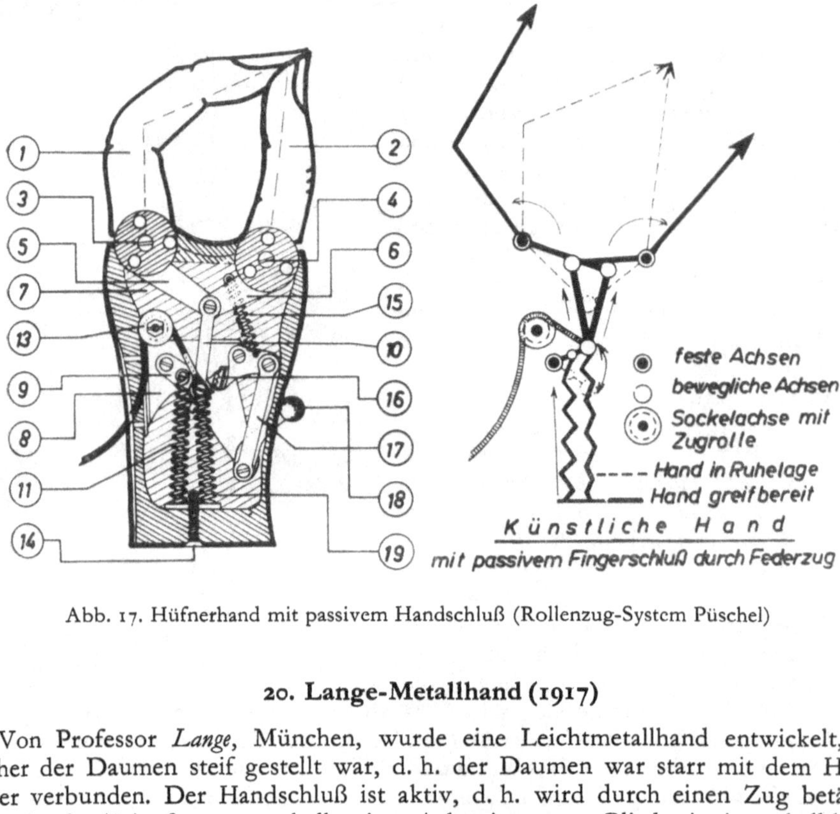

Abb. 17. Hüfnerhand mit passivem Handschluß (Rollenzug-System Püschel)

20. Lange-Metallhand (1917)

Von Professor *Lange*, München, wurde eine Leichtmetallhand entwickelt, bei welcher der Daumen steif gestellt war, d. h. der Daumen war starr mit dem Handkörper verbunden. Der Handschluß ist aktiv, d. h. wird durch einen Zug betätigt. Hierzu ist der Zeigefinger unterhalb seiner Achse im ersten Glied mit einem halbkreisförmigen Hebel versehen, der bis in das Daumeninnere hineingreift und am oberen Ende mit dem Zug verbunden ist. Eine Feder, die am unteren Ende im Handkörper befestigt ist und über die Fingerachse hinweg bis fast zum vorderen Ende des Zughebels führt, hält den Zeigefinger in Streckstellung. Bei Anspannung des Zuges wird der Fingerhebel herabgezogen, wodurch der Zeigefinger zwangsläufig gebeugt und der Daumenspitze zugeführt wird. Dabei drückt der Zeigefinger auf den Daumen. Der Mittelfinger wird mitgeführt und die Haltung des dritten bis fünften Fingers ist so, daß die Hand auch als Tragehand verwendet werden kann. Die Handsperre ist passiv und kann nur mit der gesunden Hand eingestellt werden.

21. Hirsch-Hand

Ing. *Wilhelm Hirsch*, Stuttgart-Cannstatt, hat diese Hand entwickelt, die erst nach 1945 bekannt wurde. Sie ist aus Leichtmetall gebaut und hat etwa 370 g Gewicht. Auch bei dieser Konstruktion sind der Daumen einerseits und der zweite bis fünfte Finger ungegliedert beweglich mit dem Handkörper verbunden. Ihre Betätigung erfolgt durch Zug, der den Handschluß herbeiführt, während die Strecklage der Finger durch Federkraft bewirkt wird. Die Hand ist mit einer aktiven Handsperre versehen, die die Sperrung der Finger in jeder Stellung ohne Zuhilfenahme der gesunden Hand gestattet. Sie tritt automatisch nach dem Greifen eines Gegenstandes in Tätigkeit. Die Finger bleiben nach dem Handschluß immer kraftschüssig mit dem ergriffenen Objekt.

22. Berliner-Hand von Paul Schulze, Berlin

Die „Berliner-Hand" ist eine Gebrauchshand aus Holz, die mit Hilfe eines Verschlußstückes gegen willkürlich bewegbares Greifgerät ausgewechselt werden kann. In Verbindung mit dem „Berliner Flexionsgelenk" wird diese Hand in jeder gewünschten Beugestellung anatomisch an der richtigen Stelle gehalten. Dem beweglichen

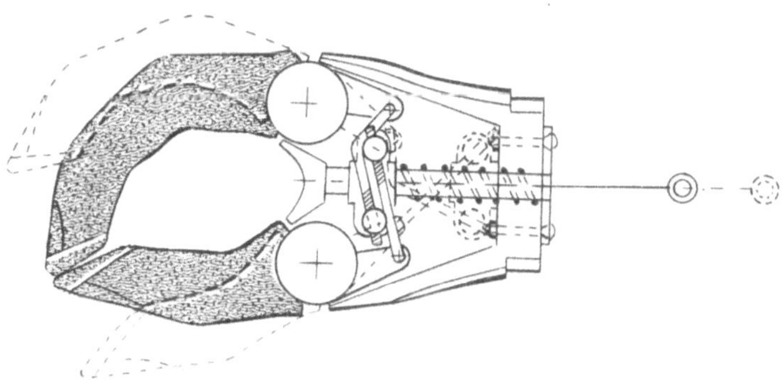

Abb. 18. Berliner Hand von Paul Schulze, Berlin

Daumen stehen drei bewegliche Finger (Zeige-, Mittel- und Ringfinger) gegenüber. Der kleine Finger ist starr und als Tragefinger ausgebildet. In Ruhestellung ist die „Berliner Hand" geschlossen. Das Öffnen geschieht willkürlich durch Schulterzug, das Schließen selbstätig durch eine Schließfeder. Die Konstruktion des Handmechanismus ist so gehalten, daß die Hand im geschlossenen Zustand automatisch verriegelt wird und auch durch äußere Krafteinwirkung auf Daumen und Finger nicht geöffnet werden kann. Die Lösung dieser Sperre erfolgt ohne jede fremdtätige Bedienung, denn sie ist ein Teil des Öffnungsvorganges und tritt als solche überhaupt nicht in Erscheinung. Die Bewegungsmechanik ruht auf dem Führungsbolzen, auf dem der Schlitten gleitet, der durch die Schließfeder (Druckfeder) dauernd nach vorn gedrückt wird. Auf dem Schlitten sind in den Schubstangengelenken durch Gewinde die Schubstangen befestigt, deren Enden in dem Fingerhebel und Daumenhebel drehbar gelagert sind. Beim Öffnen der Kunsthand wird der Schlitten durch den Betätigungszug auf dem Führungsbolzen zurückgezogen, wodurch die Schubstangen den durch sie gebildeten leicht überstreckten Winkel überwinden, so daß der Abstand der in den Finger- und Daumenhebel gelagerten Schubstangenenden mit kleiner werdendem Winkel abnimmt. Beim Schließen der Kunsthand erfolgt unter der Einwirkung der Kraft der Schließfeder der gleiche Vorgang sinngemäß in umgekehrter Weise. Die selbstätige und absolute Verriegelung bei völligem Handschluß beruht auf dem Umstand, daß bei überstrecktem Winkel der Schubstangen, eine äußere auf Daumen und Finger wirkende Kraft von einem negativen und damit unüberwindlichen Übertragungswinkel aufgefangen wird (siehe Abb. 18).

23. Verbesserte Lange-Hand von Hans Feierabend, München

Die unter 20 beschriebene *Lange*-Metallhand hat durch *Hans Feierabend*, München, eine wesentliche Verbesserung erfahren.

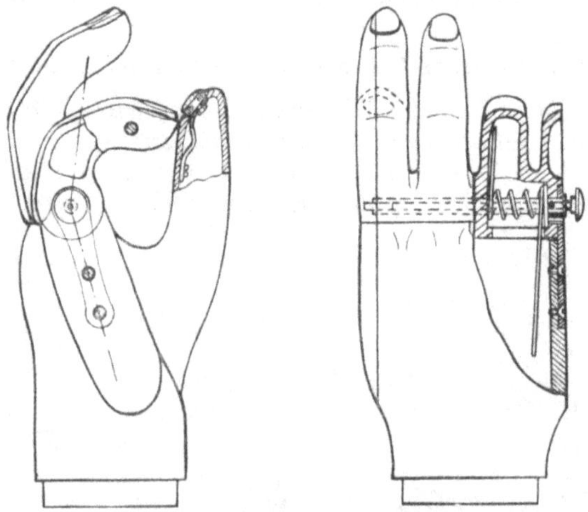

Abb. 19. Verbesserte Lange-Hand von Hans Feierabend, München

Der Erfinder sieht bei den meisten Kunsthänden einen Nachteil darin, daß die zweiten bis fünften Finger gemeinsam starr oder auch beweglich am Handkörper angebracht sind, wobei der vierte und fünfte Finger infolge ihrer gebeugten Stellung eine Behinderung für den ergriffenen Gegenstand sein können. Eine weniger angeordnete Krümmung der beiden letzten Finger läßt sie dann nicht mehr als Tragefinger verwenden.

Das Neue an der Hand besteht im wesentlichen darin, daß diese beiden Finger — unabhängig von den anderen Fingern- verschwenkbar sind und außerdem einen Festhaltemechanismus aufweisen. Damit wird erreicht, daß der Handdurchgang beim Handschluß vollkommen frei ist. Die Konstruktion hat außerdem eine entsprechende Krümmung dieser beiden Finger vorgesehen, um sie als Tragefinger ausnutzen zu können. Durch die Sperrung dieser beiden Finger wird die Funktion der Hand zum Greifen usw. nicht beeinträchtigt. Die Sperrung wird durch eine Auslösevorrichtung bewirkt, indem der Prothesenträger die Hand seitlich gegen einen festen Widerstand (Tischplatte u. a.) drückt, wobei ein Drückerknopf die im Handinnern befindliche Sperre auslöst.

Außerdem ist der feststehende Daumen an seiner Greiffläche derart ausgebildet, daß er Gegenstände besser als bisher festhalten kann. Die Greiffläche des Daumens wird mit einem nachgiebigen Druckkolben versehen, der auf der Innenseite des Daumens auf einer Druckfeder sitzt. Beim Gegendruck durch den Zeigefinger, beim Handschluß bzw. Griff wird dieser Druckkolben etwas einwärts gedrückt, so daß selbst beim Zurückziehen des Zeigefingers in eine Halteraste ein zuverlässiges Festhalten des erfaßten Gegenstandes (z. B. eines Papierblattes) eintritt. Das Handgelenk zu dieser Hand ist um 180° drehbar und kann in kurzen Abständen eingerastet werden. Hierzu dient der an der Handinnenfläche angebrachte Leichtmetallsperrknopf.

Diese Kunsthand kann für die verschiedenen Kunstarmkonstruktionen angewendet werden (siehe Abb. 19).

24. Dreh-Kunsthände

Es ist durchaus keine Neuheit, die aktive Pronation und Supination des Unterarmstumpfes für die Betätigung der Kunsthand zu verwerten. Der Nachteil einer solchen Konstruktion ist dabei allerdings, daß die Pronations- und Supinationsbewegung des Stumpfes ihren physiologischen Zweck, d. h. der Drehung der Kunsthand, entzogen wird. Beide Funktionen kann diese Kraftquelle nicht ausüben, ohne gelegentlich in starke Kollision zu kommen.

Da auch in der gegenwärtigen Zeit vielfach Dreh-Kunstarme hergestellt werden, seien nachstehend einige Handkonstruktionen für solche Fälle beschrieben:

Rohrmann-Hand mit Pronationsantrieb für lange Unterarmstümpfe

Das Handteil wird am Handgelenk mit den Ellenbogenschienen fest verbunden. In einem Metallbügel (evtl. auch Stumpfhülse) dreht das Stumpfende einen im Handinnern gelagerten Drehzapfen, der dann mit einem Hebel auf ein Daumenblech drückt, wobei entsprechend dem *Rohrmann*schen Prinzip die Hand geöffnet wird. Beim Nachlassen der Kraftbewegung, d. h. bei Stillstand der Stumpfdrehung schließt eine Feder die Hand (Ruhestellung). Durch einen Hebel mit Stift lassen sich die Handdrehlagen in jeder Stellung feststellen.

Riexinger-Dreh-Kunsthand

Th. Riexinger, Lüneburg hat zwei Modelle entwickelt, die nach seinen Darlegungen geeignet sind, mittels Drehung des Unterarmstumpfes um seine Längsachse sowohl die Hand zu öffnen und zu schließen, als auch die Drehbewegungen der Hand durchzuführen. Bei beiden Konstruktionen werden die ungegliederten in leicht gebeugter Stellung gemeinsam mittels einer Vierfingerachse zweiten bis fünften Finger am Handkörper beweglich gehalten. Auch der Daumen ist ungegliedert, aber ebenfalls im Grundglied beweglich. In der Ruhelage werden die Finger bzw. die Hand durch eine Feder geschlossen (Handschluß) gehalten. Dreht man den Armstumpf nach außen (Supination), so wird die Hand geöffnet und sobald die Finger den Gegenstand umfassen, wird eine Sperrung vorgenommen und der Armstumpf in seine Ausgangsstellung zurückgeführt. Eine erneute Unterarmdrehung (Supination) hebt die Sperrung auf, bis der Stumpf die Normalstellung erreicht hat. Dabei empfiehlt es sich, den Armstumpf bis zur größten Öffnungsweite der Hand zu drehen, weil dadurch die Sperrklinke in eine andere Raste eintritt. Sobald die Normalstellung wieder erreicht ist, kehrt die Klinke in ihre Arbeitsstellung zurück. Für das öffnen der Hand benutzt der Erfinder zwei Lösungen.

a) Die mit der Drehstumpfkappe in Richtung der Unterarmlängsachse verbundene Welle wirkt auf eine zweite Welle, an derem Ende eine Winde aufgesetzt ist, an der zwei entgegengesetz aufgewickelte Seile befestigt sind, deren andere Enden an zwei zweiarmige Hebel angreifen, die mit dem Daumen bzw. dem anderen Fingern (Vierfingerpartie) verbunden sind. Dreht man die Winde, so wird die Hand geöffnet und ein Drehen der Winde in umgekehrter Richtung bewirkt mit der Federkraft den Handschluß.

b) Mit einem Kegelradgetriebe wird die gleiche Wirkung ausgelöst. Hier wird am Wellenende ein Kegelrad angebracht, in das ein — oder auch zwei senkrecht zu diesem Kegelrad gelagerte Kegelräder eingreifen, die ihre Drehachse frei drehbar sind und sich drehen, sobald das erstgenannte Kegelrad durch die Stumpfdrehung gedreht wird. Bei der zu empfehlenden Ausführung mit zwei senkrechten Kegelrädern wird senkrecht zum Kegelrad ein Stift angebracht, um den bei dem einen Kegelrad der zweiarmige Hebel der Vierfingerpartie faßt. Bei der Betätigung der Hand verändert sich die Stellung der Führungsstifte und mittels ihrer Hebelverbindung mit den Fingern wird deren Streckung bzw. Beugung hervorgerufen.

Hüfnerhände mit Drehmechanismus

Die *Hüfner*-Hand — als die wohl am meisten angewandte Konstruktion — war geeignet, den Konstrukteuren ein Anlaß zu sein, das Hebelsystem auch für den Dreh-Kunstarm anzuwenden.

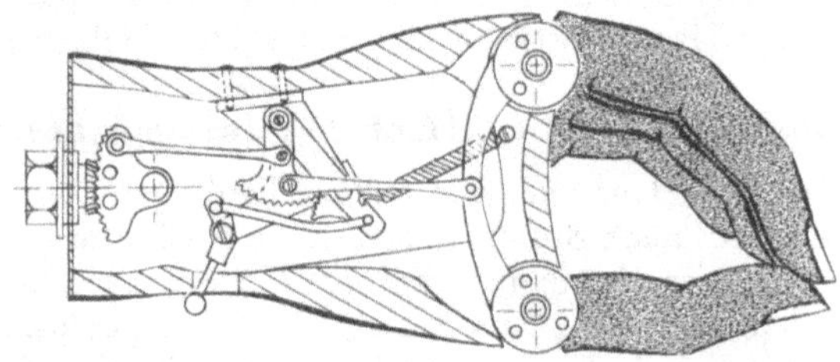

Abb. 20. Hüfnerhand mit Drehmechanismus (Münchener Ausführung)

So hat z. B. *Otto Bock* auf der Drehachse des Unterarmdrehschaftes einen festen Stift angebracht, der mit einem Kurzhebel verbunden ist. Dieser Kurzhebel bildet das Gelenkstück zu einem Winkelhebel, der die unmittelbare Verbindung des bekannten *Hüfner*-Systems darstellt. Je nach Anordnung der Handfeder kann mit der Unterarmdrehung die Hand geöffnet oder geschlossen werden.

Die „*Münchner*"-Ausführung dagegen benutzt das Kegelradgetriebe. Hier bildet das auf der Achswelle angebrachte Kegelrad den Antrieb. In seine Zahnung greifen die Zähne des senkrecht zu ihm angeordneten Zahnbogens ein, der in der Mittelachse drehbar gehalten ist. Auf diesem Zahnbogen ist am Ende des Bogens ein Hebel beweglich angebracht, der die mittelbare Verbindung zum *Hüfner*-Hebelsystem darstellt. Durch die Drehung des Unterarmstumpfes überträgt sich die Kraft auf den Zahnkranz und durch dessen Drehung auf dem Kegelrad wird der Verbindungshebel zur Zugstange für die Fingerhebel und bewirkt den Handschluß bzw. das Handöffnen (siehe Abb. 20),

25. Pneumatisch betätigte Kunsthand

Der Erfinder *Otto Häfner*, Ziegelhausen bei Heidelberg, hat eine pneumatisch bewegbare Kunsthand entwickelt aus der Erkenntnis heraus, daß die zur Betätigung der Hand notwendige Kraft nicht immer der Muskelkraft des gesunden menschlichen Körpers entspricht und meistens komplizierte mechanische Einrichtungen und manchmal auch operative Eingriffe notwendig werden, um eine ausreichende Kraftquelle zu erschließen. Deshalb will er zwischen dem menschlichen Körper und der Kunsthand einen Servomotor (Hilfskraftmaschine zur mittelbaren Steuerung von Lenkeinrichtungen) schalten. Als solchen sieht er z. B. einen expansionsfähigen Kraftstoff, wie

Kohlensäure an, welche der Amputierte in einem Behälter immer bei sich führen muß. Dieser wird durch ein einstellbares Reduzierventil auf einen Druck von wenigen atü gebracht und durch einen dünnen Gummischlauch über ein Steuerventil in einen Luftbalg geleitet, der in der künstlichen Hand so angebracht ist, daß er bei seiner Ausdehnung den eingliedrigen Daumen, der im Endglied beweglich ist, gegen die übrigen Finger drückt und damit die erfaßten Gegenstände einklemmt. Die zweiten bis fünften Finger sind eingliedrig und starr mit dem Handkörper verbunden. Mit dem Ausströmen der komprimierten Kohlensäure aus dem Luftbalg wird der Daumen durch eine Handfeder in seine Ausgangsstellung zurückgeführt. Durch eine entsprechende Anordnung des Luftbalges kann auch die entgegengesetzte Wirkungsweise erzielt werden (siehe Abb. 21).

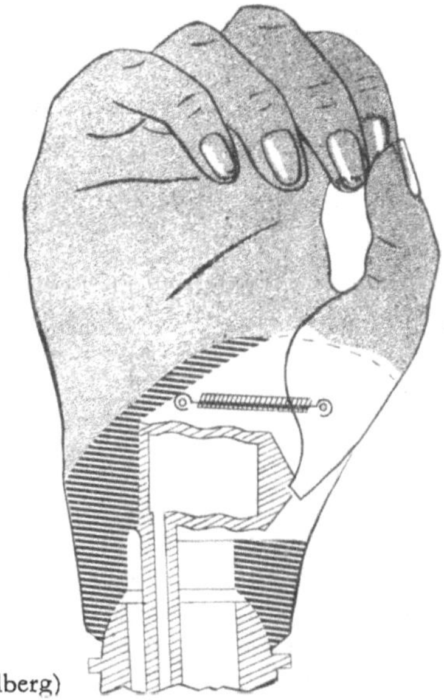

Abb. 21. Pneumatisch betätigte Kunsthand (System Häfner, Heidelberg)

26. Hydraulisch betätigte Kunsthand

Nach der Auffassung des Erfinders, Dr. *Richard Herbst*, Idar-Oberstein, bestehen die Prothesen für Arme und Beine aus starren Teilen, die durch Scharniere und feste Achsen gelenkig miteinander verbunden sind. Viele Prothesen erzeugen schnappende und reibende Geräusche und die Schwierigkeit, die bewegenden Kräfte der Stumpfmuskulatur, Schwerkraft, Gleichgewichtsverlagerung auf die Prothesengelenke zu übertragen, führt zur Beschränkung auf die allerwichtigsten Funktionen.

Für die von ihm entwickelte Kunsthand benutzt er den hydraulichen Antrieb, der unter Vermeidung aller mechanischen Zwischenglieder, die Betätigung der Hand bewirkt. Zu diesem Zweck ist die Hand als Hohlkörper ausgebildet, durch dessen Füllungsgrad die jeweilige Stellung der Gelenke erreicht wird. Diese Gelenkkörper bestehen aus elastischem Material, vorzugsweise Weichgummi mit Stoffeinlage und sind mit dem aus kautschukähnlichen Kunststoffen oder Hartkautschuk, insbesondere schwach elastischem und leichten Hartzellkautschuk geformten festen Teilen durch Verkleben oder Vulkanisieren verbunden. Die einzelnen Hohlräume stehen durch Rohrleitungen miteinander in Verbindung, welche bei Gelenküberbrückung aus dünnen Leichtmetall- oder Kunststoffröhrchen bestehen.

Die Betätigung erfolgt sehr unauffällig. Die Steuerung erfolgt willkürlich mit Hilfe einer Pumpe und eines Reglers. Als Flüssigkeit können Wasser, gegebenenfalls mit einem Gefrierschutz oder auch leicht flüssige Silikone und dgl. verwendet werden. Je nach der Stärke des auf die Pumpe ausgeübten Druckes werden zunächst der Daumen, dann die Finger, dann die Handwurzel und gegebenenfalls die weiteren Gelenke des Armes betätigt. Die Finger saugen sich förmlich um den erfaßten Gegenstand, da bei jedem Finger die Gelenke soweit entleert werden, als der Widerstand des umfaßten Körpers gestattet. Wird die Pumpe gefüllt, so werden die Gelenke abgebeugt; wird sie entleert, so strecken sich die Gelenke. Zur Regelung der Füllung und Entleerung mit Bezug auf die einzelnen Gelenke dient ein an der Oberarmwand untergebrachter Verteiler. Eine Schulterbewegung von etwa 1—2 cm nach vorn oder hinten ist nötig, um die Betätigung zu vollziehen.

Die vorstehend beschriebenen Konstruktionen, welche patentrechtlichen Schutz genießen, haben die Problematik in der Gestaltung eines vollkommenen technischen Ersatzes für die menschliche Hand nicht gelöst. Im übrigen darf hierzu gesagt werden, daß diese Idee durchaus nicht neu ist, denn schon 1917 wurden Versuche unternommen, Druckluft und Elektrizität als künstliche Kraftqullen für die künstliche Hand nutzbar zu machen. Dem Gebrauch der Druckluft stand im Wege die Schwierigkeit des dauernden Dichthaltens der Leitung, die dauernd erforderliche Erneuerung des Kraftstoffes, die leichte Verletzbarkeit der Leitung und vor allem die Schwierigkeit in der Bedienung des Steuerapparates. Magelhafte Betriebssicherheit und die Empfindlichkeit des Mechanismus ließ die Verwendung solcher Konstruktionen kaum über die Versuche hinauskommen.

Pneumatisch und hydraulich betätigte Kunsthände in Amerika

Ähnlich wie bei uns wurden auch in Amerika Versuche gemacht, hydraulisch oder pneumatisch bewegbare Kunstarme bzw. Hände zu versuchen. *Miracle* konstruierte hierzu eine Kunsthand, bei welcher der Daumen allein und der zweite bis fünfte Finger gemeinsam mit dem Handkörper beweglich verbunden sind. Durch eine Schlauchleitung wird die Energie (Wasser, Luft u. ä.) dem Handgetriebe zugeführt und löst dort die Fingerbewegung aus.

Es muß abgewartet werden, ob sowohl pneumatisch als auch die hydraulisch betriebene Handkonstruktion auf die Dauer und in längerem Gebrauch das erfüllen werden, was die Erfinder sich von ihrer Idee versprechen. Die Tatsache, daß sich bereits vor mehr als 30 Jahren Konstrukteure mit solchen Lösungen beschäftigt haben und keine befriedigenden Lösungen fanden, zwingt zu einer abwartenden Haltung.

27. Elektrisch betätigte Kunsthände

Die Nutzung der Elektrizität als künstliche Energiequelle für die künstliche Hand ist ein alter Wunsch im Kunstarmbau und in der Zeit des ersten Weltkrieges (1914—1918) wurde an dieser Konstruktion gearbeitet. So wurde in der damaligen Zeit folgende Ausführung beschrieben:

> Beim Einschalten des Stromes wird durch die Magnetspule ein Anker angezogen, der mit dem Antriebsrad verbunden ist. Dieses bringt in direkter Verbindung vier Kegelräder in Bewegung, von denen das letzte auf ein Kegelradsegment an der Vierfingerpartie sitzt und die zweiten bis fünften Finger, die eingliedrig starr miteinander verbunden sind, zum Beugen bringt.
>
> Der Daumen wird von einem Magneten unmittelbar angezogen und dadurch seine Spitze zur Berühung mit dem ihm gegenüberstehenden Zeige- und Mittelfinger gebracht.
>
> Da diese Konstruktion das Mitführen und dauernde Erneuern einer Akkumulatorenbatterie als Energiequelle bedingt, die den Prothesenträger von einer elektrischen Leitung und bestimmten Stromart abhängig macht und ihn in Gefahr bringt, bei nicht genügender Isolation auch noch vom Strom belästigt zu werden, ist die Aussicht auf Verwendung gering.
>
> Dazu kommt, daß das Kunstglied erst arbeitsfähig wird, wenn der Strom eingeschaltet wird und es mit der Stromunterbrechung seine Arbeitsfähigkeit verliert.

Eine Verwendung dieser Handkonstruktion konnte damals nicht anerkannt werden, weil die Aussichten für die Verrichtungen des täglichen Lebens zu gering waren.

Kunsthand zur phantomgesteurten Elektroprothese nach Dr. med. *Wilms*

Die Kunsthand enthält einen Schwachstrommotor, dessen schnelle Umdrehungen durch ein Übersetzungsgetriebe auf ein Zahnradsegment übertragen werden. Auf dieses Segment ist ein Haltestift montiert, am dem die Hebel der Daumen- und Fingerbewegung angesetzt werden. Der Übersetzungsmechanismus enthält eine automatische Gangschaltung auf zwei Bewegungsgeschwindigkeiten und damit auf zwei Kraftwirkungen. Beim widerstandslosen Greifen bewegt sich die Hand in normaler Geschwindigkeit ohne große Kraftwirkung auf und zu. Beim Zufassen verringert sich die Geschwindigkeit und die Kraftwirkung wird groß. Außerdem enthält der Handmechanismus noch einen Unterbrecherkontakt in der Lamellenkonstruktion und einen Druckknopfschalter, um dem Amputierten bei längerem Zufassen die Möglichkeit zu geben, seine Hand ohne Muskelkontraktion geschlossen festzustellen. Der Lamellenschalter unterbricht automatisch beim festen Griff die Stromzufuhr. Diese Handkonstruktion kann selbstverständlich nur in Verbindung mit der Prothese verwendet werden (Forschungsrat der Liechtensteinschen Stiftung für Prothetik, Vaduz).

Elektrische Kunsthand in Amerika

Gegen Ende des 2. Weltkrieges hat man die Entwicklung des künstlichen Armes auf breiter Grundlage in Angriff genommen. Zunächst wurde dabei untersucht, ob man sich hinsichtlich des technischen Getriebes einer hydraulischen, einer pneumatischen oder eine elektrische Kraftquelle bedienen sollte. Die International Business Machines Corporation, New York, glaubte sich die Nutzung elektischer Energiequellen entscheiden zu müssen. Das erste Modell, das bereits 1946 vorlag, löste die Frage des technischen Getriebes und das zweite Modell war im Jahr 1947 soweit entwickelt, daß es auch für Oberarmamputierte erprobt werden konnte. Das dritte Modell brachte die Entwicklungsarbeit zu einem gewissen Abschluß und danach fanden Versuche und Erprobungen statt. Die Hand für den Elektroarm wird vom Fuß gesteuert. In Anlehnung an die Methode Dr. *Wilms* werden bei der Oberarmamputation die Bewegungsmöglichkeiten des Stumpfes für die Abgabe der Steuerungssignale weitgehenst nutzbar gemacht. Nach den Verlautbarungen befindet sich der Elektromotor im Unterarm und der Akkumulator wird auf der Vorderseite des Oberkörpers getragen.

III. Amerikanische Kunsthände

1. Trautmann-Hände

a) Trautmann Patented Dress-Hand

Bei dieser Handkonstruktion handelt es sich um eine steife Hand, bei welcher sich die vier Finger starr und unbeweglich am Handkörper befinden. Lediglich der eingliedrige Daumen ist in seinem Grundgelenk beweglich gehalten. Er ist unterhalb seiner Achse durch ein Führungsstück verlängert, in welchem sich ein Schlitz befindet. In diesem Schlitz befindet sich der Führungsstift eines Hebels und dieser Hebel wird durch eine kräftige Spannfeder in Richtung Daumenachse gedrückt, wodurch die Hand geschlossen bleibt. Ein Zug am Hebelende in Nähe des Führungsstiftes bewirkt, daß sich dieser innerhalb des Schlitzes im Führungsstück bewegt. Hierdurch wird das Abspreizen bzw. das Öffnen der Hand bewirkt. Beim Nachlassen des Zuges führt die Spannfeder den Daumen in seine Ausgangsstellung zurück. Dieser Mechanismus erinnert an die Konstruktion der *Rohrmann*-Hand und in der Wirkungsweise an die Germania-Metallhand.

b) Trautmann Locktite Mechanical-Hand

Die Hand hat neben dem vorstehend beschriebenen Daumen-Mechanismus eine bewegbare Vierfingerpartie, d. h. der zweite bis fünfte Finger befinden sich starr und ungegliedert in angebeugter Stellung beweglich auf einer gemeinsamen Fingerachse. Im Handinnern — unterhalb dieser Fingerachse — ist ein Segment mit einem drehbaren Hebel angebracht. Zwischen Hebel und einem Kippwinkelstück an der Vierfingerachse ist eine Feder angebracht, die die gebeugte Fingerstellung fixiert. Am Hebelende ist ein Zug angebracht, der bei seinem Auslauf aus dem Handinnern mit dem Daumenzug gemeinsam den Betätigungszug für die Hand bildet. Diese Konstruktion ermöglicht eine Öffnung der Hand zwischen Daumen- und Zeigefinger bis zu 3″ (7,6 cm) siehe Abb. 22.

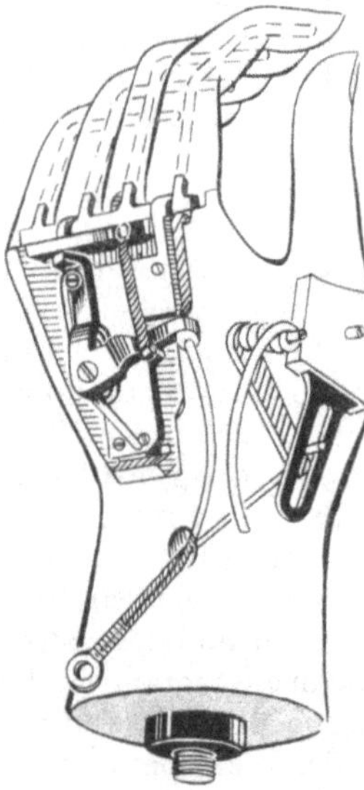

Abb. 22.
Trautmann Locktite Mechanical Hand

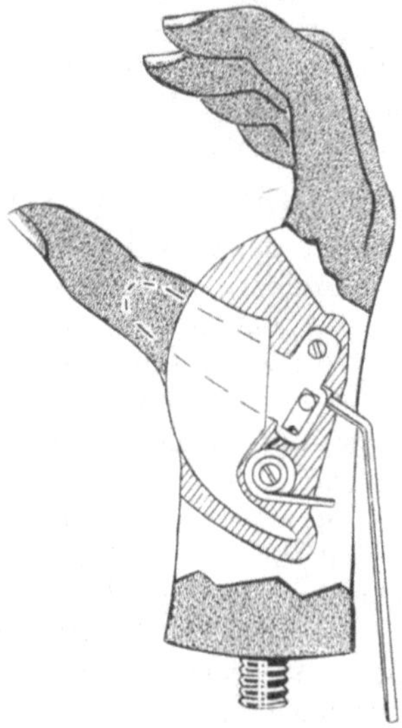

Abb. 23.
Trautmann Sliding Lock-Thumb Hand

c) Trautmann Sliding Lock-Thumb Hand

Wie bei der Patented Dress-Hand ist auch bei diesem Modell nur der Daumen beweglich gehalten. Die Art seiner Anordnung und sein Abspreizwinkel im Daumengelenk sind durch den sehr weit nach innen verlagerten Gelenkpunkt sehr günstig gehalten und ermöglichen eine Handöffnung zwischen Daumen und Zeigefinger bis zu 7,5 mm. Der Daumen sperrt, sobald etwas ergriffen ist und entsperrt bei Handöffnung durch den Zug. Die Hand wird aus Sperrholz und Rohhaut angefertigt und erhält einen Überzug aus Plastikmaterial, so daß sie bei dem Vorzug einer form- und oberflächenschönen Hand meistens ohne Handschuh getragen wird.

Auch diese Hand enthält im Handinnern eine T-förmige Aussparung, die für das Festhalten von Eßlöffel oder Gabel usw., Federhalter u. a., ein guter Stützpunkt ist (siehe Abb. 23).

d) Trautmann-Rubber Hand with Locktite-Grip

Diese Hand ist als eine Hook- und Kunsthand - Kombination anzusehen und kann als Schmuckhand wie als Greifgerät dienen. Der Hook befindet sich im Innern der Hand, welche aus Gummi gefertigt ist und im Äußeren sehr natürlich wirkt.

2. Becker-Hände

a) Becker-Snab-Thumb-Hand

Hier handelt es sich um eine normale Schmuckhand aus Sperrholz, bei welcher die zweiten bis fünften Finger starr und unbeweglich mit dem Handkörper verbunden sind.

Das Abspreizen des Daumens (Hand öffnen) erfolgt durch einen Zug, während eine Feder bei Nachlassen des Zuges den Daumen wieder in seine Ausgangsstellung zurückdrängt.

b) Becker Lock Grip-flexible Finger-Mechanical-Hände

Diese Handkonstruktion ist als reine Gebrauchshand für die verschiedenen beruflichen Arbeiten vorgesehen. Der Handkörper ist aus einem Kunststoff hergestellt. Die Finger sind aus Spiralfedern (flexible-biegsam) gebildet und haben Gummifingerspitzen. Die Finger und der Daumen sind im Grundglied starr mit dem Handkörper verbunden. Das zweite bzw. dritte Fingerglied wird durch die erwähnten Spiralfedern gebildet und beim Handschluß erfolgt ein gleichmäßiges Beugen in Viertelkreisform bis sich Daumenspitze und Zeigefingerspitze miteinander verbinden (siehe Abb. 24).

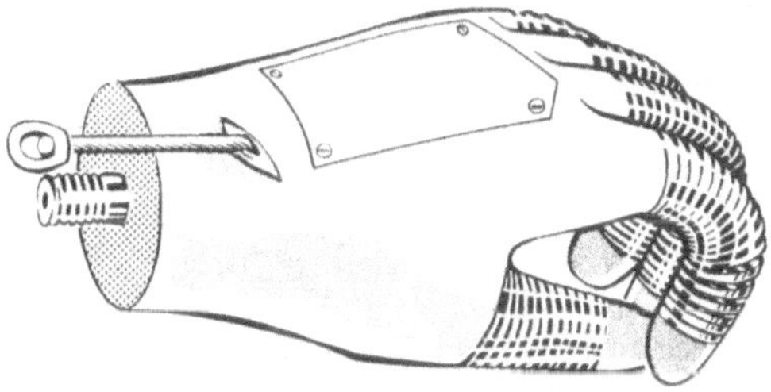

Abb. 24. Becker Lock Crip Mechanical Hand

Diese Hand wird in vier Ausführungen hergestellt, nämlich:

1. Die Standardtype, bei welcher sich auf Zug alle fünf Finger öffnen und der Handschluß durch Federkraft erfolgt. Beim Fingerschluß sperrt die Hand selbsttätig. Diese Sperre wird durch einen zweiten Handzug gelöst.
2. Ein weiteres Modell hat nur vier bewegliche Finger und arbeitet in gleicher Weise wie die Standardtype. Der kleine Finger ist starr und als Haken gebildet.
3. Ein drittes Modell ist wie die Standardtype gehalten, jedoch fehlt hier die automatische Sperrvorrichtung und deren Auslösezug.
4. Die vierte Type ist wie das unter 2 benannte Modell gehalten, aber auch bei ihm fehlt die automatische Sperrvorrichtung mit ihrem Auslösezug.

Alle vier Modelle werden mit einem Handschuh getragen, der möglichst weich sein soll, um die Betätigung der Hand nicht zu hemmen. Die Hand wird im Gewicht als schwer angesehen. Ein besonderer Kerb an der Daumengrifffläche gestattet beim Zugriff in Verbindung mit dem Zeigefinger das Ergreifen und Festhalten von kleinen Gegenständen wie Nägel usw.

3. Miracle Mechanical-Hand

Der Handkörper ist aus Leichtmetall gearbeitet. Der zweite bis fünfte Finger ist starr und eingliedrig auf einer gemeinsamen Fingerachse beweglich am Handkörper angebracht. Auch der eingliedrige Daumen ist in seinem Grundglied beweglich gehalten.

Der Mechanismus ist auf Hebelwirkung abgestellt, und zwar befinden sich in Verlängerung des Daumens und dem Grundglied der Vierfingerpartie unterhalb ihrer Gelenkachse je ein gebogener Hebel, der mit einem Führungshebel beweglich verbunden ist. Dieser Führungshebel faßt mit einem Führungsstift in die Führungslöcher der Zugseiltrommel. An einem Segment im Handinnern befindet sich auf einer Querachse fest angebracht diese Zugseiltrommel mit den verschiedenen Führungslöchern. Die Rundung dieser Trommel nimmt das Zugseil auf und beim Anziehen desselben verändern die Führungshebel ihre Grundstellung und ziehen die

Fingerhebel an einen Begrenzungsstift, der aus der verlängerten Achse der Zugseiltrommel gebildet ist. Sobald die Fingerhebel an dem Befestigungsstift einen Widerstand finden, drücken sie die Finger bzw. den Daumen in die Streckstellung, d. h. die Hand öffnet sich. Eine starke Feder schließt beim Nachlassen des Zuges die Hand von selbst.

Eine passive Handsperrvorrichtung gestattet die Sperrung der jeweiligen Fingerstellung unter Zuhilfenahme der gesunden Hand. Durch die verschiedenen Führungslöcher in der Zugseiltrommel kann die Federkraft für die Ruhestellung der Finger dosiert werden (siehe Abb. 25).

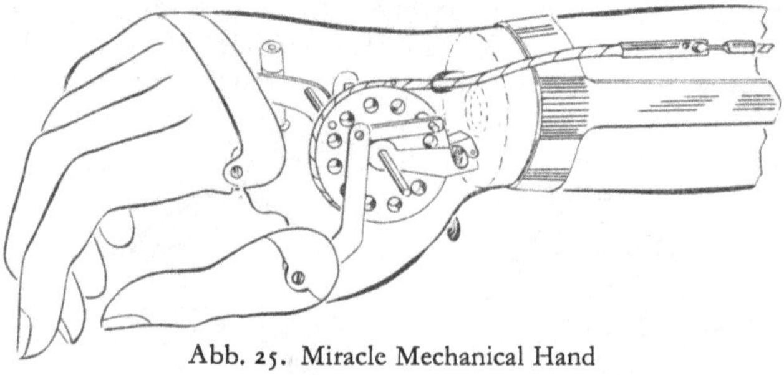

Abb. 25. Miracle Mechanical Hand

Ein anderes Modell gestattet die Betätigung des Handmechanismus in umgekehrter Weise, so daß sich die Hand normal in geöffnetem Zustand befindet, weil die eingebaute Feder sie öffnet, während die Fingerbeugung, also der Handschluß willkürlich durch den Zug bewirkt wird.

Die gleiche Firma stellt auch eine Hand her, welche mit starren und unbeweglichen Fingern ausgestattet ist und nur der Daumen — wie bei der Germania-Hand — abgespreizt, bzw. die Hand geöffnet wird.

4. Kessler-Hand

Unter dieser Bezeichnung wird vom *Kessler*-Institut eine Kunsthand auf den Markt gebracht, welche in ihrer Mechanik wie der aktiv schließende Hook gehalten ist und durch Zug geschlossen wird. Die Handöffnung geschieht passiv. Eine passive Sperre dient zur Entlastung des aktiven Zuges bei Handschluß.

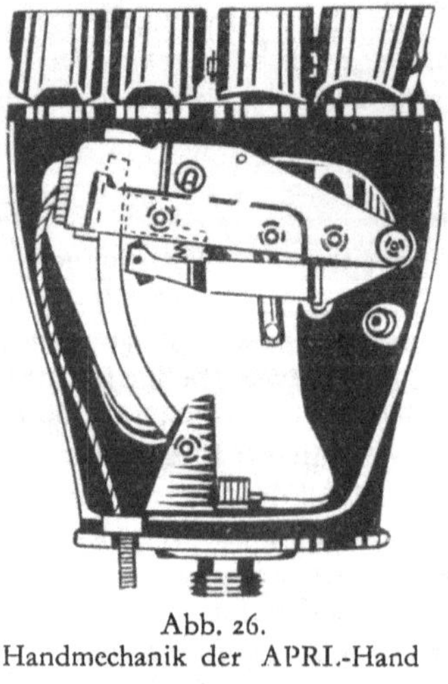

Abb. 26. Handmechanik der APRL-Hand

5. APRL-Hand

Army Prosthetic/Research Laboratory, Washington hat unter dieser Bezeichnung eine Kunsthand entwickelt, die als aktiv schließende Kunsthand dem natürlichen Greifen der Menschenhand gerecht werden soll, wobei jegliche Mithilfe der anderen Hand ausgeschaltet wird. Der Handschluß erfolgt aktiv durch Zug, während die Hand passiv mittels Federkraft erfolgt. Die Hand hat eine selbstätig wirkende Sperrvorrichtung, welche beim Ergreifen eines Gegenstandes von selbst sich einschaltet. Erst ein nochmaliges Betätigen des Zuges ermöglicht die Lösung der Sperre (siehe Abb. 26). Im übrigen ist die Mechanik ähnlich der des APRL-Hook gehalten. Im äußeren Aussehen ist sie so gehalten, daß sie jederzeit mit einem plastischen Überzug (plastic glove) versehen werden kann und daher ohne Handschuh getragen wird.

IV. Willkürlich bewegbare Greifgeräte (Hooks)

Aus den Veröffentlichungen von Prof. Dr. *Hans Spitzy*, Wien (1919), können wir ersehen, daß man sich schon damals mit der Konstruktion von willkürlich bewegbaren Greifgeräten beschäftigt hat. Die Notwendigkeit hierzu ergab sich aus der Erkenntnis, daß alle Kunsthandkonstruktionen den Mangel aufzeigten, nicht für feinere Arbeiten geeignet zu sein. Wie sich auch die menschliche Hand für die Verrichtung feiner Arbeiten zum Greifen und Festhalten einer Pinzette bedient, so mußte auch für den Armamputierten ein Gerät erfunden werden, daß ihm sowohl für das Haus, als auch im Beruf die Möglichkeit gibt, Arbeiten auszuführen, für welche die Kunsthand nicht ausreicht. Man war dabei der Auffassung, daß dabei der kosmetische Anspruch einigermaßen gewahrt werden müsse und es war darum nicht zu verwundern, wenn man so erst sogenannte Arbeitshände entwickelte, bei denen es in erster Linie auf die Greif- und Haltemöglichkeiten und in zweiter Linie auf die Formgestaltung ankam.

Die Singener Arbeitshand (*Sauerbruch*) ist ein solches Beispiel. Diese Konstruktion arbeitete mit Sperrung und diente als Arbeitsklaue. Der Handkörper der Arbeitsklaue trug drei feste gleichmäßig gekrümmte als gemeinsames Ganze im Grundgelenk bewegliche Fingeransätze, von denen die beiden außen liegenden den mittleren um beinahe Gliedlänge überragten. Gegenüber dem mittleren Fingeransatz war eine Art Daumen im Handkörper angelenkt, der diesen in der Schlußstellung breit berührte. Alle Grifflächen waren mit Gummi, Filz oder gerieftem Material bekleidet. Das Schließen erfolgte durch Muskelzug des Bizeps, selbstätige Sperrung und Auslösen der Sperrung durch den Trizepszug. Die Öffnung bewirkte ein Federzug.

Eine andere Konstruktion hatte lediglich zwei Greifarme, welche durch ein Mittelgelenk (Bolzen) beweglich gehalten wurde. Die Verlängerung der Greifarme unterhalb der Achse wurde durch eine Hebelsteuerung mit den Kanalzügen verbunden.

Alle diese Konstruktionen haben in Deutschland keinen Anklang gefunden. Sei es nun, daß ihre Handhabung für den Amputierten zu umständlich war, weil das Greifgerät mit der Prothese fest verbunden war und die Prothese — wenn das Greifgerät gebraucht werden sollte — dauernd am Körper getragen werden mußte, oder daß das Aussehen dieser Greifgeräte dem ästhetischen Empfinden des Prothesenträgers selbst oder dem Beschauer widersprach; Tatsache ist jedenfalls, daß sich das Greifgerät bei uns nicht einführen konnte.

Die in Amerika gewonnenen Erkenntnisse auf dem Gebiete des Kunstarmbaues haben ergeben, daß man drüben in der Herstellung und Anpassung von Armprothesen andere Wege gegangen ist. Man hat bei Kriegsende durch Ärzte, Techniker und Wissenschaftler die Gelegenheit benutzt, in unserem Lande nachzuforschen, inwieweit und in welcher Weise wir die Versorgung unserer Kriegsbeschädigten durchgeführt haben. Ein Land wie Deutschland, das bereits ein Heer von Amputierten aus dem Weltkrieg mit Prothesen ausgestattet hatte, mußte auf diesem Gebiete recht ansehnliche Erfahrungen gesammelt haben und so führten diese Bemühungen zu einem Gedankenaustausch zwischen beiden Ländern. Es ist begreiflich, daß unsere amerikanischen Freunde sich aus dem Gebotenen das Beste heraussuchten, um auf einer solchen Basis die eigene Versorgungsarbeit aufzubauen.

Mit erheblichen finanziellen Mitteln hat Amerika einen Forschungsbetrieb entwickelt, der uns in seinem Ausmaß und seiner Gründlichkeit erstaunen läßt. Allerdings waren alle Arbeiten auf diesem Gebiete der Mentalität des amerikanischen Menschen angepaßt und während wir bei uns darüber lebhafte Debatten führen, ob diese oder jene Form einer Kunsthand den kosmetischen Ansprüchen genügt, waren die Überlegungen drüben darauf abgestellt, für die Armamputierten Greifapparate zu entwickeln, die geeignet waren, dem Amputierten die Möglichkeit zu geben, in seinem oder einem anderen Berufe wieder zu arbeiten, und zwar so zu arbeiten, daß er imstande war, die gleiche Leistung wie der gesunde Mensch zu erzielen. Um dies zu erreichen, mußte auf Aussehen und kosmetische Form verzichtet werden. Während man es bei uns als nicht zumutbar hält, daß ein Armamputierter auf der Straße statt der Kunsthand einen eisernen Haken oder eine Metallklaue trägt, hatte man in Amerika die Auffassung, daß sich die Tatsache des Armverlustes auch äußerlich nicht verheimlichen läßt und weil man gewohnt ist, mit seinen Händen die Dollars zu verdienen, fällt es bei dieser Einstellung nicht auf, wenn nun ein Greifgerät die Stelle der Hand einnimmt.

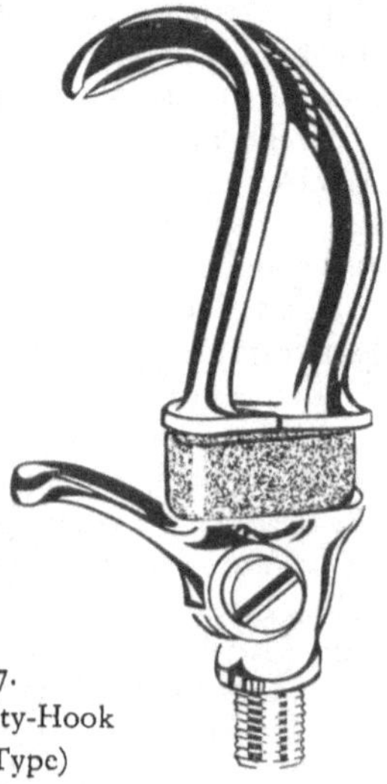

Abb. 27. Dorrance Utility-Hook (Standard-Type)

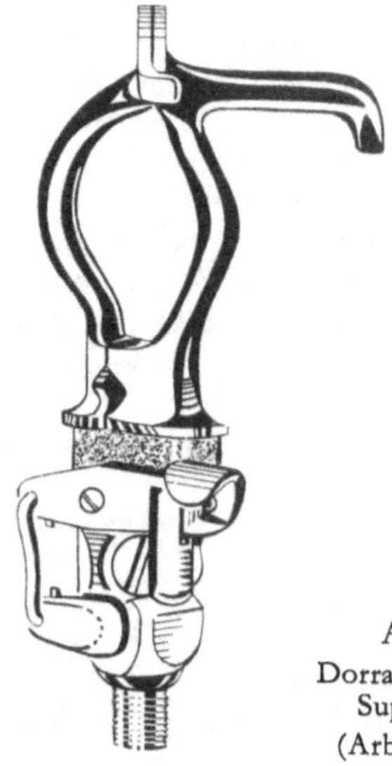

Abb. 28. Dorrance Farmers Super-Hook (Arbeits-Hook)

Um diese Wirkung auch überall und in jeder Weise psychologisch zu verankern, wurden erhebliche Mittel darauf angewendet, diese Auffassung populär zu machen. Die Reklame schaltete sich ein, man sah den Film: „Die besten Jahre meines Lebens“ mit dem Hook als beste Hilfe, im Rundfunk, in der Presse und überall sprach man nur vom Hook, dem treuen Helfer des Armamputierten. Gewiß wurde in Amerika auch die Kunsthand nicht in den Hintergrund gestellt und im Abschnitt „Kunsthände“ sehen wir eine Reihe amerikanischer Konstruktionen, die sowohl kosmetisch als auch mechanisch wirklich gute Lösungen zu nennen sind. Aber jede amerikanische Firma, die künstliche Arme mit Hook herstellt, liefert auch künstliche Arme mit entsprechenden Gebrauchshänden, die für die Anwendbarkeit des Hooks auswechselbar gehalten sind.

Die ersten Hooks wurden von dem Armamputierten *Dorrance* selbst entwickelt, in vielen Jahren erprobt und verbessert. Heute benutzen die meisten Hand- und Armamputierten in Amerika einen Hook, der im besonderen darin besteht, daß er einen Haken darstellt, der gespalten ist, und zwar so, daß er praktisch aus zwei Haken besteht. Ähnlich wie beim *Krukenberg*-Stumpf bilden die beiden Hakenspitzen, die Finger in Zangen- bzw. Pinzettenformen. Die Drehachse liegt etwa 45^0 geneigt zu der Ebene, in welcher der Haken gespalten ist und dadurch wird erreicht, daß sich der bewegte Greifschenkel (Finger) nicht senkrecht, sondern in einem Winkel von 45^0 von dem feststehenden anderen Greifarm abhebt. Die Betätigung erfolgt durch Zug von einem am abspreizbaren Greifarm angearbeiteten Zughebel in der gleichen Wirkung des menschlichen Daumens, wenn er sich von der Hand abspreizt.

Nachdem wir auch bei uns die Vorzüge eines willkürlichen Greifgerätes erkannt haben und solche vorteilhaften Konstruktionen auch unseren deutschen Amputierten zugute kommen lassen, dürfte es notwendig sein, die verschiedenen Ausführungsarten näher zu beschreiben.

Dorrance-Hooks:

Diese Erzeugnisse haben sich in mehr als 30000 Fällen bestens bewährt. Sie sind in ihrer Ausführung einfach, unkompliziert und funktionssicher. Das Öffnen geschieht aktiv durch Zug, das Schließen passiv durch Gummiband. Das Schenkelgelenk hat eine Kugellagerung. Das Fertigungsprogramm dieser Firma umfaßt die Herstellung von zehn verschiedenen Ausführungen, d. h. Größen und Formen. Die Größeneinteilung ist für Männer, Frauen und Kinder vorgesehen. In den Formen unterscheidet man die leichte Ausführung (Standardtype) für Beruf und Haus und Arbeits-Hooks für schwere und schwerste Berufsarbeiten (siehe Abb. 27 und 28 S. 48).

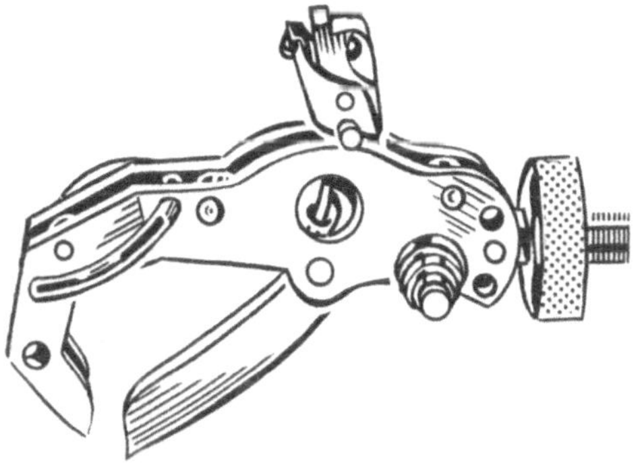

Abb. 29. Miracle Hook Type A

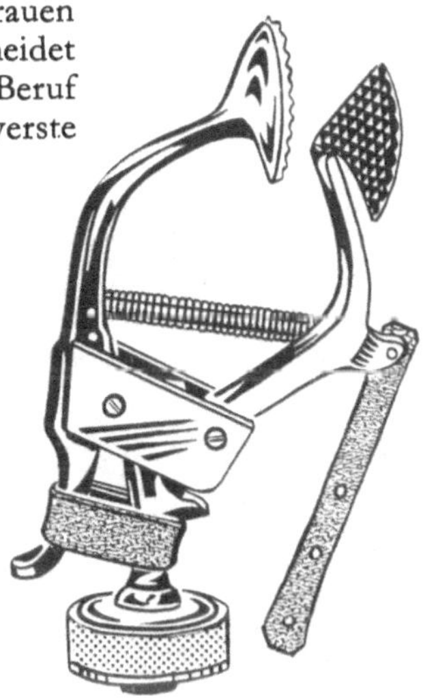

Abb. 30. Trautmann Hook (Large Locktite Nr. 114 L)

Miracle-Hooks:

Hier gibt es zwei Typen, die sich lediglich durch ihre Verwendungsmöglichkeit unterscheiden. Diese Konstruktionen ähneln im Äußeren unseren Arbeitsklauen und arbeiten aktiv, d. h. der Griff ist aktiv und wird mit Sperrklinke gesperrt. Das Öffnen ist passiv durch Feder. Type A ist hier die Ausführung für den allgemeinen Bedarf. Type B dagegen ist für die schwere berufliche Arbeit vorgesehen (siehe Abb. 29).

David-Hooks:

Es scheint, daß San José in Kalifornien die Geburtsstätte des Hook ist. Der David-Hook ahnelt in der äußeren Form dem Dorrance-Hook und arbeitet wie dieser auch mit aktiver Öffnung durch Zug und passivem Handschluß durch Gummi o. ä. Diese Firma fertigt drei Typen:

1. den Utility-Hook — die Normaltype für Jedermann;
2. den Master-Hook = das Greifgerät für gewerbliche Arbeit;
3. den Farmer-Hook = das Greifgerät für den Landmann.

Trautmann-Hooks:

Diese Firma zeigt in ihren Konstruktionen eine besondere Auffassung über die Formgestaltung des Hooks, indem sie ihre Erzeugnisse mehr oder weniger auf die

Verwendungsmöglichkeiten abstellt. So führt sie manche Ausführungen in der Art wie Dorrance, während sie dagegen auch Typen fertigt, die eine breite, dreieckförmige Greiffläche aufweisen. Ihr Sortiment umfaßt acht verschiedene Ausführungen, bei denen das Öffnen aktiv mittels Zug und das Schließen passiv, d. h. mittels Gummiband erfolgt (siehe Abb. 30 und 31).

Hosmer-Hooks:

Das Modell 2100 des Hosmer-Hook besteht aus den abschraubbaren Greifschenkeln, dem Leichtmetallgehäuse für die Mechanik und dem Befestigungszapfen. Auch er wird aktiv betätigt und die rückläufige Bewegung bewirkt eine Bandfeder im Federgehäuse (siehe Abb. 32).

Kessler-Hooks:

Wie der Miracle-Hook ist auch der Kessler-Hook ein willkürliches Greifgerät, das aktiv durch Zug geschlossen wird. Eine passive Feststellvorrichtung ermöglicht eine Sperrung der Greifarme nach dem Griff, was allerdings den Wert dieser Konstruktion mindert. Die Öffnung des Hook geschieht mittels Federkraft.

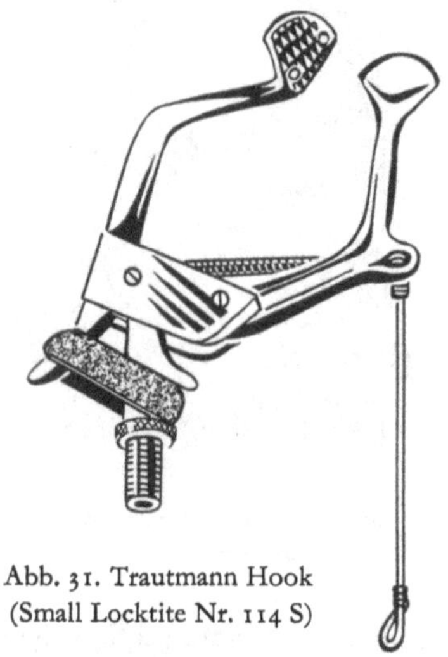

Abb. 31. Trautmann Hook (Small Locktite Nr. 114 S)

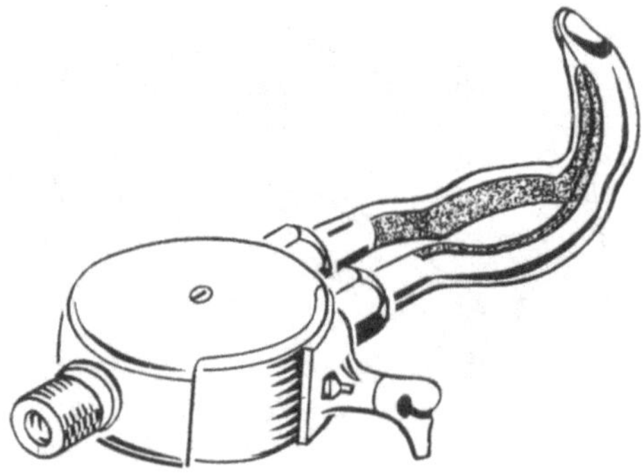

Abb. 32. Hosmer-Hook

APRL-Hook:

Die Sierra Engineering Co., Kalifornien, bringt den APRL-Hook, der gegenwärtig als ein markanter Fortschritt in der Entwicklung der verschiedenen Hook-Konstruktionen angesehen wird. Er zeichnet in einem etwas komplizierten Mechanismus folgende Vorzüge auf:

1. die aktive Betätigung durch Zug, Öffnen der Greifarme durch Federkraft;
2. die dosierbaren Schließkräfte ermöglichen einen abgestuften Kraftaufwand für die Betätigung;
3. die selbstätige Sperrung, sobald der Gegenstand ergriffen ist, gestattet ein sicheres und dauerndes Festhalten ohne Ermüdung des Muskelkraft;
4. die Lyra-Form der Greifarme und die Einordnung des Mechanismus in einem formschönen Gehäuse und
5. die schnelle Auswechselbarkeit gegen eine Kunsthand lassen diese Konstruktion als aussichtsreich und vorteilhaft erscheinen (siehe Abb. 33).

Von den deutschen willkürlichen Greifgeräten können bis heute genannt werden:

Deutscher Standard-Hook (*H. Pfau*, Berlin):

Der Hook, aus Leichtmetall (eloxiert) gefertigt, besitzt zwei gestaffelte Finger sowie einen als Daumen ausgebildeten Angriffshebel; er ist passiv schließbar. Ein fester Zangenhebel, der von einem 13 mm starken Zapfen als Übergang zum Unterarmansatzstück ausgeht, trägt den als Ansatzschraube ausgebildeten Lagerbolzen und endet in halbbogenförmiger Krümmung in einem der beiden Finger. Der zweite Finger ist unter Verwendung von Schulterkugellagern am Gelenk beweglich angebracht; er verläuft im wesentlichen gradlinig und deckt sich in seinem oberen Drittel mit der Formgebung des feststehenden ersten Fingers. Der bewegliche Finger wird durch vier teleskopartig ineinander arbeitende Zugfedern unter Vermittlung eines Umschalthebels gegen den festen Finger gedrückt. Die Umschaltung ist unter Bildung verschiedener Hebellängen vom Drehpunkt so eingerichtet, daß die Federkraft durch einfachen Griff verdoppelt werden kann. Zwischen den sich dehnenden Fingerschenkeln sind Rasten angebracht, die eine erhöhte Griffigkeit erzielen. Mittels Gummiüberzügen über ein oder zwei Finger, die sich leicht ersetzen lassen, kann die Griffigkeit noch erhöht werden. Der Oberteil der zwei Finger steht in einer Winkelstellung von 45° und der dritte

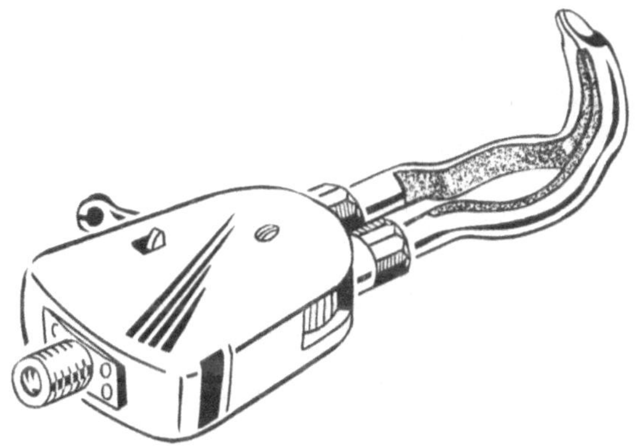

Abb. 33. APRL-Hook

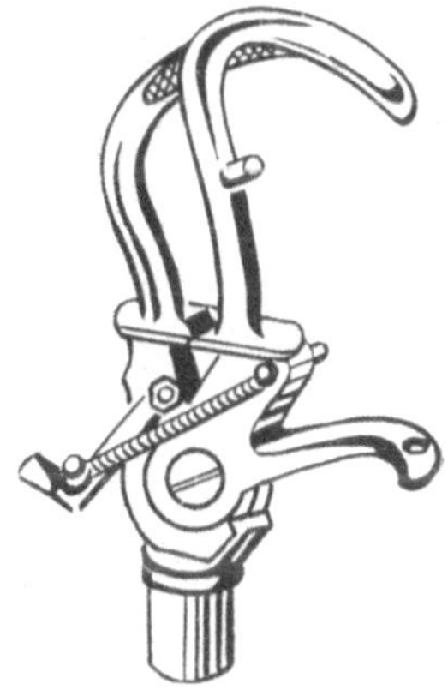

Abb. 34. Deutscher Standard-Hook

Finger, der „Daumen", in radialer Richtung zur Drehachse. Der Daumen ist der Betätigungshebel, mit welchem, betätigt durch einen Bowdenzug, der Hook geöffnet wird. Ferner hat er die Aufgabe, beim Festhalten längerer Gegenstände (Zeichengeräte, Eßbestecke usw.) als dritter Punkt bei der Dreipunktauflage zu dienen. Als Hilfe zum Schreiben und Zeichnen, wenn der Schreibstift steil aufgesetzt werden muß, dient ein sogenannter Schreibnocken. Während die Öffnung des Hook durch den Bowdenzug aktiv erfolgt, wird der Schluß passiv, d. h. selbstätig durch die erwähnten Zugfedern bewirkt, die je nach der gewünschten Federkraft bis auf zwei Stück vermindert werden können.

Der Standard-Hook ist besonders geeignet für die meisten Verrichtungen des täglichen Lebens, für leichte Büro-, Greif- und Sortierarbeiten usw. (siehe Abb. 34).

Deutscher Arbeits-Hook:

Der deutsche Arbeits-Hook, aus nichtrostendem Stahl hergestellt und poliert, ist in seinem Grundaufbau dem Deutschen Standard-Hook angeglichen; Ansatzschrauben als Gelenkbolzen unter Verwendung von Schulterkugellagern, 45° Neigung der Greiffinger zur Gelenkachse, ohne Verschraubung leicht auswechselbare dreifache Schließfeder, Ansatzzapfen von 13 mm ⌀. Er weist folgende Sondereinrichtungen auf:

1. Gezackte Greifmöglichkeit in der Nähe des Gelenkes für axial zu greifende Werkzeuge (Meißel, Körner, Durchschlag).
2. Der feste Greiffinger ist ringförmig ausgebogen, um Stielgeräte und dgl. greifen zu können.
3. Zwischen den Schlußfedern ist ein Heftloch zum Aufnehmen der Griffe (Angeln) von Feilen, Ahlen, Schraubenziehern usw. im Zusammenwirken mit einer prismatischen Ausnehmung im oberen festen Finger angebracht. In dieser prismatischen Ausnehmung befindet sich eine Raste zum pinzettenartigen Halten von Nägeln, Schrauben und dgl. Die Sondereinrichtungen machen den Arbeits-Hook, der etwas schwerer ist als der Standard-Hook, in erster Linie für schwere mechanische und landwirtschaftliche Arbeiten geeignet.

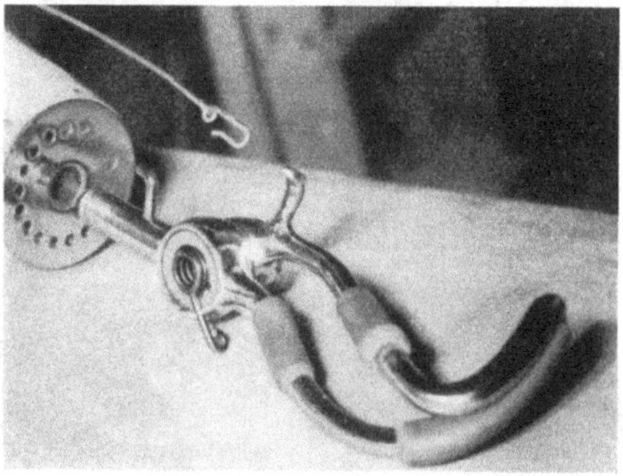

Abb. 35. Berliner Greifgerät (Paul Schulze, Berlin)

Das Berliner Greifgerät (*P. Schulze*, Berlin)
ist ein aktives Arbeitsgerät für Kunstarme und hat einen feststehenden und einen beweglichen Greifer. Mit Ausnahme der Schließfeder besteht es ganz aus nichtrostendem, antimagnetischem Stahl. Die Normalausführung sieht zwei asymmetrische, hakenförmig gebogene Greifschenkel vor, die in Verbindung mit dem daumenähnlichen Betätigungshebel bei fast allen Griffen eine sichere Dreipunktauflage des erfaßten Gegenstandes ermöglichen. Der bewegliche Greifschenkel ist durch eine hohle Achse mit dem feststehenden Greifschenkel verbunden. Die Achse ist kugelgelagert und wird konusartig gehalten. Der Hohlraum der Achse nimmt die Schließfeder auf. Sie ist durch einen Handgriff auswechselbar. Das eine Ende der Schließfeder ist kurz rechtwinklig abgebogen und wird in einem der kreisförmig angeordneten Löcher in der Wand der Hohlachse gehalten. Das zweite Ende ist länger und zu einer Handhabe ausgebildet. Es wird unter Spannung in einer gezahnten Rast gehalten. Drei hintereinander liegende Zähne können das lange Federende festhalten. Die jeweilige Rast bestimmt den Grad der Spannung der Schließfeder und damit die Greifkraft des Gerätes. Der Arbeitsbereich der Greifer umfaßt nahezu 90°. Dieses Greifgerät hat mindestens drei verschiedene Stufen der Kraftdosierung und durch Umstecken des kurzen Federendes sind weitere drei Zwischenschaltungen möglich. Die Befestigung des Berliner Greifgerätes am Kunstarm erfolgt durch einfaches Einstecken seines Normalansatzzapfens in eine Aufnahme am Unterarm (siehe Abb. 35).

Die Gegenüberstellung aller erwähnten Typen solcher Hooks zeigt deutlich, daß hier zwei Auffassungen vertreten werden. Die eine Seite wählt den aktiven Zug zum Öffnen des Greifgerätes, das eigentlich der natürlichen Gewohnheit der menschlichen Hand widerspricht, denn diese befindet sich bei der Ruhehaltung des Armes stets in Griffbereitschaftsstellung. Trotz der Erkenntnis, daß jede Last, die stärker ist als die Kraft des Schließelementes — das durch ein Gummiband, einer Feder oder ähnlichen elastisch wirkenden Stoffen gegeben wird — das Greifgerät zwangsläufig zur Öffnung bringen oder ein festes Schließen erschweren oder unmöglich machen kann, glaubt man diese Konstruktionsform als die richtige Lösung ansehen zu können. Immerhin zeigen die Entwicklungen in dieser Richtung deutlich, daß es notwendig ist, die Schließkraft unterschiedlich zu halten, weil die Stärke der menschlichen Kraftquellen im Körper verschieden ist und auch der erwähnte Mangel beim Festhalten ergriffener Gegenstände wegen ihres Gewichtes eine Dosierung der Schließkräfte notwendig machen.

Die andere Seite dagegen nimmt den natürlich-physiologischen Weg zum Ausgangspunkt ihrer Konstruktion und sieht im aktiven Griff mittels Kraftzug vom Körper aus eine sichere Lösung des Greifproblems. Beim aktiven Fingerschluß der Greifarme ist allerdings für ein dauerndes Halten des ergriffenen Gegenstandes eine Dauerbelastung des Kraftzuges nötig, was zur Ermüdung des Amputierten führen und lästig wirken kann. Wie bei der Kunsthand haben auch hier die Erfinder die Behebung dieses Mangels in einer Sperrung gesehen, die einsetzen muß, wenn die Greiferarme den Gegenstand fest ergriffen haben. Diese Sperrung muß in jedem Falle automatisch bzw. aktiv ohne irgendwelche Zuhilfenahme der anderen Hand vor sich gehen.

Die verschiedenen Fabrikate bekunden deutlich, daß sich jeder Erfinder bemüht hat, eine Lösung zu finden, die dem Amputierten von Nutzen sein wird.

Es ist verständlich, daß ein solches Greifgerät hinsichtlich der Haltbarkeit allen Ansprüchen genügen muß. Seine Nutzung setzt voraus, daß die Festigkeit größer sein muß, als alle Dinge, die er greift und festhält. Die Hooks sind daher auch meistens aus bestem Stahl gefertigt und mit einer gehärteten Oberfläche an den Greifarmen versehen. Trotz aller statischen Berechnungen läßt sich aber auch ein gewisses Gewicht nicht vermeiden. Dieses kann aber dadurch, daß es als Ersatz der menschlichen Hand am Ausgangspunkt des Armhebels sitzt, auf die Dauer als schwer empfunden werden. *Hosmer* hat darum auch wie *Dorrance*, *Pfau* u. a. für leichte Verrichtungen im täglichen Leben verschiedene Ausführungen entwickelt, bei denen die Greifarme aus profiliertem Leichtmetall gefertigt sind.

Damit erhalten diese Hooks ein angemessenes geringes Gewicht. Ebenso wird darauf gehalten, die Greifflächen, die zur Sicherung eines festen Haltes des ergriffenen Gegenstandes meistens geriffelt oder rauh gehalten sind, noch mit einem Gummibelag versehen, der elastisch wirkt und als Gleitschutz dient.

Nicht zuletzt muß festgestellt werden, daß auch in Amerika der Hook in Verbindung mit einer Kunsthand an der Prothese getragen wird. Gewiß gibt es Armprothesen, die als ausgesprochene Hook-Arme anzusehen sind, aber wir ersehen doch aus den verschiedenen Handkonstruktionen der amerikanischen Armprothesenhersteller, daß auf die eigentliche Kunsthand trotz der vielen Vorzüge der erfundenen willkürlich bewegbaren Greifgeräte nicht verzichtet wird. Wie in Amerika werden auch in Deutschland die Kunstarmkonstruktionen derart gehalten, daß die Kunsthand gegen einen Hook und umgekehrt ausgewechselt werden können. Diese Notwendigkeit erfordert eine Vorrichtung innerhalb des Kraftzuges, die ein Auskuppeln des Handzuges bzw. des Hookzuges möglich macht (Hook-Kunstarme, Kombinationsarme, Gebrauchsprothesen).

V. Hand- und Armstümpfe

1. Allgemeines

Der Amputationsstumpf muß so gestaltet sein oder werden, daß er dem Ersatzglied — der Prothese — die günstigsten Verhältnisse des Anpassens, Festhaltens und der Sicherheit der Bewegung gibt. Er muß soweit als möglich beschwerdefrei sein, damit keine psychische Hemmung für die Gebrauchsfähigkeit eintritt. Wir wissen aus der Erfahrung des ersten und auch des zweiten Weltkrieges (1914—1918 und 1939 — 1945), daß diese Voraussetzungen nicht immer zutreffen, denn in unzähligen Fällen hat die Not des Krieges mit seinen furchtbaren Verletzungen und den sich an sie anschließenden lebensbedrohenden Infektionen dem Chirurgen an der Front das Operationsmesser in die Hand gedrückt und er war froh, dem Verlezten das Leben gerettet zu haben. Es war oft nicht möglich, die Absetzung eines Gliedes nach den derzeitigen Erkenntnissen in der medizinischen Wissenschaft so vorzunehmen, daß das restliche Glied in Form und Beschaffenheit als „prothesenreif bzw. prothesenfähig" gestaltet werden konnte. Wenngleich auch die moderne Chirurgie in der Lage ist, Amputationsmängel durch eine Nachoperation zu beseitigen und ungünstige Amputationsstümpfe zu verbessern, so scheitert es meistens daran, daß sich der Amputierte selbst nicht für eine solche Nachbehandlung entscheiden kann, weil niemand einen Garantieschein für das erfolgreiche Gelingen eines solchen Eingriffs geben kann und meistens auch die wirtschaftlichen Verhältnisse des Amputierten einen mehrwöchigen Krankenhausaufenthalt unmöglich machen.

Der Prothesenbauer muß sich daher damit abfinden, daß er „prothesengünstige" und „prothesenungünstige" Amputationsstümpfe mit einem technischen Ersatz auszustatten hat. Wir unterscheiden deshalb:

a) Normalstümpfe, d. h. Stümpfe, die sich in ihrer Form, Beschaffenheit und Beweglichkeit für die Anpassung einer Prothese als günstig erweisen, und

b) Anomale Stümpfe, die sich nur schwer mit einem technischen Ersatz ausgleichen lassen.

Zu den Normalstümpfen gehört neben der Schmerzlosigkeit und Formung auch die Beweglichkeit in allen dem Gliedmaß verbliebenen Gelenken. Bei allen Stümpfen sind daher folgende Merkmale zu beachten:

Stumpfbeschaffenheit:	Stumpfmängel:
A. Form des Stumpfes:	Der konische Stumpf der keulenförmige Stumpf, das deformierte Stumpfende.
B. Länge des Stumpfes:	Unfähigkeit der Ausnutzung eines dem Stumpf verbliebenen Gelenkes.
C. Stellung des Stumpfes:	Schlechte Stellung des Stumpfes im ganzen oder Kontrakturen seiner Gelenke.
D. Beweglichkeit des Stumpfes:	Aktive und passive Beweglichkeit, Ankylosen einzelner Gelenke, Teil- und Totalversteifung, der gelähmte Stumpf, Schlottergelenke, Pseudathrosen.
E. Tragfähigkeit des Stumpfes:	—
F. Schmerzhaftigkeit des Stumpfes:	z. B. Nervengeschwülste (Neurome).
G. Hautbedeckung des Stumpfes:	zu wenig, zu viel.
H. Fremdkörper im Stumpf:	Splitter u. a.

Die Nachbehandlung des Amputationsstumpfes, ganz gleich, ob es sich um die Behandlung etwaiger Stumpfmängel, Reamputation oder Formgewinn- oder Ersatzplastik handelt, ist Aufgabe des Arztes und ein Spezialgebiet, auf welches hier nicht näher eingegangen werden soll. Immerhin ist es wichtig zu wissen, daß die von Geh. Rat Prof. Dr. *Sauerbruch* und Prof. *Krukenberg* erforschten und angewendeten Methoden auch heute noch ihre Bewährung finden.

Hierzu sagte *E. Payr*:

„*Krukenberg* hat einen kühnen Griff in die Praxis getan, indem er aus dem erhaltenen Vorderarmrest durch eine Längsspaltung in einen radialen und ulnaren Strahl und Hautüberkleidung der Wundflächen des Spaltes eine „Zange" bildete.

Nach Trennung von Radius und Ulna und des Zwischenknochenbandes durch Längsspaltung soll ersterer zu einem selbständigen Bewegungsorgan werden, zum beweglichen Teil der Hummerschere, während die Ulna als ihr fester Teil das Widerlager von dem von ihm ausgeübten Drucke abgeben soll.

Der Radius kann dank seiner erhaltenen Muskeln von der Ulna abgespreizt und wieder an sie gelegt werden; er soll dieselben Bewegungsimpulse erhalten, wie sie der Daumen gegenüber der Mittelhand besitzt. Je länger der Vorderarmstumpf, um so besser lassen sich die in ihm erhaltenen Muskeln für diese Plastik verwerten.

Supinator brevis, brachioradialis, die beiden Extensores carpi radialis sind Abduktoren des Radius, also Zangenöffner, Pronator teres, Flexor carpi radialis Adduktoren, also Zangenschließer. Besonders wichtig ist natürlich die Bekleidung der Greifflächen der Zange mit gesunder Haut. Wenn nötig, benutzt man dazu die Brust- oder Bauchhaut. Auf die hochinteressante Technik dieser Operation kann ich hier nicht eingehen".

Schon damals (1919) wurden die Leistungen der Besitzer solcher Krukenberg-stümpfe als geradezu erstaunlich bezeichnet. Die Erfolge der während des letzten Krieges (1939—1945) nach dieser Methode von Prof. *Kreuz* und Dr. *Hoßfeld* operierten Armstümpfe, sind der beste Beweis für die Zweckmäßigkeit dieser Methode. Sie hat in zahlreichen Fällen, insbesondere den Ohnhändern, eine Unabhängigkeit von fremder Hilfe gegeben.

Auch die Methode Prof. *Sauerbruch* ist während des ersten Weltkrieges entstanden. Die Anregung hierzu gab nach Angaben Sauerbruchs Herr Prof. *Stodola*, Zürich, und sie führte zu Versuchen, die Sehnen und Muskeln eines Amputationsstumpfes zu Schlingen oder Wülsten umzubilden, um sie als Kraftquellen methodisch zu verwerten.

Prof. Dr. *Sauerbruch* sagt hierzu folgendes:

„Die plastische Umgestaltung der Stumpfmuskulatur verfolgt einen doppelten Zweck:

> freie Beweglichkeit und große Hubhöhe des Muskels und zweckmäßige Herrichtung der Kraftquelle für leichte mechanische Verbindung mit der Maschine der künstlichen Hand.

Die erste Aufgabe fällt fort in den Fällen, wo die Stumpfmuskulatur von vornherein im Besitze der natürlichen Beweglichkeit und Verschieblichkeit ist. Das ist fast immer der Fall kurze Zeit nach der Absetzung des Gliedes, jedenfalls am Oberarm. Bei Unterarmstümpfen sind die Verhältnisse weniger günstig, hier empfiehlt sich zunächst eine Lösung des Mukulatur. Hat die Stumpfmuskulatur durch lange Untätigkeit Kraft und ausreichende Verkürzung eingebüßt, so wird eine Vorbehandlung des Stumpfes notwendig. Aktive und passive Übungen kräftigen die atrophische Muskulatur, deren Masse allmählich zunimmt. Bei dieser Vorbehandlung erkennt man auch Narben und Verwachsungen des Muskels an den Knochen, die seine Verkürzung hindern. In solchen Fällen ist die operative Befreiung des Muskels angezeigt. Beuger und Strecker werden auf einige Zentimeter vom

Knochen gelöst und allseitig plastisch mit Haut bekleidet. Es entstehen so der Kraftwulst oder die Kraftwülste. Ein solcher muß nun genau so wie die von Haus aus gut verschiebliche Muskulatur eines Amputationsstumpfes durch einen geeigneten Eingriff für eine leichte Verbindung mit der Maschine der künstlichen Hand hergerichtet werden. Dazu hat sich die Kanalisation der Muskulatur als praktisch und zuverlässig erwiesen. Weit günstiger werden die Verhältnisse, wenn man den Kanal mit gut genährter Haut und des dazu gehörenden subkutanen Gewebes auskleidet. Auf eine sehr einfache Weise läßt sich dieses Ziel erreichen. Man schneidet senkrecht zur Richtung des Längsachse des Muskels an der Stelle, wo der Muskel die größte Hubhöhe besitzt, einen an der Außen- oder Innenseite des Stumpfes gestielten ca. 4 cm breiten, viereckigen Lappen. In derselben Richtung wird die Muskulatur in ihrer Mitte stumpf durchbohrt. Der zu einem beiderseitig geöffneten Schlauch umgeformte Hautlappen wird dann durch diesen Muskelkanal hindurchgezogen. Der Hautdefekt wird durch einige Nähte oder Transplantation verschlossen. Nach Einheilung des Hautschlauches ist der Kraftwulst oder der Muskel mit einem einseitig von Haut ausgekleideten Kanal durchsetzt. Die Auskleidung des Kanals mit gut genährter, gepolsterter Haut ermöglicht später eine starke Belastung ohne ungünstige Nebenwirkung.

Mit der Herstellung solcher Kraftquellen ist die chirurgische Arbeit noch nicht beendet. Es beginnt jetzt die Einübung und Einschulung der Muskulatur für die neue Aufgabe. Es ist notwendig, die Kraftquelle dem Willen des Amputierten gefügig zu machen. Er muß lernen, den Kraftwulst schnell und langsam, stark und schwach zusammenzuziehen. Die Bewegungen müssen in jeder Stellung und Haltung des Stumpfes möglich sein. Die Armierung des Kraftwulstes mit einem Elfenbein-Kanalstift erleichtert dem Arzt die Ausbildung der Muskulatur wesentlich. An diesen Stift werden Bügel oder Fäden angebracht, die belastet werden können. 4—5 Wochen nach Fertigstellung des Kanales beginnen einfache Übungen. Durch Anziehen der Seidenfäden mit der anderen Hand läßt man den Kraftwulst einen Widerstand überwinden, der allmählich verstärkt wird. Nach 5—6 Wochen belastet man den Kanalstift mit leichteren Gewichten von 2—5 kg. Diese Gewichte läßt man durch den Hub des Muskuls ziehen. Es ist überraschend, wie schnell die Entwicklung der Muskulatur einsetzt. Durch allmähliche Steigerung der Aufgabe nehmen die Leistungen des Kraftwulstes zu, so daß schon nach kurzer Zeit Hubhöhen des Mukels von 2—4 cm beobachtet werden. Durchschnittlich beträgt nach einem $^1/_4$ Jahr die Arbeitsleistung der Oberarmmuskulatur 60—100, bei Unterarmstümpfen 20—60 kg/cm.

Dem Amputationsstumpf stehen nach Abschluß der chirurgischen Behandlung eine oder besser zwei Kraftquellen zur Verfügung. Beim Unterarm sind zwei Kraftquellen wünschenswert, beim Oberarm geradezu notwendig.

Der Unterarmamputierte hat dann bei freier Beugung seines Unterarmstumpfes und freier Pro- und Supination die Möglichkeit aktiver Beugung und Streckung der Finger. Der Oberarmamputierte bedarf zur vollen Ausnutzung seiner beweglichen Greifhand eine freie und ausgiebige, kraftvolle Pro- und Supination. Sie wird durch eine andere Kraftquelle ermöglicht".

Die *Sauerbruch*-Kanaloperation wird auch in Amerika vielfach angewendet. Allerdings hat dort das System einige Änderungen erfahren. So wird vorzugsweise ein Bizeps-Kraftkanal bei Unterarmamputation geschaffen, der besonders kräftig gehalten ist und eine wesentliche Leistungsteigerung möglich macht. Bei Oberarmstümpfen wählt man dann den Pectoraliszug aus Kraftquelle für die Betätigung der Prothese. Der Vorteil dieser Methode ist darin zu sehen, daß die Kraftquelle in jeder Weise frei und unbehindert arbeiten kann, weil sie nicht wie bei der deutschen Methode in einem Stumpfschaft gebettet ist und dabei mehr oder weniger in der freien Bewegung behindert wird.

Der Vollständigkeit halber sei noch auf die *Walcher*-Operation hingewiesen.

Sanitätsrat Dr. *Krukenberg*, Elberfeld, schrieb 1919 zur Knochenplastik folgendes:

Walcher, Stuttgart, hat, um bei Vorderarmamputationen eine willkürliche Bewegung in dem Stumpfe zu erzielen, ein neues künstliches Gelenk etwa 5 cm proximal vom Stumpfende geschaffen und dadurch in Verbindung mit einer einfachen Prothese willkürliches Zugreifen mit dem Vorderarm ermöglicht. Das periphere Ende der Ulna wird dabei entfernt, das Radialisende bleibt allein stehen und ruht in dem neuen „Walchergelenk“ wie in einer Pfanne.

Die Ausführung der Operation geschieht folgendermaßen:

Durch einen ca. 9 cm langen Hautschnitt über der außen durchzufühlenden Kante der Ulna wird die Ulna bloßgelegt und aus den Weichteilen herausgeschält, wobei die Sehne des Flexor carpi ulnaris isoliert abgetrennt werden muß. Etwas 7 cm proximal des Ulnaendes wird dieselbe mit der Säge unter Schutz der Weichteile durchtrennt, die Enden mit der Luerschen Zange abgerundet. Nun wird auf der Radialseite, auf der Höhe des jetzigen Ulnaendes durch 3—4 cm langen Schnitt auf den Radius eingeschnitten, die dort liegenden Sehnen zur Seite geschoben und nun mit stumpfen Elevatorium die Weichteile unter Schonung des Periosts von beiden Seiten her vom Radius auf die Länge von etwa 3 cm abgehoben. Dabei muß in der Regel die A. interossea unterbunden werden, da sie beim Abheben der Weichteile einreißt. Nun wird über dem teilweise freigelegten Radius ein glatter Spatel durchgeschoben, unter dem Radius ein rinnenförmiger, eine in einen Uhrmachersägebogen eingespannte Laubsäge mittelst Kornzange über dem Radius durchgeführt und eingespannt. Nun folgt die Durchsägung des Radius in einem distal konvexen Bogen. Nach der Durchsägung werden durch seitliche Bewegungen die Sägeflächen in der Wunde sichtbar gemacht und auf 2—3 mm sorgfältig vom Periost befreit und die scharfen Kanten auf beiden Seiten abgerundet. Nach Rückführung der neuen Gelenkenden in die alte Lage wird die Beweglickeit probiert und gründliche Blutstillung besorgt. Darauf wird ein etwa 3½ cm breites und 7 cm langes Stück der Oberschenkelfaszie exzidiert gedoppelt gelegt, zwischen beiden Enden des Radius durchgezogen und am proximalen und distalen Teil sorgfältig befestigt. Schließlich werden die tiefen Weichteile zu beiden Seiten des Gelenks durch je einen starken Katgutfaden vereinigt und die Wunde vernäht.

Nach fünf Tagen Entfernung der Nähte und erste vorsichtige aktive Bewegungsversuche, die von da an täglich gemacht werden. Von der dritten Woche an Massage der über dem Gelenk gelegenen Muskeln und aktive und passive Bewegungen, die immer mehr gesteigert werden.

Walcher hat die Operation bis 1919 elfmal durchgeführt, einmal primär bei der Amputation, in den übrigen Fällen sekundär. Die Patienten können damit beugende und streckende sowie abduzierende und adduzierende Bewegungen ausführen. Die Operation ist nur bei langen Vorderarmstümpfen ausführbar.

Die Vielzahl der Hand- und Armstümpfe wurde keiner operativen Nachbehandlung unterzogen und kann in ihrer Nutzung nur soweit gewertet werden, als es die gegebenen Stumpfverhältnisse zulassen. Immerhin kann nach den Erfahrungen im Kunstarmbau gesagt werden, daß auch den anomalen Stümpfen in technischer Hinsicht sehr viele Möglichkeiten für ihre Nutzbarmachung geboten werden.

2. Stumpfformen

a) Handstümpfe (siehe Abb. 36):

Absetzung von Fingern oder innerhalb der Mittelhand und Handwurzel führen meistens zu Stumpfformen, wie sie die Abbildungen zeigen.

Bild a zeigt den teilweisen Verlust der Finger, also einen Stumpf, der sich prothetisch nur in kosmetischer Hinsicht ausstatten läßt. Da die Grundglieder noch vorhanden sind, kann der Amputierte bei einiger Gewöhnung mit diesem Stumpf noch fassen, greifen und auch tragen.

Bild b zeigt den Daumenverlust, was für den Amputierten einen schweren Funktionsausfall bedeutet und besonders das Zugreifen stört.
Immerhin wird durch ein Ersatzstück mit einem feststehenden steifen Daumen eine technische Hilfe geboten, um ein Zufassen, Greifen und Halten von leichten Gegenständen zu ermöglichen.

Bild c zeigt den Verlust des zweiten bis fünften Fingers (Vierfingerpartie) einschließlich der Grundglieder (Exartikulation im Mittelhand-Grundphalanx-Gelenk). Auch hier liegt ein schwerer Funktionsausfall vor und nur mit einem technischen Ersatz in Gestalt eines Fingerersatzes mit feststehenden steifen Fingern läßt sich ein Zufassen, Greifen und Halten ermöglichen, während das Tragen von Lasten in diesem Falle auch ohne Prothese möglich ist.

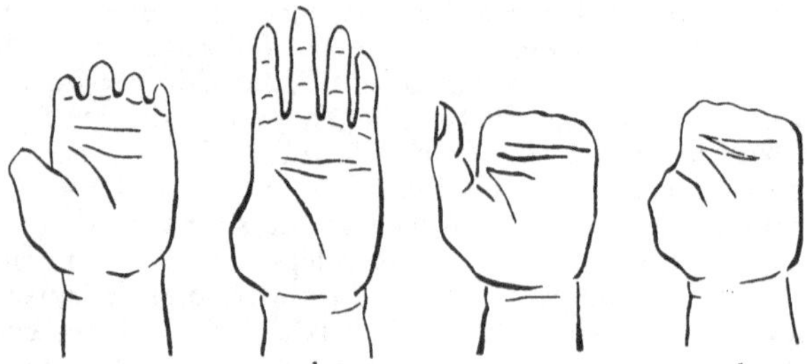

a b c d

Abb. 36. Handstumpfformen

Bild d zeigt einen Stumpfrest der Mittelhand, der es angezeigt erscheinen läßt, den Handtorso durch einen chirurgischen Eingriff zum Greifen und Halten umzugestalten bzw. Funktionsmöglichkeiten zu schaffen. Abzulehnen wäre allerdings eine Operation, die die Abnahme des Handtorsos in der Absicht bewirken soll, damit eine Prothese besser anbringen zu können, denn jeder — auch der kleinste Handrest — ist funktionell von größtem Wert.

3. Die Länge des Armstumpfes

ist für die orthopädische Versorgung genau so wichtig wie die Beweglichkeit des Stumpfes, die von der Zahl und Kraft der noch vorhandenen Muskeln abhängt. Sie ist nicht nur deshalb von Bedeutung, weil mit der Länge des Stumpfes auch die Zahl der vorhandenen Ansatzstellen wächst, sondern weil mit der größeren Länge des Stumpfes die Länge des notwendigen toten Hebelarmes sinkt. Je mehr noch vorhanden ist, desteo weniger braucht ersetzt zu werden, sagte man früher bei der allgemeinen Auswertung. Inzwischen haben die Forschungen ergeben, daß es nötig ist, die Länge des Armstumpfes nach den Nutzungsmöglichkeiten zu beurteilen, die sich mit der Prothesenausstattung ergeben. So hat z. B. Prof. *zur Verth* für die Wertigkeit der Armstümpfe die Regel aufgestellt, daß die Ausnutzung der Stumpflänge beim Kopfarbeiter eine andere als beim Handarbeiter sei. Bei Gegenüberstellung der Amputationsschemen für Hand- und Kopfarbeiter kann man deutlich erkennen, nach welchen Gesichtspunkten bereits die Amputation der verletzten Armglieder vor sich gehen sollte. Es ist noch nicht erwiesen, ob sich diese Ansicht praktisch bewährt hat, denn die Bedeutung des Armes als Gebrauchsorgan ist bei den einzelnen Berufen sehr unterschiedlich. Abgesehen davon, daß der Prothesenbauer meist vor eine vollendete Tatsache gestellt wird, nämlich, daß die Armstümpfe abgeheilt bzw. prothesenreif sind, muß er damit rechnen, daß der Armamputierte oftmals nach der Amputation einen Berufswechsel vornimmt bzw. eine andere Berufsarbeit ausführen will, als er es vor der Amputation getan hat.

Amputationsschema nach Prof. zur Verth

Kopfarbeiter Handarbeiter

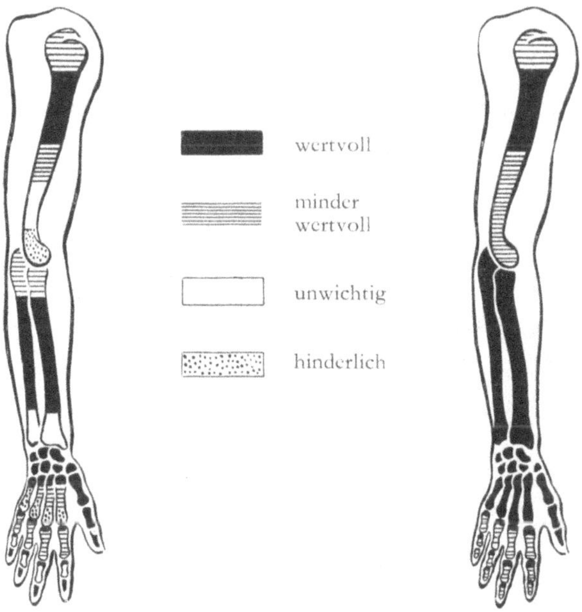

Kopfarbeiter

a) Oberarmkopf erhalten, da sonst die Schulterwölbung verloren geht und fertige Kleider nicht passen
b) Kondylengegend muß Platz hergeben für die Anlegung des künstlichen Ellbogengelenkes
c) Unterarm, Kurzstumpf ist nutzbar für die Fingerbewegung, besonders unter Muskelkanalbildung (Sauerbruch)
d) Wenn am Kunstarm ein bewegliches Handgelenk gewünscht wird, muß die letzte Unterarmzone für das Gelenk Platz machen. In diesem Fall gilt sie als hinderlich
e) Möglichste Länge des Unterarms ist wesentlich für die Erhaltung der Drehung
f) Handwurzel ist verwendbar für die Bewegung der künstlichen Finger
g) Köpfchen der Mittelhandknochen können aus kosmetischen Gründen geopfert werden
h) Daumen ist in jeder Spanne kostbar
i) Auslösung der Fingerglieder weniger ungünstig als an der Arbeitshand

Handarbeiter

a) Oberarmkopf erhalten, da sonst die Schulterwölbung verloren geht und fertige Kleidung nicht paßt
b) Ganze Länge des Oberarms für Tischarbeiter wesentlich
c) Unterarmkurzstumpf bei Beugestellung verwendbar, als Haken und zur Verbreiterung des Ellenbogenstumpfes
d) Ausladung am Ellenbogen kann zur Befestigung von Arbeitshilfen dienen
e) Ganze Länge des Unterarms wesentlich zum Gebrauch des Stumpfes als Hilfsorgan für die andere Hand und zur Ausnutzung der Drehung
f) Ausladung am Stumpfende kann Arbeitshilfen Halt geben
g) Bewegliche Handwurzel gibt bewegliches Zangenglied; das andere Glied kann aus der künstlichen Handplatte bestehen
h) Köpfchen der Mittelhandknochen erhalten
i) Daumen, jede Spanne kostbar
k) Basen der Fingerglieder erhalten, wenn ihre Beweglichkeit gesichert ist. Auslösungen in den Fingergelenken sind ungünstig

Für die technische Auswertung der Länge eines Armstumpfes wird immer maßgebend sein müssen, welche Arbeiten der Amputierte im täglichen Leben und im Beruf ausführen will und in welchem Umfange dies technisch erreicht werden kann. Das Schema auf Seite 62, Abb. 40 zeigt eine Aufteilung der verschiedenen Stumpfarten in ihrer Nutzbarmachung durch die verschiedenen Prothesentypen, wie es in Amerika angewendet wird. Sie ähnelt in vieler Hinsicht den deutschen Erfahrungen und wird verständlicher, wenn man hierzu die in Amerika vorgesehenen Armkonstruktionen in Vergleich setzt.

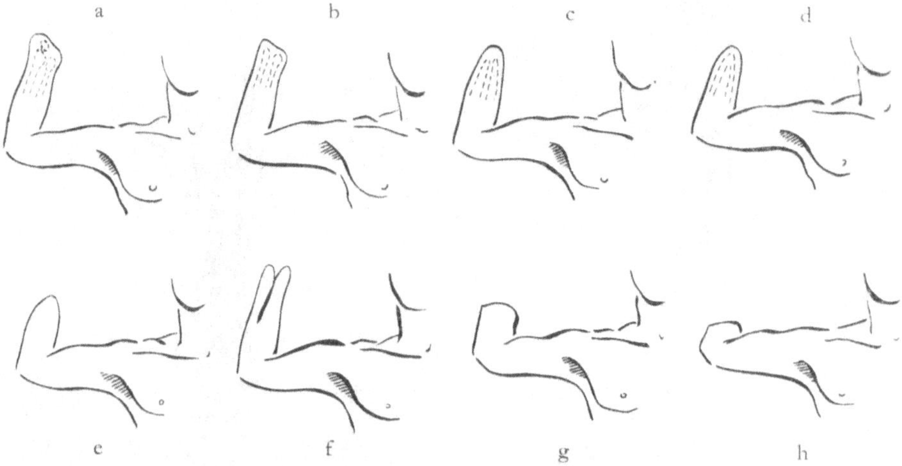

Abb. 37. Die verschiedenen Unterarmstumpfformen

a) Unterarmstümpfe:

Die Abbildung 37 gibt die Stumpfformen wieder, wie sie sich aus der Absetzung der Hand bzw. Teile des Unterarmes ergeben.

Bild a zeigt das Fehlen der Hand; einige Handwurzelknochen sind noch erhalten geblieben.

Bild b zeigt die Absetzung der Hand im Handgelenk (Exartikulation bei freier Drehung des Unterarmes (Pro- und Supination).

Bild c zeigt einen abnorm langen Unterarmstumpf unmittelabar hinter dem Handgelenk, bei freier Unterarmdrehung (Pro- und Supination).

Bild d zeigt einen langen Unterarmstumpf bei begrenzter Unterarmdrehung (Pro- und Supination).

Bild e zeigt einen mittellangen Unterarmstumpf, bei welchem die Unterarmdrehung (Pro- und Supination) fraglich erscheint.

Bild f zeigt einen *Krukenberg*-Stumpf (Stumpf nach Nachbehandlung).

Bild g zeigt einen kurzen Unterarmstumpf bei freier Ellbogenbeweglichkeit.

Bild h zeigt einen sehr kurzen Unterarmstumpf bei freier Ellbogenbeweglichkeit.

b) Oberarmstümpfe:

Die Abbildung 38 gibt die Stumpfformen wieder, wie sie sich aus der Absetzung des Unterarmes mit Hand ergeben.

Bild a zeigt eine Absetzung im Ellbogen, bei welcher geringe Teile des Unterarmes erhalten geblieben sind.

Bild b zeigt die Absetzung im Ellbogen (Exartikulation).
Bild c zeigt einen langen Oberarmstumpf.
Bild d zeigt einen mittellangen Oberarmstumpf.
Bild e zeigt einen kurzen Oberarmstumpf (etwa 10 cm vom Akromion).
Bild f zeigt einen sehr kurzen Oberarmstumpf (etwa 4—10 cm vom Akromion).
Bild g zeigt eine Exartikulation der Schulter, bei welcher der Oberarmkopf teilweise erhalten geblieben ist.
Bild h zeigt die Exartikulation im Schultergelenk.

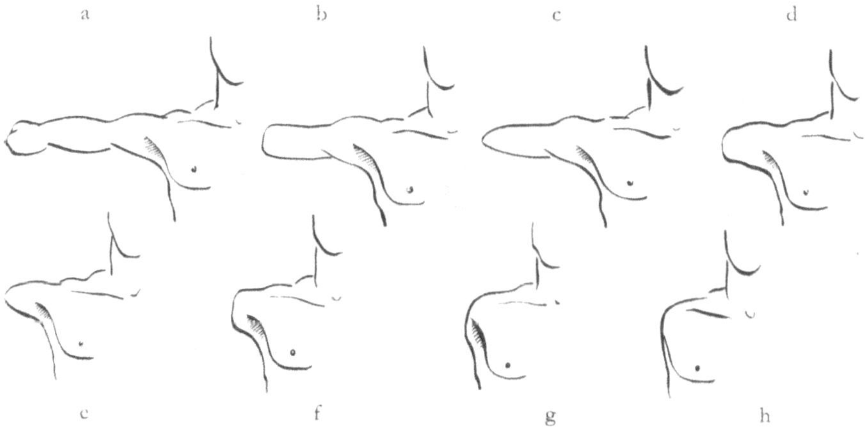

Abb. 38. Die verschiedenen Oberarmstumpfformen

4. Bewegungen und Beweglichkeit der Armstümpfe

Die im Abschnitt „Physiologie des Armes" gemachten Ausführungen zählen alle Bewegungsarten auf, die der menschliche Arm mit seiner natürlichen Hand auszuüben vermag.

Die Beweglichkeit des amputierten Gliedes ist aber nicht mit der des gesunden Gliedes gleichzusetzen. Die Grundlagen für die Bewegungen bilden die Gelenke und aus ihrer Bauart folgen die Bewegungsmöglichkeiten, die erst von der Muskulatur bewirkt werden. Behinderte Muskeln machen eine Nutzung des amputierten Gliedes nur bedingt möglich; versteifte Gelenke stören den Ablauf der Funktion. Ebenso wirken auch Länge und Form des Stumpfes auf die Beweglichkeit.

Wir unterscheiden dabei:

A) Das Schultergelenk:

Der Oberarm ist an der Schulter durch ein typisches Kugelgelenk befestigt. Der Oberarmkopf ruht in einer Pfanne, die nur aus einem Teil der die Kalotte umhüllenden Kugel besteht. In dieser Pfanne wird der Oberarmkopf durch den Zug der die beiden Teile umgebenden Bänder gehalten, welche die Bewegungen des Oberarmkopfes im Gelenk begrenzen. Dieses Gelenk ermöglicht eine vielseitige Rollbewegung im Schultergelenk (Heben und Senken und Seitwärtsdrehen des ganzen Armes sowie die Kreisel- oder Sichelbewegung — Drehung um die Längsachse des Oberarmes). Das Schultergelenk steht nicht fest auf den Körper, sondern verändert seine Lage durch die Bewegungen des Schultergürtels, die im Heben, Senken, Vorwärts- und Rückwärtsbewegen bestehen. Damit kann auch eine Verlegung des Bewegungsbereiches des Armes bewirkt werden.

Die Bewegungsmöglichkeiten im Schultergelenk werden allgemein wie folgt gewertet:

a) Bei feststehendem Schulterblatt:
   Arm vorwärts-aufwärts heben = 90°
   Arm seitwärts-aufwärts heben = 90°
   Arm rückwärts-aufwärts heben = 30°

b) Mit Bewegung des Schultergürtels:
   Arm vorwärts-aufwärts heben = 180°
   Arm seitwärts-aufwärts heben = 180°
   Arm rückwärts-aufwärts heben = 30°

c) Rotation im Schultergelenk = 90° fast im ganzen Gebiet

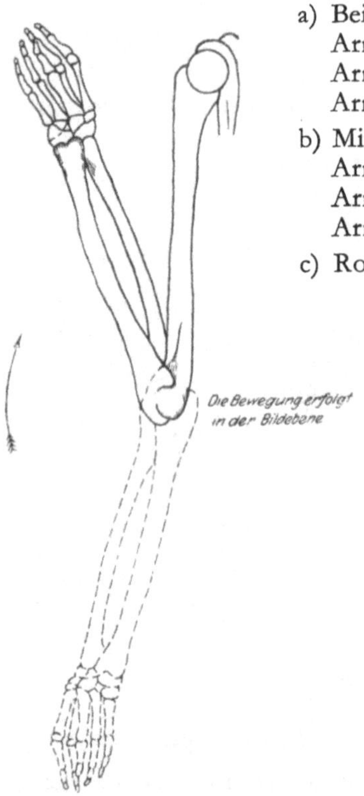

Abb. 39. Beugung des Unterarms

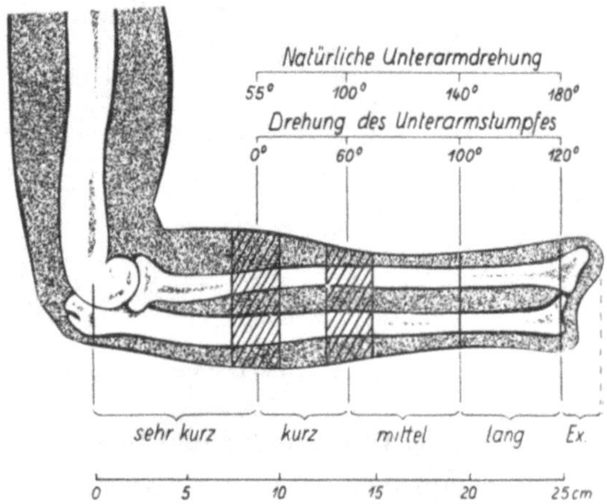

Abb. 40. Nutzwerte der Unterarmdrehung

Die Bewegung des Akromialendes zeigen:

a) Heben und Senken des Akromialendes = 80—90 mm

b) Vorwärts- und Rückwärtsbewegung = 60—70 mm

c) Rotation: zwangsmäßig 10—30° im oberen Halbkreis pronatorisch
   im unteren supinatorisch.

B. Das Ellenbogengelenk:

Der Unterarm ist am Oberarm im Ellenbogengelenk befestigt. Er muß zwei völlig getrennte Bewegungen gestatten, nämlich:

a) Die Beugung und Streckung des Unterarmes (siehe Abb. 39)

b) Die Drehbewegung (Pro- und Supination) der Hand (siehe Abb. 41).

Soweit es sich um die Beuge- und Streckbewegung im Ellbogen handelt, ist das Ellbogengelenk ein Scharnier(Zapfen-)gelenk. Es ist aber auch ein Drehgelenk, soweit es sich um die eigenartige Verschiebung von Speiche gegen Elle handelt, die die Unterarmdrehung (Pro- und Supination) ermöglicht.

Gebildet wird das Gelenk durch Zusammenstoß von Oberarmknochen, Elle und Speiche, und zwar bildet einerseits der Oberarm mit Speiche und Elle, andererseits die Elle mit der Speiche gewissermaßen je ein Gelenk. Das Ellbogengelenk ist also hauptsächlich ein Beugegelenk und besitzt dazu die zweite Bewegungsmöglichkeit in der Aus- und Einwärtsdrehung der Hand (Pro- und Supination, d. h. Greif- und Empfangsstellung), die durch Bewegung der Speiche um die Elle erzeugt wird.

Aus Abb. 40 ist zu sehen, daß zwischen der natürlichen Unterarmdrehung und der Drehmöglichkeit des Unterarmstumpfes erhebliche Unterschiede bestehen. Auch im

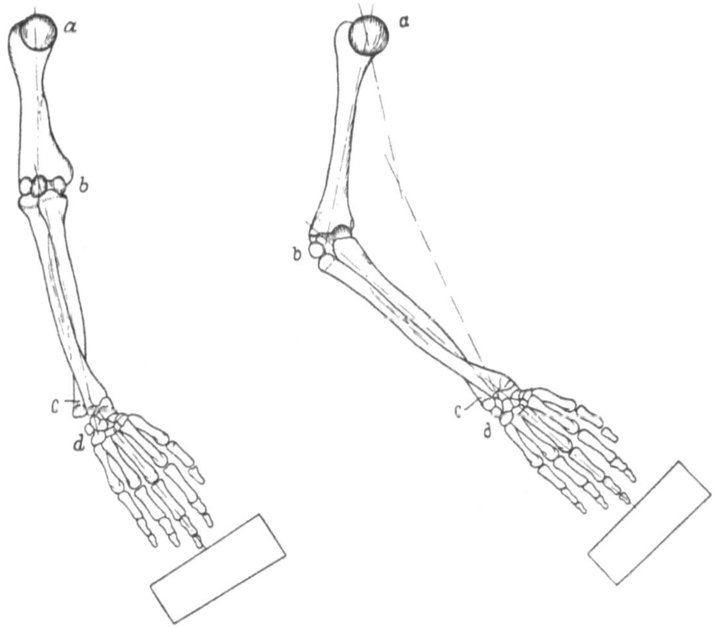

Abb. 41. Schrägstellung der Hand durch Beugestellung des Unterarmes

günstigsten Falle kann bei Absetzung der Hand nicht die Leistung der natürlichen Unterarmdrehung erreicht werden. Beim Unterarm-Kurzstumpf ist sie dann überhaupt nicht mehr vorhanden bzw. nutzungsfähig. Ähnlich ist es mit der Beugung des Unterarmes. So beträgt der Winkel zwischen Oberarm und Unterarm

in stärkster Beugung = 40°, in stärkster Streckung = 175°, mithin ist der Umfang der Flexion = 135°.

C. Das Handgelenk:

Die Gelenkverbindung der Hand am Unterarm ist im Abschnitt „Die Hand" ausführlich beschrieben worden. Immerhin muß der Prothesenbauer die verschiedenen Bewegungsmöglichkeiten wissen, die sich im Zusammenwirken der Hand mit dem Unterarm für die vielseitigen Funktionen des Armes ergeben. So ergeben sich folgende Bewegungen:

1. die Drehung um die Längsachse des Unterarmes (Pro- und Supination), die den Ellbogen als Drehpunkt hat (siehe Abb. 41);
2. die Bewegung in der Handwurzel nach dem Handrücken zu (dorsal) und nach der Handinnenfläche zu (volar);
3. die Randbewegung.

Die Drehung des Unterarmes braucht der Mensch mehr oder weniger zu allen Verrichtungen des täglichen Lebens. Die Handbeugung und -streckung sind für die Verwendungsfähigkeit der Hand wichtig, denn sie können nicht durch bloße Bewegungen des Armes ersetzt werden. Das wäre unbequem und in manchen Fällen unmöglich. Die Randbewegung (Seitwärtsbewegungen) des Handgelenkes wird benutzt, um die Hand bzw. Finger in eine zum Fassen günstige Stellung in bezug auf den zu greifenden Gegenstand zu bringen, ohne dabei Unter- und Oberarm bewegen zu müssen. Wichtig hierbei ist zu wissen, daß die daraus folgenden Stellungen der Hand auch ohne die Randbewegung des Handgelenkes erreicht werden können, indem Unter- und Oberarm die gewünschte Schrägstellung der Hand herbeiführen (siehe Abb. 41).

Rangmäßig gesehen ergibt sich für die Wertigkeit der Armstümpfe hinsichtlich ihrer Länge folgendes Bild (siehe Abb. 42):

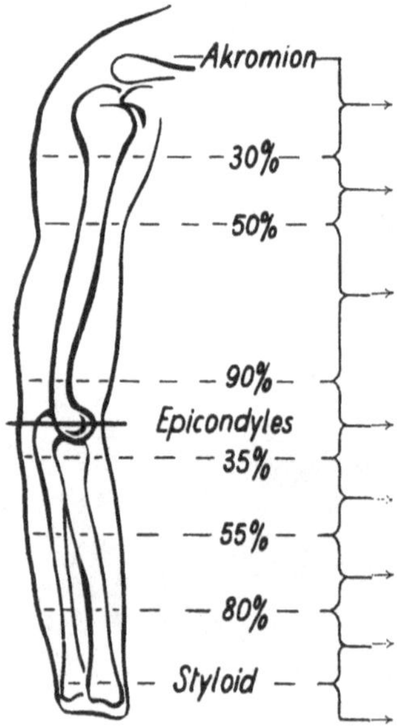

Stumpfart	Prothesentype
Schulterexartikulation	Schulterexartikulationsarm
Oberarm-Kurzstumpf	Oberarm-Kurzstumpfarm
Normaler Oberarmstumpf	Oberarmstumpf-Prothese Normalausführung
Ellbogenexartikulation	Ellbogen-Exartikulationsarm
Unterarm-Kurzstumpf	Unterarm-Kurzstumpfprothese
Normaler Unterarmstumpf	Unterarm-Prothese Normalausführung
Langer Unterarmstumpf	Protehse für anomalen Unterarmstumpf
Handexartikulation	

Abb. 42. Wertigkeit der Armstümpfe

I. Der mittellange Unterarmstumpf (55—80% des Unterarmes):

Vorteile: das Vorhandensein des Ellbogen- und des Schultergelenkes sowie einer Unterarmdrehmöglichkeit bis zu 100° gestattet fast alle Bewegungen und Stellungen des natürlichen Armes ohne Hand.

II. Der kurze Unterarmstumpf (35—55% des Unterarmes):

Vorteile: wie I. mit der Einschränkung, daß die Unterarmdrehmöglichkeit geringer (bis zu 60°) ist.

III. Der lange Unterarmstumpf (80—100% des Unterarmes):

Vorteile: das Vorhandensein des Ellbogen- und des Schultergelenkes sowie einer Unterarmdrehmöglichkeit bis zu 120° gestattet fast alle Bewegungen und Stellungen des natürlichen Armes ohne Hand;

Nachteile: der Platzmangel für die künstliche Hand mit Mechanik infolge abnormer Stumpflänge ergibt technische Schwierigkeiten hinsichtlich der Armkonstruktion.

IV. Der mittellange Oberarmstumpf (50—90% des Oberarmes):

Vorteile: Vorhandensein des Schultergelenkes, günstiger Hebelarm für die Stumpfbewegungen;

Nachteile: Ausfall des Ellbogengelenks, Ausfall der Unterarmdrehmöglichkeit.

V. Der lange Oberarmstumpf (90—100% des Oberarmes):

Vorteile: wie IV.

Nachteile: wie IV. zuzüglich Platzmangel für die Unterbringung des künstlichen Ellbogengelenkes.

VI. Der kurze Oberarmstumpf (30—50% des Oberarmes):

Vorteil: Vorhandensein des Schultergelenkes;

Nachteile: zu kurzer Hebelarm für die Stumpfbewegungen, Ausfall des Ellbogen gelenkes, Ausfall der Unterarmdrehmöglichkeiten.

VII. Der Schulter-Exartikulation (bis 30% des Oberarmes):

Nachteile: Ausfall der Gelenke des Armes, Ausfall der Rotationen im Ober- und Unterarm.

VI. Die Kraftquellen der Hand- und Armstümpfe

Neben allen bereits erwähnten Voraussetzungen für die Nutzung der Hand- und Armstümpfe bleiben immer die Kraftquellen entscheidend.

Als solche sind anzusehen:

I. die äußeren Muskelquellen (indirekt wirkend),
II. die inneren Muskelquellen (direkt wirkend),
III. künstliche, mechanische Kraftquellen.

Als äußere Kraftquellen haben wir bei der Zugrundelegung der Oberarmamputation als der schwierigsten und häufigsten:

1. die Bewegungen des Stumpfes im Schultergelenk nach vorn, hinten und seitlich (Pendelbewegung); (siehe Abb. 43);
2. die Bewegungen des Schultergürtels nach vorn und hinten, oben und unten gegenüber dem Rumpf, in Verbindung mit der Tragfähigkeit des Nackens.

Dazu kommt bei verhältnismäßig langen Unterarmstümpfen:

3. die Drehbewegungen (Pro- und Supination-Greif- und Empfangsstellung) des Unterarmes um seine Längsachse (siehe Abb. 41 und 43);
4. die Bewegung eines Unterarmes im Ellbogengelenk (siehe Abb. 39 und 43).

Als innere Muskelquellen können wir z. B. die Gruppen der Beuger und Strecker, der Pronatoren, den Pectoralis, Latissimus dorsi u. a. m. durch chirurgische Eingriffe direkt wirksam machen.

Als künstliche Energiequellen kommen Druckluft, Flüssigkeit und auch Elektrizität in Betracht. Diese Kraftquellen sind jedoch noch wegen ihrer unzureichenden technischen Ausarbeitung für den Kunstarmbau als problematisch anzusehen.

Die Bewegung des Stumpfes im Schultergelenk ergibt im Zusammenwirken mit der Rückenwölbung große Weglängen und starke Kraftäußerungen. Beim Vorhandensein einer geeigneten Übersetzung genügt die Weglänge, den Unterarm im Ellbogengelenk zu beugen und ihn mittels Stumpfhebung im Schultergelenk bis hinter den Kopf zu bringen. Die Kraftentfaltung genügt, um die Kunsthand mit dem in ihr gehaltenen Gegenstand aus der normalen Strecklage bis über den Kopf zu heben. Die Leistungsfähigkeit des Stumpfes in einem richtig behandelten und daher gut beweglichen Schultergelenk ist besonders groß, denn es gehört ja zu den Gelenken, die sehr große Kraft und eine außerordentliche Beweglichkeit nach allen Richtungen hin besitzen. Kein Wunder also, wenn diese Energiequelle für die beschriebene Beugung des Kunstarmes vielfach benutzt wird, die die größten Wege, die stärksten Kräfte und eine dauernde Belastung verträgt. Hinzu kommt, daß selbst eine gleichzeitig notwendig werdende Seitwärtsbewegung des Stumpfes diese Vorwärtsbewegung nicht beeinträchtigt. Man kann daher auch bei etwas seitlich gehobenem Armstumpf den Unterarm beugen.

Wenn auch die angeführte Leistung nur durch das Vorwärtsheben des Oberarmstumpfes erreicht werden kann und man demnach von einem psychologischen Mangel sprechen könnte, so dürfte diese Lösung für alle praktischen Fälle als ausreichend angesehen werden und nicht zuletzt werden ja die meisten Armbeugungen im Ellbogen gleichzeitig von einem Vorheben des Oberarmes begleitet.

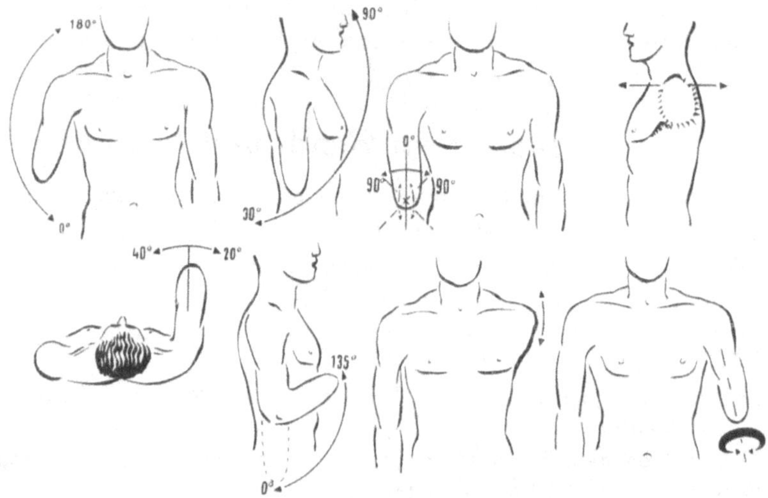

Abb. 43. Stumpfbewegungen

Die Bewegung der Schulter gegenüber dem Rumpf in Verbindung mit der Tragfähigkeit des Nackens erfolgt in der Weise, daß das Schulterblatt — den Rumpf als feststehend angenommen — verhältnismäßig kurze Wege macht und dabei sehr erhebliche Kräfte ausübt, die bis zu 50 kg ausmachen können. Diese Energiequelle kann also bei kurzen Wegen große Kräfte zur Verfügung stellen, die für die Bewegung der Finger und andere Mechanismen nutzbar gemacht werden können.

Die Drehbewegung des Unterarmes um seine Längsachse kann verhältnismäßig selten als Energiequelle benutzt werden, weil hierzu der Stumpf ziemlich lang sein muß, und die Pro- und Supinatoren verhältnismäßig selten noch genügend kräftig und auf genügend langen Wegen wirken. Immerhin läßt sich diese Bewegung bei entsprechendem Mechanismus zur Bewegung der Finger (Öffnen und Schließen der Kunsthand) nutzbar machen, wenn dabei eine Unterarmzwangsstellung in Kauf genommen wird (Drehhände).

Die Bewegung des Unterarmstumpfes im Ellbogengelenk wurde bereits beschrieben. Bei Unterarmkurzstümpfen kann man die vorhandene Energie zum Öffnen und Schließen der Kunsthand nutzbar machen, wenn die Beugung und Streckung des Armes durch eine andere Kraftquelle wirksamer ist. Diese Lösung ist zwar psychologisch falsch aber gut brauchbar (*Sauerbruch*-Kurzstumpfarm).

Aus all diesen Beschreibungen und Ausführungen über die Hand- und Armstümpfe ergibt sich mit aller Deutlichkeit der Anlaß, den Armamputierten immer wieder anzuraten, durch die Ausübung von sportlicher Gymnastik und anderen Bewegungsformen die Beweglichkeit der Armstümpfe zu fördern, die Mukulatur zu stärken und die Kraftquellen, die für die Betätigung der Prothese erschlossen werden, zu kräftigen.

VII. Das Armgerüst mit den Gelenken

Die Durchbildung des Armgerüstes ist davon abhängig, ob die Amputation dicht am Handgelenk (Handexartikulation), innerhalb des Unterarmes oder über dem Ellbogen stattgefunden hat, da die Zahl der noch vorhandenen Armgelenke (Hand-, Ellbogen- und Schultergelenk) von ausschlaggebender Bedeutung für die Konstruktion des künstlichen Armes ist.

Der Kunstarm erfüllt aber erst dann seinen Zweck, wenn er der an ihm befestigten Hand bzw. dem Greifgerät die notwendigen Bewegungen in jeder Armstellung, in beliebiger Reihenfolge und in beliebiger Vereinigung der Armgelenkeinstellung gestattet. Die größte Beweglichkeit der Finger einer Gebrauchshand ist an sich wertlos, wenn nicht die drei Armgelenke (Schulter-, Ellbogen- und Handgelenk) — mögen sie nun ganz oder teilweise künstlich ersetzt sein — die beliebige Einstellung der Hand im Raume ermöglichen.

Es ist für einen Armamputierten zweckmäßiger, einen gut durchgebildeten Kunstarm mit einfacher Mechanik zu besitzen, mit der er die vorgesehenen Funktionen ausüben kann, als eine mechanisch feinst durchkonstruierte Gebrauchshand an einem mangelhaften Armgerüst, welche den angestrebten Gebrauch verhindert.

Der Konstrukteur und Erbauer der Prothese muß daher volle Klarheit über die Bewegungsmöglichkeiten des natürlichen Armes nebst seinen physiologischen Leistungen einerseits und den mechanischen Lösungsmöglichkeiten für ihren künstlichen Ersatz andererseits besitzen. Aus diesem Grunde soll — in der Hauptsache für den Prothesenbauer bestimmt — an dieser Stelle eine kurze Übersicht über die Armgelenke und ihre Bewegungen gegeben werden, in der Absicht, das Hineinarbeiten in die anatomische Seite des ungewohnten Stoffes zu erleichtern, ohne deren Kenntnis brauchbare Lösungen der schwierigen Aufgabe nicht zu erwarten sind.

Die Grundlage der Bewegungen bilden die Gelenke. Aus ihrer Bauart folgen die Bewegungsmöglichkeiten der Glieder, und daraus ergibt sich wiederum die Auswahl der mechanischen Elemente und Baustoffe für ihren Ersatz. Die Erzeugung der Bewegungen verlangt endlich die Zurverfügungstellung von Kräften. Die Art der Kraft- bzw. Energiequellen und ihre zweckmäßige Ausnützung wird besonders beschrieben werden.

A. Die Gelenke

1. Der Oberarm ist an der Schulter durch ein typisches Kugelgelenk (Universalgelenk) befestigt.

Der Oberarmkopf ruht in einer Pfanne, die nur aus einem Teil der die Kalotte umhüllenden Kugel besteht. In dieser Pfanne wird der Oberarmkopf durch den Zug der die beiden Teile umgebenden Bänder gehalten. Diese Bänder begrenzen zugleich die Bewegungen des Oberarmkopfes im Gelenk. Technisch läßt sich ein solches Kugelgelenk mit derartiger Vollkommenheit nicht nachbilden; wir bleiben auf einen Ersatz durch ein normales Universalgelenk beschränkt. Dieses muß größtmöglichste Beweglichkeit nach allen Seiten besitzen und als Grundlage des ganzen Armes sehr widerstandsfähig gegen Zug und Druck, unter Umständen auch gegen Verdrehung ausgebildet sein. Die Abb. 44 zeigt die Rollbewegung im Schultergelenk, die im allseitigen Heben und Senken und Seitwärtsdrehen des ganzen Armes entsprechend den auf der Oberfläche der Kugel eingetragenen Kurven besteht. Die Kreisel- oder Sichelbewegung, ist eine Drehung um die Längsachse des Oberarmes. Je nach der vom Oberarm im Bereiche der Rollbewegung eingenommenen Stellung schwankt der Drehwinkel der Sichelbewegung zwischen 50—110°.

Es sei weiter bemerkt, daß das Schultergelenk des Oberarmes nicht fest in bezug auf den Körper (Wirbelsäule) steht, sondern durch die Bewegungen des Schultergürtels (Heben, Senken, Vorwärts- und Rückwärtsbewegungen) seine Lage im Raume ändern und damit den Bewegungsbereich des Armes verlegen kann.

Ein künstlicher Ersatz der Schulterbewegungen selbst kann nicht in Frage kommen, da ohne das Vorhandensein der vollbeweglichen Schulter bei einem Exartikulierten auf das Anbringen eines willkürlich bewegten Ersatzarmes überhaupt verzichtet werden muß.

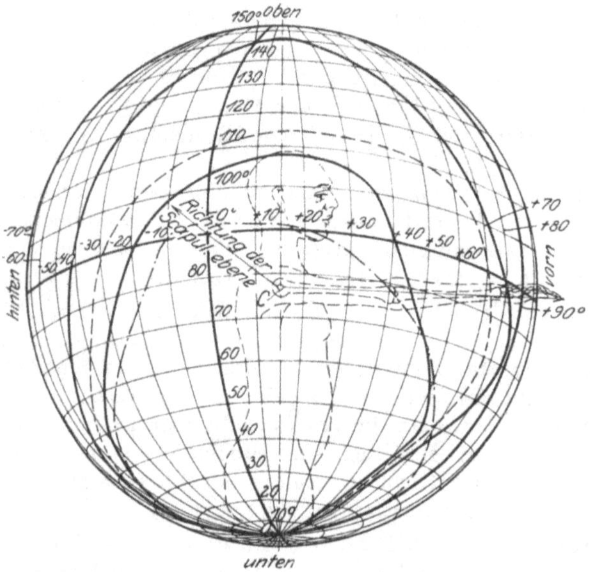

Abb. 44. Bewegungen des Schultergürtels

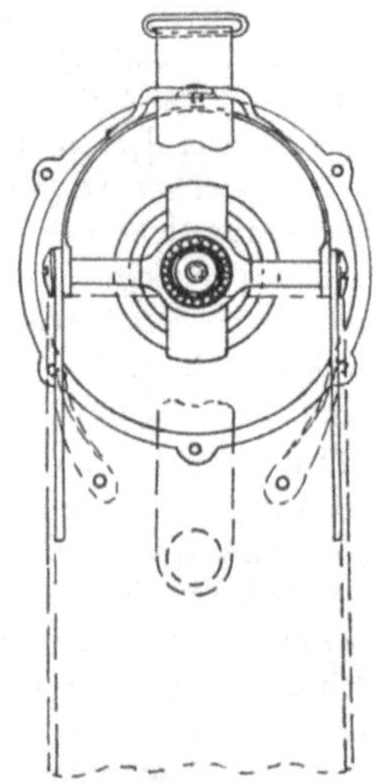

Abb. 45. Schulterexartikulationsgelenk für drei Bewegungsarten

Als eine brauchbare technische Lösung kann ein Schultergelenk angesehen werden, welches auf einer Grundplatte zum Schulterkummet montiert, durch eine Kugellagerachse die Vor- und Rückwärtspendelbewegung der Prothese ausführen läßt. Eine auf dieser Achse angebrachte Querachse bildet an ihren Enden zwei Bolzengelenke, an den zwei kleine Gelenkschienen für Oberarmteil der Prothese montiert sind. Das Grundsegment der Schulterachse ist außerdem beweglich angeordnet, so daß durch den Abduktionskraftzug, der als Bandfederzug von der Schulter zum Oberarmteil der Prothese (außen) führt, das Seitwärtsheben des Armes gestattet ist. Dieses Gelenk vereinigt also drei Bewegungsarten des Schultergelenkes (siehe Abb. 45).

2. Der Unterarm ist am Oberarm im Ellbogengelenk befestigt. Er muß zwei völlig getrennte Bewegungen gestatten, nämlich:

1. die Beugung und Streckung des Unterarmes;
2. die Drehbewegung (Pro- und Supination) der Hand.

Das Ellbogengelenk ist ein Scharnier(Zapfen-)gelenk, soweit es die Beuge- und Streckbewegung im Ellbogen zu gestatten hat, und ein Drehgelenk, soweit es sich um die eigenartige Verschiebung von Speiche und Elle handelt, die die Drehung des Handgelenkes um die Unterarmachse (Pro- und Supination) ermöglicht. Theoretisch gesehen müßte auch hier ein Kugelgelenk gewählt werden. Die Drehbewegung wird aber mechanisch günstiger dem Ellbogengelenk abgenommen und nahe an oder in das Handgelenk verlegt.

Gebildet wird das Gelenk durch Zusammenstoß von Oberarmknochen, Elle und Speiche, und zwar bildet einerseits der Oberarm mit Speiche und Elle, andererseits die Elle mit der Speiche gewissermaßen ein Gelenk. Die Hauptbedeutung des Ellbogengelenkes liegt in der Scharnierwirkung, die sich auf Grund einer Gelenkrolle vollzieht und in der Beugung des Unterarmes zum Ausdruck kommt. Es folgt daraus die Beugung des Unterarmes. Die zweite Bewegungsmöglichkeit besitzt dieser in der Aus- und Einwärtsdrehung der Hand (Pro- und Supination, d. h. Greif- und Empfangsstellung), die durch Bewegung der Speiche um die Elle erzeugt wird. Beide Knochen besitzen zu diesem Zwecke eine eigenartige Gelenkverbindung am Ellbogen und eine zweite an der Handgelenkwurzel, die der Wirkung nach aber einfachen zylindrischen Lagern gleichkommt.

Es muß hier festgestellt werden, daß fast alle Prothesenbauer des In- und Auslandes die technische Lösung in Form des Scharniergelenkes sehen und ihre Ellbogengelenkteile entsprechend ausstatten, ganz gleich, ob sie das künstliche Ellbogengelenk mit einer durchgehenden oder geteilten Ellbogenachse versehen.

3. Die Gelenkverbindung der Hand am Unterarm ist anatomisch so verwickelt, daß es für unsere technische Aufgabe zweckmäßiger ist, auf sie nicht weiter einzugehen, sondern nur die Bewegungarsten festzustellen und der technischen Lösung die Wege zu weisen.

Die Bewegungen sind:

1. Die Drehung um die Längsachse des Unterarmes (Pro- und Supination), die den Ellbogen als Drehpunkt hat.
2. Die Beugung in der Handwurzel nach dem Handrücken zu (dorsal) und nach der Handinnenfläche zu (volar).
3. Die Randbewegung, die eine Seitenstellung der Hand ermöglicht.

Die Vereinigung aller drei Bewegungen ergibt, daß jeder Handpunkt sich auf einer Kugeloberfläche bewegen kann. Damit wäre als technische Lösung das Kugelgelenk vorgeschrieben, wenn letzteres nicht in lose gestelltem Zustand die unzulässige Unbestimmtheit der Einstellung (Schlottergelenke) besäße.

Die sachliche Ausführung eines Dreifach-Gelenkes am Kunstarm stößt auf erhebliche Schwierigkeiten, weil die Durchleitung der Steuerelemente für die Finger durch ein derartiges Handwurzelgelenk sich in einfacher und zuverlässiger Weise nicht mehr ausführen läßt.

Es entsteht daher die Frage, welche Bewegungsmöglichkeiten für Kunstarme notwendig und welche entbehrlich sind.

Zu 1. Drehung: Zum Essen, Trinken, Schreiben, Lesen, An- und Ausziehen, Greifen, Loslassen, kurz zu allen Verrichtungen des täglichen Lebens ist die Drehung um die Unterarm Längsachse unentbehrlich.

Zu 2. Beugung: Handgelenkbeugung und -streckung sind für die Verwendungsmöglichkeit der Hand wichtig. Die Handverstellungen, die durch sie erreicht werden, können nicht durch bloße Bewegungen des Armes ersetzt werden. Es müßte dann der ganze Körper in eine andere Lage gebracht werden. Das ist nicht nur höchst unbequem, sondern in manchen Fällen unmöglich. Dafür erscheint es unnötig, eine weitgehende Einstellbarkeit vorzusehen. Die künstliche Hand muß, der natürlichen entsprechend, mit ihrer Längsachse (Achse des Mittelfingers) in Richtung des Unterarmes angebracht werden und muß außerdem in ihre beiden Endlagen — größte Beugung zum Handrücken und größte Beugung zum Handteller — gelangen können. Die Zwischenbeugungen können dann leicht durch die Bewegung des Ellbogens bzw. Unterarmes und des Oberarmes erreicht werden. Ein Drehgelenk für die Unterarmdrehung bleibt dabei trotzdem notwendig.

Zu 3. Randbewegung: Die Randbewegungen (Seitwärtsbewegungen) des Handgelenkes werden benutzt, um die Hand bzw. die Finger in eine zum Fassen günstige Stellung in bezug auf den zu greifenden Gegenstand zu bringen, ohne dabei Unter- und Oberarm bewegen zu müssen. Wichtig ist es zu wissen, daß die daraus folgenden Stellungen der Hand auch ohne die Randbewegungen des Handgelenkes erreicht werden können, indem Unter- und Oberarm die gewünschte Schrägstellung der Hand herbeiführen, wobei die Hand in Richtung des Unterarmes festgestellt zu denken ist. Statt die Gelenke unbewegt zu lassen und nur die Hand am Rande abzubiegen, kann man den Rand gewissermaßen starr mit dem Handgelenk verbinden und die gewünschte Schrägstellung der Hand durch Einstellung von Schultergelenk und Ellbogengelenk erreichen. Der Ellbogen macht dabei eine Seitwärtsbewegung. Diesen Umstand haben sich die meisten Konstrukteure zunutze gemacht, indem sie, um die Schwierigkeit der Handverstellung für Randbewegungen zu umgehen, diese Bewegung überhaupt wegließen und die Hand in Richtung des Unterarmes festmachten.

4. Die Gelenke der Finger sind je nachdem, ob es Wurzel- oder Mittelgelenke sind, ob sie zum Daumen oder den übrigen Fingern gehören, verschieden.

Die Fingergelenke des Daumen sind zum Teil Universalgelenke, zum Teil Scharniergelenke mit Anschlägen. Das gleiche gilt für die Grundgelenke der übrigen Finger, die als Universalgelenke mit Seitenbegrenzung und für die oberen Gelenke, die wieder als reine Scharniergelenke ausgebildet sind.

Dementsprechend wäre also auch die konstruktive Gestaltung aller Gelenke nunmehr durchzuführen. Dem Prothesenbauer bzw. dem Konstrukteur stehen als Universalgelenke Kugel-, Kardan- und Globoidgelenke, als Scharniere Zapfengelenke zur Verfügung, die je nach Ansicht des Technikers bald in diesem oder jenem Armgelenk zur Verwendung kommen.

Nach Kenntnis der Gelenke und Bewegungsmöglichkeiten der Glieder ist die Frage zu lösen: Wie werden die Arm- und Handgelenke benutzt und welches sind die hauptsächlichsten Gliedbewegungen und Gliedstellungen. Entscheidung für die Beurteilung ist der Amputationsgrad und damit der Ersatz von:

a) Handgelenk allein;

b) Hand- und Ellbogengelenk;

c) Hand-, Ellbogen- und Schultergelenk.

Bei a) handelt es sich um die Unterarmabsetzung, bei welcher oftmals noch eine — wenn auch geringe — Drehungsmöglichkeit zur Erreichung von Greif- und Empfangsstellung der Hand vorhanden ist. In diesen Fällen wäre dann lediglich die Handbeugung zu ersetzen. Fehlt diese Drehmöglichkeit, so muß für sie ein Drehgelenk geschaffen werden, während die Beugung und Streckung des Armes dem natürlichen Ellbogengelenk verbleibt. Die Handgelenk-Beugebewegung durch willkürlichen Kraftangriff besitzen nur wenige Kunstarme; mehr oder weniger haben sich die Konstrukteure darauf beschränkt, die Beugeverstellung der Hand durch die gesunde Hand zu bewirken. Ein solches Handgelenk zeigt schon die Hand des Götz von Berlichingen (Abb. 12). In der Neuzeit wird aus diesem Grunde vielfach auf ein solches Beugegelenk verzichtet. Als ein willkürliches Handbeugegelenk ist das Berliner Flexions-Handgelenk (*P. Schulze*, Berlin) anzusprechen.

Dieses Gelenk ermöglicht, die Kunsthand in die zweckmäßigste Beugestellung für die jeweils zu verrichtende Tätigkeit zu bringen. Die gewünschte Beugestellung wird durch einen Druck gegen den Handkörper eingestellt. Es ist in jeder Beuge so festgestellt, daß keine rückläufige Bewegung in die Streckstellung erfolgen kann. Bei maximaler Beuge springt es selbstätig in seine Ausgangsstellung zurück und ist sofort wieder funktionsfähig.

Bei b) handelt es sich um die Unterarmabsetzung, bei welcher die gestellte Aufgabe schon schwieriger ist, denn es sind nicht nur die angegebenen Bewegungen der Hand und des Handgelenkes zu vereinen, sondern dazu noch die vollen Tätigkeiten des Unterarmes im Ellbogengelenk — Drehung um seine Achse und Beugen — hinzuzufügen. Als höchstes Ziel erscheint wieder, alle Bewegungen ausführen zu können; zuvor wird man jedoch die Frage untersuchen müssen, wie weit das nötig ist.

Es kommt — darauf möchte ich von vornherein hinweisen — naturgemäß nicht nur auf die Ausführung reiner Beuge- und Streckbewegungen an, sondern auch darauf, diese Bewegungen mit der notwendigen, manchmal recht erheblichen Kraftentfaltung verknüpfen zu können.

Nicht minder wichtig wie das Beugen und Strecken ist das Drehen des Unterarmes um seine Längsachse, denn es gibt wenig Bewegungen des Armes, mit denen nicht auch eine Drehung der Hand verbunden ist, ja meistens läuft die Drehung der Hand mit einer Beugung des Unterarmes zusammen.

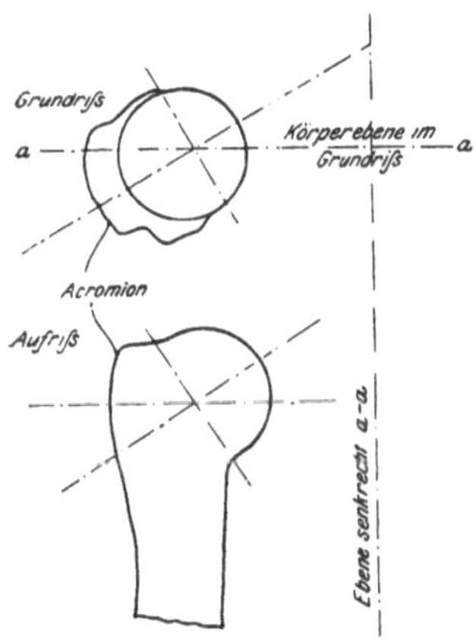

Abb. 46
Stellung des Oberarmkugelgelenkes

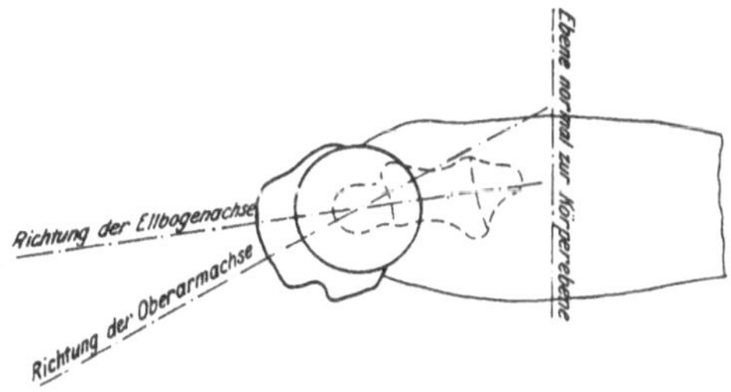

Abb. 47.
Stellung der Ellbogenachse zur Achse des Oberarmes

Ebenso gibt es wenige Greifbewegungen der Hand, die nicht gleichzeitig auch ihre Drehung erforderlich machen. Wohl läßt sich letztere teilweise durch eine Bewegung des Ellbogens ersetzen, bedingt dann aber eine Verbiegung des Körpers, die aus Gründen der Bequemlichkeit und der Schönheit der Bewegungen besser vermieden werden muß. Hervorzuheben ist, daß die Unterarmbewegungen zum Teil eine wesentliche Unterstützung durch die Bewegung des Oberarmes um das Schultergelenk erhalten. Als ganz besonders wichtig hierfür ist die Sichelbewegung des Oberarmes (Kreiselbewegung um die Längsachse) zu nennen, die einmal zur Einstellung des gebeugten Unterarmes in verschiedenen Winkellagen um die Oberarmachse als Drehachse, andererseits zur Drehung des in verschiedenen Beugelagen gebrachten Unterarmes benutzt wird.

Zum vollständigen Verständnis der natürlichen Armbewegungen sei noch auf die angeborene Schräglage der einzelnen Achsen des Armes hingewiesen, die dem Arm seine charakteristische Normalstellung und seine eigentümlichen Bewegungen geben. Beim gewöhnlichen Beugen aus der Strecklage des Armes bewegt sich die Hand in der Richtung auf den Mund zu. Die Achse des Oberarmkugelgelenkes liegt in doppelter Richtung schräg zum Körper. Die Achse des Ellbogengelenks wiederum liegt windschief zur Achse des Oberarmes (siehe Abb. 46 und 47).

Leider wird bei der Ausbildung künstlicher Arme meist auf diese tatsächliche Lage bewußt oder unbewußt wenig oder gar keine Rücksicht genommen, da sie infolge der individuellen Verschiedenheiten der Körper schwer künstlich nachzubilden und für den technischen Ersatz nicht von ausschlaggebender Bedeutung ist.

Im Gegensatz zur Hand, bei der die Erreichung einer bestimmten Lage vor dem Zugreifen die Aufgabe war, müssen für den Arm Ausführung der Bewegung und Einhalten der erreichten Lage geschieden werden. Nachstehende Bewegungen und Stellungen werden als notwendig angesehen:

Abb 48. zeigt den Arm in seiner Strecklage, wie er gewöhnlich schlaff am Körper herabhängt, wie er jedoch auch durch die Rollbewegung im Schultergelenk den weiten durch die Abbildungen gekennzeichneten Bewegungsbereich durchlaufen kann.

Abb. 39 stellt das Beugen im Ellbogengelenk dar, das oft mit einer gewissen Kraftleistung (Heben eines Gewichtes/Last) verbunden sein kann, ebenso oft aber — man denke an die Gesten des Armes — auch ganz unbelastet und ungezwungen ausgeführt wird.

Das auf das Beugen folgende Strecken des Unterarmes darf nicht nur als Geste ausführbar, sondern muß ebensogut auch mit einer Kraftleistung möglich sein (Hammerschlag).

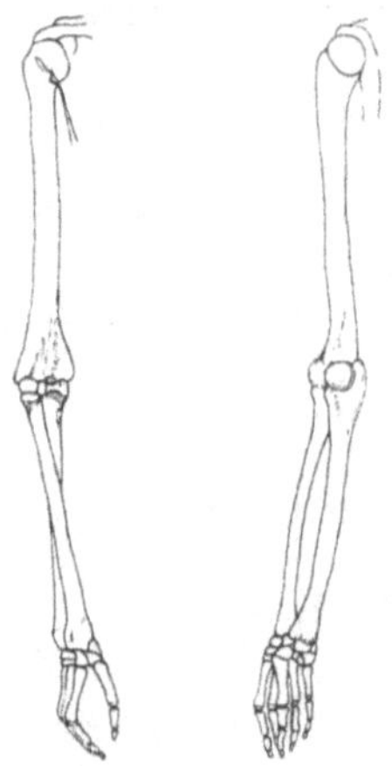

Abb. 48. Strecklage (Ruhehaltung) des Armes

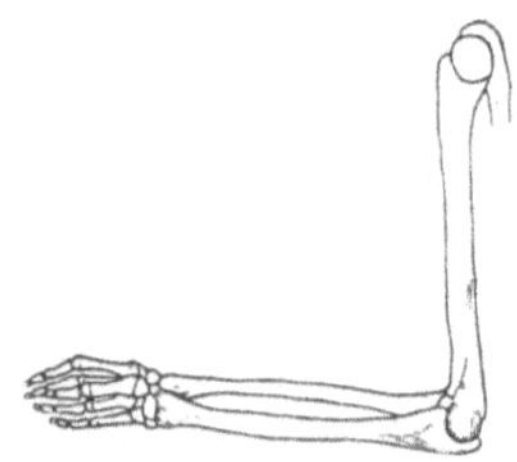

Abb. 49. Unterarm in festgehaltener Beugelage

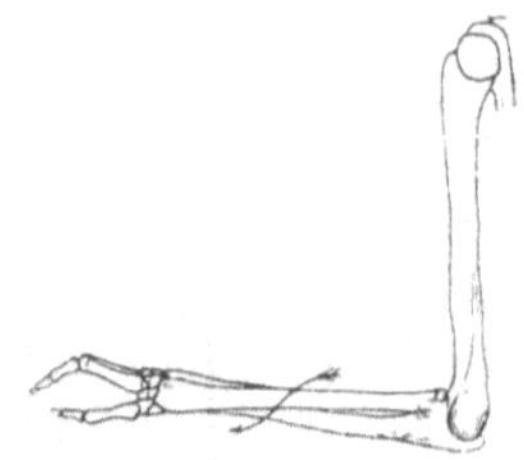

Abb. 50. Unterarmdrehung in Beugestellung des Armes

Abb. 49 zeigt den Unterarm in festgehaltener Beugelage. Bei vielen Verrichtungen muß der Arm in einer bestimmten Beugelage längere Zeit gehalten werden (Tragen von Kleidungsstücken, Arbeiten an Maschinen u. a.). Das künstliche Glied würde in einer solchen Lage also festgestellt werden müssen, wenn nicht ein Muskel des gesunden Körperteils dauernd in Spannung bleiben soll. (Siehe: Künstliche Gelenke und Sperrvorrichtungen)

Abb. 50 stellt das Drehen der Hand (Pro- und Supination) um das Ellbogengelenk dar, das gewöhnlich beim Einstellen der Hand für Greifbewegungen ausgeführt wird. Nur bei gestreckter Armlage kann das Schultergelenk an Stelle des Ellbogengelenks treten. Das Drehen muß jedoch auch in jeder beliebigen Beugelage erreichbar sein, hierfür steht dann nur das Ellbogengelenk zur Verfügung.

Abb. 51 zeigt, daß die Hand in beliebiger Beugestellung des Unterarmes (auch in der Strecklage) im Handgelenk gebeugt wird.

Abb. 52 zeigt, daß die Beugung des Armes bei einer beliebigen Drehlage der Hand vorgenommen wird; letztere wäre also festgestellt zu denken.

Abb. 52 veranschaulicht auch, daß die Drehung der Hand gleichzeitig mit dem Beugen des Unterarmes vorgenommen werden kann. Fast immer verbinden wir mit dem Beugen des Armes eine kleine Drehung des Unterarmes und diese vereinigte Bewegung ist eine der wichtigsten.

Abb. 53 zeigt, daß die Beugung des Handgelenkes auch vorgenommen wird, wenn der Unterarm in Beugelage steht und die Hand eine beliebige Drehlage eingenommen hat.

Als wichtig sind folgende Erwägungen anzusehen: Der Arm hat, wie bereits ausgeführt, die Hauptaufgabe, die Hand in die günstigste Greiflage zu einem Gegenstand zu bringen und dem ergriffenen Gegenstand bestimmte Raumlagen zu geben. Es ist also nötig, die vorstehend dargestellten Armbewegungen bzw. Stellungen mit den verschiedenen Handstellungen zu verbinden, und zwar sind diese:

1. Die Strecklage in Verbindung mit den verschiedenen Greifstellungen der Hand (Abb. 10 Seite 19, siehe künstliche Hand).
2. Das Greifen von Gegenständen bei beliebiger Beugelage des Armes.
3. Das Greifen von Gegenständen bei beliebiger Drehlage des Armes.
4. Das Greifen von Gegenständen bei beliebiger Beugelage der Hand *und* des Armes.
5. Das Greifen von Gegenständen bei beliebiger Drehlage der Hand bei gebeugtem Unterarm.
6. Das Greifen von Gegenständen bei beliebiger Beugelage der Hand bei gebeugtem Unterarm.

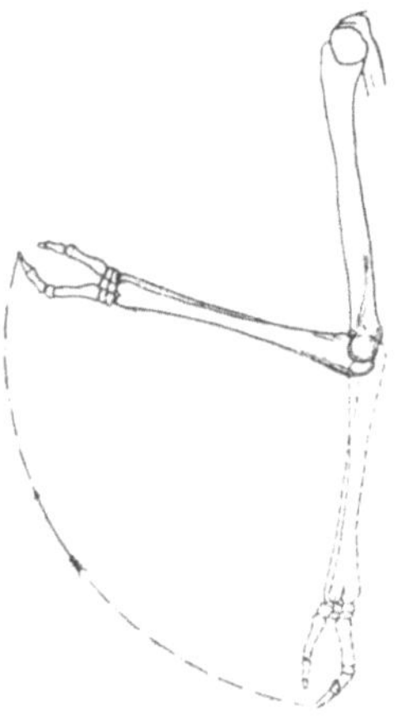

Abb. 51. Beugestellung des Armes

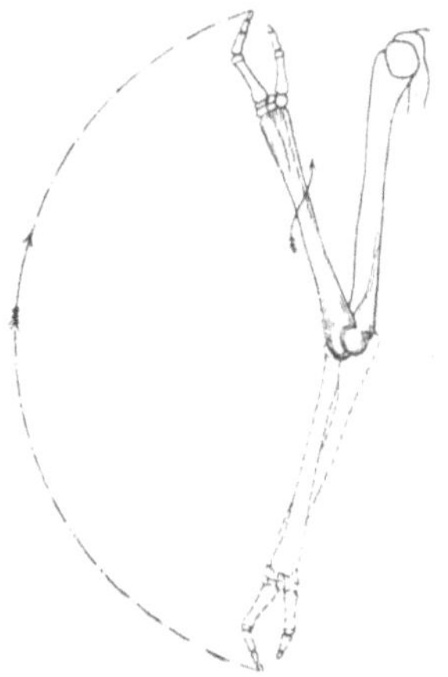

Abb. 52. Beugung des Armes bei beliebiger Drehlage der Hand

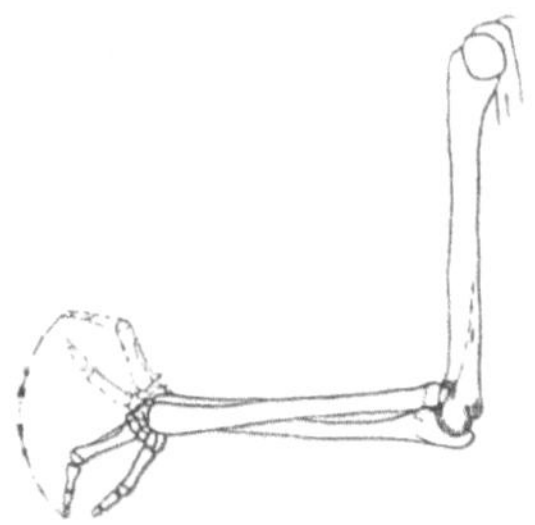

Abb. 53. Beugung des Handgelenkes in Beugestellung des Armes bei beliebiger Drehlage der Hand

7. Das Greifen von Gegenständen bei beliebiger Beugelage der Hand nach Drehung und Beugung des Armes.

Schließlich muß als wichtig hervorgehoben werden, daß die durch die Abb. 50, 51, 52, und 53 dargestellten Bewegungen alle das *Festhalten von Gegenständen während der Beugungsausführung* voraussetzen. *Das Greifen der Gegenstände* würde dann etwa in einer der in den Abb. 48 und 49 dargestellten Lagen ausgeführt werden.

Diese außerordentlich große Zahl von Bewegungen und Stellungen gibt das bewegungstechnische Ziel an, das die Konstruktion eines künstlichen Armes mit Hand erreichen soll. Ein Vergleich der früheren und gegenwärtigen Konstruktionsausführungen gestattet zu beurteilen, wie weit sich die konstruktive Ausführung der idealen Leistung wirklich nähert.

Bei c) handelt es sich um die Absetzung im Schultergelenk (Schulterexartikulation). Dieser Fall ist der schwierigste, da alle drei Armgelenke zu ersetzen sind. Bewegungstechnisch gelten die gleichen Bedingungen wie für die Oberarmabsetzung, also auch die gleichen Kriterien.

Der Ersatz des Schultergelenkes, das, wie schon erwähnt, ein natürliches Kugelgelenk vorstellt, muß durch ein mechanisches Universalgelenk erfolgen. Da der Oberarmstumpf fehlt, so muß eine künstliche Steuerung auch der Schulter eintreten, die den Armersatz ungemein schwierig gestaltet und erhebliche Kraftäußerungen mit dem Kunstgliede von vornherein ausschließt. Gleichzustellen sind diesem Fall auch die Oberarmkurzstümpfe, die oft bei einem begrenzt bewegungsfähigen Schultergelenk mit einem technischen Ersatz versorgt werden müssen.

VIII. Die mechanischen Armgelenke

1. Hand-Drehgelenke

Als wichtigste Bewegung des Handgelenkes ist die Drehbewegung (Pro- und Supination) für die meisten Verrichtungen des täglichen Lebens nötig. Sie ist gewissermaßen unentbehrlich und viele Techniker und Prothesenbauer haben die richtige Lösung gesucht. Nach den Erfahrungen der Vergangenheit und auch der Gegenwart müssen wir auch hier die aktive von der passiven Handdrehung trennen. Es ist ja bekannt, daß z. B. bei der Unterarmabsetzung vielfach die natürliche Drehbewegung erhalten

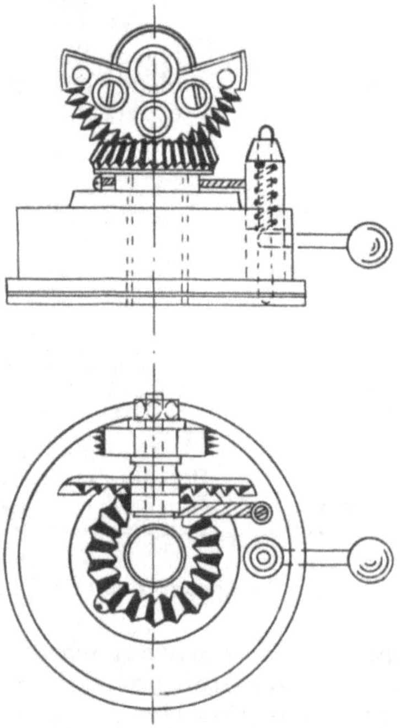

Abb. 54. Aktives Handdrehgelenk (Sauerbruch)

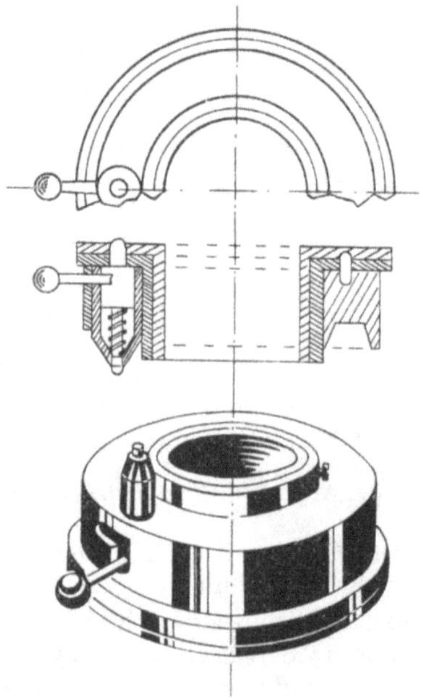

Abb. 55. Passives Handdrehgelenk (Sauerbruch)

geblieben ist und ihre Nutzung mit allen Mitteln angestrebt wird, selbst wenn die Verbindung zwischen Unterarm und Oberarm notwendig wird und zur Erhaltung der Drehmöglichkeit eine elastische Gelenkverbindung (Spiralfeder od. Riemen-V.) oder ein Drehkugellager angewendet werden muß.

Als aktives Handdrehgelenk können wir nur eine Drehkonstruktion ansprechen, die nicht von der gesunden Seite, sondern durch eine Kraftquelle des Körpers von der amputierten Seite her betätigt wird. Hierbei sei das aktive Handdrehgelenk (*Sauerbruch*) genannt, daß bisher bei den verschiedenen Armkonstruktionen angewendet wird (siehe Abb. 54).

Es besteht aus einer Grundplatte mit den Bohrungen für die verschiedenen Handstellungen, welche unmittelbar an der Hand befestigt wird. Über dem darauf in Längsachse des Armes angearbeiteten Zylinder dreht sich das eigentliche Gelenkteil aus Leichtmetall, das im Unterarmteil montiert wird. Am oberen Teil des Zylinders der Grundplatte ist ein Kegelrad fest angebracht, in dessen Zahnungen die Zähne des senkrecht gehaltenen Zahnsegmentes eingreifen, das drehbar an einem seitlichen Sockel des Gelenkteil gelagert ist.

Zwangsläufig wird mit diesem aktiven Handgelenk die Drehung der Hand dadurch erreicht, in dem das Gelenk durch eine Lenkerstange mit dem Ellbogengelenk gekoppelt wird. Das Beugen und Strecken des Armes im Ellbogen bewirkt die gleichzeitige Handdrehung. Durch einen entsprechenden Kraftzug kann diese zwangsläufige Pro- und Supination zeitweilig aus- und wieder eingeschaltet werden.

Wird der Zug gelöst, so zieht die mit der Drehung der Hand angespannte Spiralfeder zwischen Zylinder und Gelenkteil die Hand in ihre Ausgangsstellung zurück. (Pronationsfeder).

Im Gelenkteil befindet sich außerdem ein federnd gehaltener Sperrknopf, dessen Stift in die Bohrungen für die verschiedenen Handstellungen eingreift, wie dies beim passivem Handdrehgelenk vorgesehen ist (*Sauerbruch*). Das aktive Handdrehgelenk läßt sich also auch als passives Handdrehgelenk verwenden.

Diese Konstruktionsanordnung kann man nicht als vollkommen aktiv bezeichnen.

Als willkürliche Drehbewegung kann man dagegen ansehen, wenn sie durch einen Kraftzug bewirkt wird. Eine solche Lösung sehen wir bei der *Sauerbruch*-Oberarmprothese und bei der Unterarm-Kurzstumpfprothese, bei denen der Schulterstoßzug mit dem aktiven Handdrehgelenk gekoppelt ist und es dem Versehrten gestattet, die Handdrehung willkürlich vorzunehmen.

Nach den Feststellungen der Nachkriegszeit wurden und werden auch heute noch in den meisten Fällen die passiven Handdrehgelenke angewendet (siehe Abb. 55). Es hat sich aus der Praxis der Versehrten ergeben, daß einmal die zwangsläufige Pro- und Supination nicht als die erhoffte Lösung angesehen werden konnte und andererseits die willkürliche Drehung mittels Kraftzug am aktiven Handdrehgelenk im Betätigungsfall zwei Kraftleistungen zu gleicher Zeit notwendig macht, nämlich die Greifbewegung und die Drehbewegung. Da beide Bewegungen von zwei verschiedenen Kraftquellen gesteuert werden, ist der Pro- und Supinationszug unbequem und wir sehen deshalb bei den meisten Armkonstruktionen nur eine passive Handdrehung.

Die konstruktiven Ausführungen solcher passiven Handdrehgelenke sind sehr verschieden. In Deutschland war es bisher das Rastensystem, welches mittels Sperrknopf die Drehstellung der Hand in 6—8 Stellungen feststellen läßt.

Es besteht aus der Drehplatte, welche an der Hand befestigt wird und die nötigen Rastenbohrungen für den Sperrbolzen hat und außerdem mit dem angearbeiteten Halterohr durch die Mittelbohrung des Haltesegmentes greift, wo es verankert wird. Das Haltesegment wird an der Unterarmhülse befestigt und besitzt die erwähnte Sperrknopfvorrichtung, die von der gesunden Körperseite (passiv) betätigt wird.

In den letzten Jahren hat es sich als zweckmäßig erwiesen, den Gebrauchsarm (Kunstarm) derart zu gestalten, daß er auch als Arbeitsprothese für Haus und Beruf und sonstige Verrichtungen eingesetzt werden kann, wo die Kunsthand als Greifwerkzeug nicht alle Erwartungen erfüllt. Die hierzu erforderlichen Kombinationsgelenke zeigen, daß neben der Drehmöglichkeit auch eine Aufnahmevorrichtung zum Festhalten der Werkzeuge oder eines besonderen Greifgerätes (Hook) vorhanden ist. Wie bei den Arbeitshilfen der Normalverschluß, ist auch hier die Aufnahmevorrichtung als Bajonettverschluß gestaltet. Die Hand — die normalerweise an der Drehplatte des passiven Handdrehgelenkes befestigt ist — wird für das Kombinationsgelenk auswechselbar gehalten und hierzu mit dem Tellerzapfen und Normalansatz (13 mm) versehen. Der Kraftzug, der sonst ohne Unterbrechung von der Schulterbandage bis zur Handmechanik führt, wird durch eine Kupplung trennbar gehalten. Es sind auch hier verschiedene Konstruktionen entwickelt worden, bei denen die Erfinder sich bemüht haben, das Beste zu leisten.

Während wir in Deutschland mehr oder weniger den Normalzapfen (13 mm ∅) mit Haltestift an den einzelnen Greif- und Arbeitsgeräten verwenden, wurde in Amerika das Schraubsystem gewählt, um eine feste Verbindung zwischen Prothese und Greifgerät/Hand zu schaffen. Auch die Handdrehgelenke sind in ihrer Mechanik anders als bei uns gehalten. Typisch ist dabei, daß der Kraftzug fast überall von außen zur Handmechanik bzw. zum Greifgerät herangebracht wird, wo er kurz hinter dem Handgelenk ge- und entkuppelt (also getrennt und verbunden) wird. Bei neueren Ausführungen fällt der zur Sicherung angebrachte Haltestift am Normalansatzzapfen bereits fort und ähnlich dem Prinzip der amerikanischen Konstruktionen wird bei dem Hook-Unterarmansatzstück (Abb. 56) der Normalansatzzapfen durch eine Sperrklinke festgehalten (*Balser*, Wuppertal).

Dieses Unterarmansatzstück als Verbindungsteil zwischen Greifelement (Hand-Hook usw.) nimmt den zentral angeordneten Zapfen des Greifelementes auf. Es läßt sich für alle derzeitig im Gebrauch befindlichen Ansatzgeräte gebrauchen. Der Mecha-

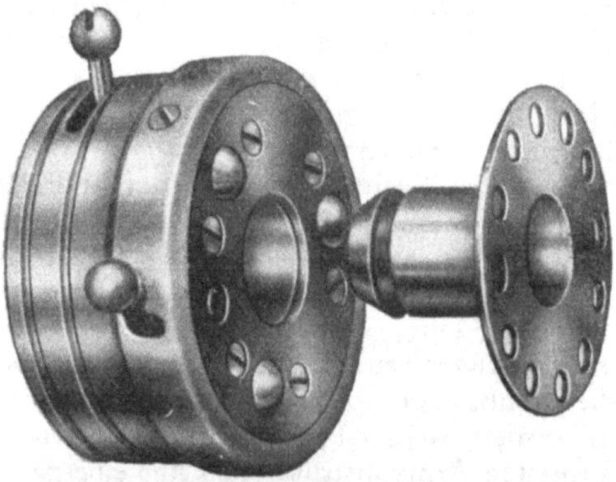

Abb. 56. Unterarmansatzstück mit Lochplatte (System Balser, Wuppertal-Barmen)

nismus gestattet eine passive Drehung des Greifelementes um 360° und ein Rasten in zwölf verschiedenen Stellungen, also bei einer Winkeldrehung um jeweils 30°. Die Anordnung von drei federnden Kugeln im Handgelenk im Zusammenspiel mit zwölf Rastlöchern in den Greifelementen erleichtern das Weiterdrehen und Einrasten. Ein Sperrhebel gestattet die vollkommene Feststellung in jede der zwölf Stellungen. Neben diesem Feststellhebel ist im Handdrehgelenk der Hebel für das Festhalten des Greifelementes im Unterarmansatzstück außen angebracht. Die Bedienung beider Hebel erfolgt passiv, d. h. von der verbliebenen gesunden Hand, kann aber auch leicht durch Abstützen an Gegenständen und dgl. erfolgen.

Eine neue technische Lösung hat *Senninger*, Berlin, gefunden, der ebenfalls auf den Haltestift verzichtet. Durch eine besondere Kraftübersetzung im Handgelenk wird bei geringer Drehung des Aufnahme- und Deckringes der Normalansatzzapfen (13 mm) in der Führung des Gelenkes so festgehalten, daß er selbst beim Tragen schwerer Lasten nicht aus der Verbindung herausgleiten kann. Die Sperrvorrichtung im Gelenk mit Knopf, Bolzen, Feder und Rastenbohrungen sowie der Haltestift am Ansatzzapfen fallen dadurch fort und helfen mit das Gewicht zu mindern.

a) Das Berliner Verschlußstück (*P. Schulze*) hat den Zweck, das Auswechseln der Kunsthand gegen ein Arbeitsgerät schnell und bequem zu ermöglichen. Es besteht aus einer Lochscheibe, in deren Mitte sich die Aufnahme für den Ansatzzapfen befindet. Kreisförmig um die Aufnahme sind Bohrungen, die den Lochzapfen vom Ansatzstück der Kunsthand bzw. des Greifgerätes aufnehmen. Damit wird die Hand bzw. das Gerät in Drehrichtung zur Längsachse festgehalten. Bei Verwendung dieses Verschlußstückes entfällt der Einbau eines besonderen Drehgelenkes, da die Hand bzw. das Gerät mindestens genau so schnell in die gewünschte Drehstellung gebracht werden kann.

Beim Befestigen der Hand oder des Greifgerätes wird der Ansatzzapfen in die Aufnahme eingeführt. Dabei drückt das konisch zulaufende Ende des Zapfens die unter Federdruck angebrachte Sperrklinke zurück, bis diese in den Einstich des Ansatzzapfens einrastet. Das Lösen geschieht durch Druck auf den an der Unterarmhülse befindlichen Auslöseknopf und die bisher unter dem Druck des Ansatzzapfens stehende Auswerferfeder stößt den Ansatzzapfen aus (siehe Abb. 35).

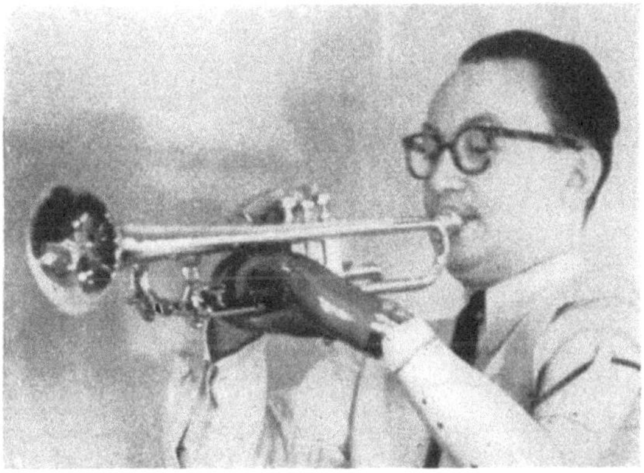

Abb. 57. Berliner Flexionsgelenk (Paul Schulze, Berlin)

b) Das Hand-Flexionsgelenk

Das Berliner Flexionsgelenk (*P. Schulze*) umfaßt einen Beugebereich, der dem einer natürlichen Hand entspricht. Es ist in jeder Beuge so festgestellt, daß keine rückläufige Bewegung in die Streckstellung eintreten kann. Die Betätigung ist passiv, d. h. sie erfolgt durch Druck an einen fremden Gegenstand oder an den eigenen Körper oder auch unter Zuhilfenahme der gesunden Hand. Bei maximaler Beuge springt das Gelenk selbsttätig in die Streckstellung zurück. Es besteht aus einer Gelenkkugel, die ein halbkugelförmiger Hohlkörper ist, an dem sich ein Bund zur Aufnahme der Kunsthand befindet. Die Gelenkkugel ist in der Kugelwanne schwenkbar gelagert, die an der Unterarmhülse befestigt wird. Die Sperre besteht aus einem Zahn, der in der Dreh- und Druckbewegung federnd gelagert ist und beim Beugen der Hand über die Rasten der selbsttätigen Sperre hinweggleitet und sich bei streckender Tendenz sofort in die jeweilige Raste festsetzt. In der Beuge-Endstellung schiebt sich die Sperre aus der Zahnung und unter dem Druck der Rücklauffeder springt das Gelenk in die Streckstellung zurück. Hier nimmt sie wieder die Lage über der Zahnung ein und ist damit erneut funktionsfähig.

2. Ellbogengelenke bei einem Unterarmstumpf

Überall dort, wo eine starre Verbindung vom Unterarm zum Oberarm notwendig ist, wird man sich der Ellbogengelenkschienen bedienen müssen. Diese sind mit einem geteilten Ellbogenscharniergelenk ausgestattet, d. h. sowohl die Außenschiene an der Außenseite der Prothese, als auch die Innenschiene hat ein zweiteiliges Gelenk mit Bolzen und Mutter bzw. Ringscharnier mit Gelenkschraube. Ihre Ausführung und Anordnung an der Prothese bedarf besonderer Sorgfalt; sie müssen der physiologischen Funktion des natürlichen Ellbogengelenkes beim Beugen und Strecken des

Armes im Ellbogen genauestens entsprechen, wenn sie nicht eine Klemmwirkung herbeiführen sollen, was ein Unbrauchbarwerden der Prothese zur Folge hätte (siehe Abb. 58).

Neben dem einfachen Scharniergelenk werden auch Doppelgelenke angewendet, die bei Beugung und Streckung des Armes der natürlichen Ellbogenbewegung folgen. Eine wirtschaftliche Ausnutzung der Kraftquelle bei Unterarmkurzstümpfen ermöglicht die in Amerika mit Erfolg angewendete Schienengelenkkonstruktion mit gleitenden Achsen. Auch bei uns hat sich die Hosmer-Gleitschiene (Abb. 59) bestens bewährt, weil sie schon bei geringer Beugung des Kurzstumpfes eine größere Beugung des Unterarmteiles gestattet.

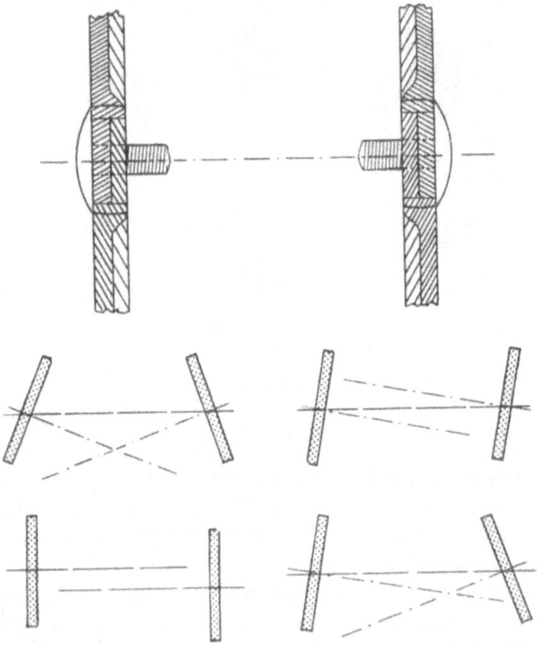

Abb. 58. Stellung der Ellbogengelenke. Obere Reihe: richtige Stellung, untere Reihen: falsche Stellungen

Bei der Anwendung von geteilten Ellbogenscharniergelenken — sowohl bei der Unterarm- als auch bei der Oberarmamputation erweist es sich als nötig, die Armprothese mit einer Ellbogensperrung auszurüsten. Allgemein wurden in solchen Fällen die sogenannten Schieberfeststellungen angewendet, die von der gesunden Seite — also passiv — ein- und ausgeschaltet wurden. Überall dort, wo die willkürliche Betätigung der Prothese von der amputierten Seite her angestrebt wurde, benutzte man für die Ellbogensperrung an einer oder mehrerer Stelle die selbsttätige oder automatische Sperrvorrichtung.

Die Sperrvorrichtung ist an der Außenschiene eingearbeitet. Sie besteht aus:

a) Oberarmschiene mit Bohrung für den Rastenhebel.
b) Unterarmschiene mit den vorgesehenen Rasten.
c) Sperr- bzw. Mitnehmerscheibe.
d) Rastenhebel mit Zugfeder und Halteschrauben.
e) Ansatzschraube (Achse) mit Sicherungsschraube.

Die Mitnehmerscheibe ermöglicht dem federndem Rastenhebel bei der Beugung des Unterarmes im Ellbogen ein Einrasten in die vorgesehenen Sperrasten (1—3 Stück). Sobald der an der Mitnehmerscheibe angebrachte Haltenut an den Anschlag der Oberschiene dabei anlangt, wird ihre Drehung gestoppt und der Sperrhebel wird zwangsläufig in eine höher gelegene Einkerbung, wodurch die Sperre gelöst und der Arm wieder gestreckt werden kann. Bei der maximalen Streckstellung tritt der Sperrhebel wieder in seine normale Lage und die Feststellvorrichtung ist wieder betriebsfertig.

Für Unterarmkurzstümpfe und für Oberarmprothesen mit langen Schienen ist diese Konstruktion zur Entlastung der Energiequelle empfehlenswert. Während der Konstrukteur beim Unterarmstumpf und auch beim langen Oberarmstumpf (Ellbogenexartikulation) die Mechanik des künstlichen Ellbogengelenkes der natürlichen Ellbogenbewegung anpassen muß, hat er bei den oberhalb des Ellbogengelenkes abgesetzten Stümpfen freien Spielraum für die Anordnung des künstlichen Ellbogengelenkes. Bei den meisten Oberarmkonstruktionen wird die Verbindung zwischen Unterarm- und Oberarmteil im Ellbogengelenk mittels einer durchgehenden Ellbogenachse geschaffen, wobei der Oberarm der tragende Teil für den Unterarm mit der Kunsthand ist. Die sich bei der Beugung und Streckung des Armes ergebende Formveränderung bringt es dabei mit sich, daß der Oberarmteil mit einer Ellbogenhalbkugel versehen wird. Die kreisförmige Bewegung des Unterarmteiles bei der Beugung des Armes war für die meisten Konstrukteure eine günstige Gelegenheit, sie für die beim Oberarm immer als nötig befundene Ellbogensperrvorrichtung zu nutzen.

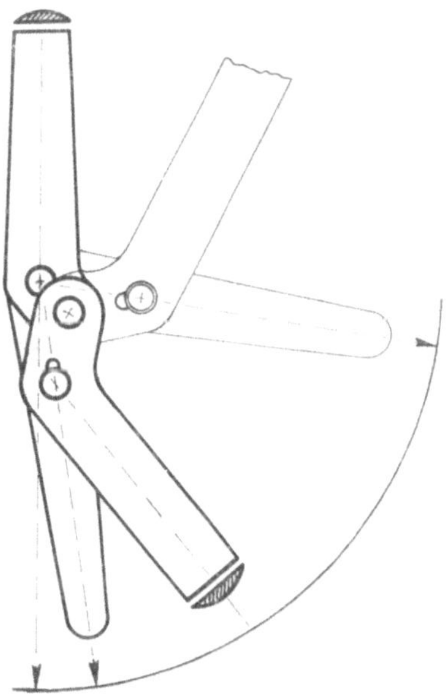

Abb. 59. Hosmer-Gleitschiene für Unterarm-Kurzstumpfprothesen

Wie bei den Unterarmprothesen gibt es auch beim Oberarm passive und aktive Ellbogensperren. Von den passiven Sperrvorrichtungen hat sich in Deutschland die Bolzenfeststellung am meisten behaupten können. Durch die Bedienung des Sperrknopfes am Unterarm wird ein Sperrbolzen in eine der verschiedenen Rastenbohrungen an der Ellbogenkugel des Oberarmes gedrückt und verriegelt damit die jeweilige Stellung in der Beuge der Prothese. Ein Zurückziehen des Sperrknopfes und seine Lagerung in eine Halteraste bewirkt die Aufhebung der Sperre. Die Sperrung ist absolut, d. h. der in der Beugung gesperrte Kunstarm kann weder weiter gebeugt noch gestreckt werden, bis eben die Auslösung vor sich geht.

Das Prinzip des Begriffes „Kunstarm" geht aber dahin, alle Einstell- und Bedienungsvorrichtungen aktiv, d. h. willkürlich von der amputierten Seite — ohne Mitwirkung der noch verbliebenen gesunden Hand — vorzunehmen und so wurden auch die verschiedenen „selbsttätigen" Ellbogensperren konstruiert. Bis zur Gegenwart nutzte man hierbei das Rastensystem. Mit der Armbeugung mittels Kraftzug wurde ein Rastenhebel durch seine Federung in bestimmte Rasten an der Ellbogenkugel gedrückt und der Arm in der Beugung gesperrt. Die Auslösung der Sperrung erfolgte meistens dadurch, daß die Prothese mit dem Beugezug in eine Maximalbeuge gebracht wurde, wobei der Rastenhebel aus der Raste herausgezogen und in eine eigene Sperrlage gebracht wurde. Erst bei vollkommener Streckstellung des Armes löste sich der Sperrhebel aus seiner Sperrung und wurde wieder betriebsfähig. Eine andere Konstruktion ermöglichte die Entsperrung dadurch, daß die Prothese an den Körper des Prothesenträgers gedrückt wurde und damit den Sperrhebel in seine Ausgangsstellung zurückbrachte. Die meisten Konstruktionen hatten dabei den Nachteil, daß die Armbeugung nur nach unten (bodenwärts) gesperrt war, weil der Weg nach oben für den Zug in die Maximalbeuge frei gehalten werden mußte. Der Prothesenträger konnte sich bei diesen Konstruktionen nicht auf den gebeugten Kunstarm stützen. Die absolute Sperrung des Kunstarmes in Beugestellung — wie bei der Bolzenfeststellung — kann nur dann erreicht werden, wenn die Bewegung des Bolzens mit dem Beugezug — also der Kraftquelle für die Beugung des Kunstarmes — gekoppelt wird.

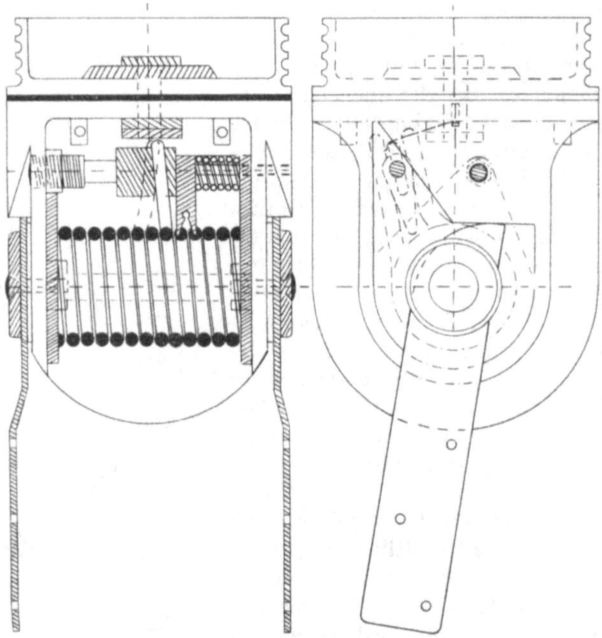

Abb. 60. Hosmer-Ellbogengelenkteil mit Drehgelenk im Oberarm
Fabrikat: Balser, Wuppertal-Barmen

In der neueren Zeit ist man vom Rastensystem abgegangen. Die amerikanischen und auch verschiedene deutsche Konstruktionen zeigen das stufenlose System unter Anwendung einer Spiralfederbremsung im Ellbogengelenk.

So stellt das *Hosmer*-Ellbogengelenk (E 100), dessen Art auch beim deutschen Hook-Arm angewendet wird, eine solche Konstruktion dar. In einem Ellbogenkugelgelenkteil aus Leichtmetall ist die mit den seitlichen Unterarmschienen starr verbundene Ellbogenachse gelagert. Das Ellbogengelenk ist nach beiden Richtungen feststellbar. Die Feststellung erfolgt durch zwei gegenläufige Spiralfedern, welche die geschliffene Stahlachse umspannen und an ihren Federschenkeln durch einen Kipphebel zusammengedrückt werden. Die zusammengedrückten Federn bremsen bzw. blockieren die Ellbogenachse. Betätigt wird der Kipphebel durch Stumpfstoß. Hierzu führt ein Kraftzug von der Schulterbandage über die amputierte Schulterseite nach vorn, wo er in Form eines Perlonzuges zum Kipphebel gebracht wird. Wenn das Ellbogengelenk begrenzt, also gesperrt ist, erfolgt durch einen nochmaligen Zug (Stumpfstoß) die Entsperrung in der Weise, daß der Kipphebel nunmehr die Spiralfedern abspreizt und damit die Bewegung des Ellbogenachse freigibt. Oberhalb ist ein einfaches Drehgelenk angebracht, welches gleichzeitig die Sichelbewegung gestattet (Abb. 60).

Diese Konstruktion hat folgende Vorteile gegenüber den früheren Rastengelenken:

a) leichtes Pendeln des Ellbogengelenkes in nicht gesperrtem Zustand;
b) zuverlässige, von der amputierten Seite aus zu bedienende Feststellung in jeder beliebigen Lage;
c) geräuschloses Arbeiten.

Das Berliner Ellbogengelenk (*P. Schulze*, Berlin) arbeitet in ähnlicher Weise. In der Praxis ergeben sich bei dieser Konstruktion folgende Betätigungsvorgänge:

Ausgehend vom Normalzustand, in dem das Ellbogengelenk in beiden Richtungen gesperrt ist, ergeben sich im praktischen Gebrauch folgende Bewegungsvorgänge.

1. Der Versehrte löst durch leichten Stumpfstoß die Sperre und bringt durch Schulterzug das Ellbogengelenk in die gewünschte Beugestellung.
2. Bei Beendigung des Stumpfstoßes stellt sich das Ellbogengelenk selbsttätig fest.
3. Durch Schulterzug wird die Hand oder das Greifgerät geöffnet, wobei keine Veränderung der Beugestellung des Ellbogengelenkes möglich ist, da dieses gesperrt ist.
4. Unter Einwirkung eines Stumpfstoßes nimmt das Ellbogengelenk infolge der Schwerkraftwirkung auf den Unterarm wieder die Streckstellung ein, es sei denn, daß durch gleichzeitigen Schulterzug eine veränderte Beugestellung bestimmt wird.

Die Weglänge für den Stumpfstoß zur Lösung der Sperre beträgt 3 mm und die Weglänge zum völligen Ausschalten des Sperrmechanismus braucht 18 mm. Der Beugebereich des Ellbogengelenkes beträgt 140°. Die Konstruktion des Berliner Ellbogengelenks sieht vor, daß die Feststellung durch eine Sperrfeder erfolgt, die sich in mehreren Windungen fest um die Sperrachse legt. Die Sperrfeder ist mit dem einen Ende an der Gelenkkugel und mit dem anderen Ende an dem Sperrhebel befestigt. Die Sperrachse bildet gleichzeitig die Achse des Gelenks und ist fest, d. h. nicht drehbar, mit der Unterarmhülse verbunden. Mittels Stumpfstoß wird über den Betätigungszug die Sperrfeder geöffnet, wodurch der Widerstand auf die Sperrachse ausgeschaltet wird und damit die Bewegung nach beiden Richtungen hin möglich ist. An dem Sperrhebel ist drehbar gelagert die Sperrklinke befestigt, die durch eine Blattfeder dauernd gegen einen Haltebügel gedrückt wird. An der Sperrklinke befindet sich eine obere und eine untere Raste zur Aufnahme des Haltebügels. Im Ruhezustand, d. h. ohne Einwirkung des Stumpfstoßes ist die Sperrklinke so eingerastet, daß sich der Haltebügel in der oberen Raste befindet. Damit ist die Sperrfeder festgelegt und das Gelenk nach beiden Richtungen gesperrt. Bei völligem Durchzug des Betätigungszuges springt die untere Raste der Sperrklinke in den Haltebügel, wodurch die Sperrfeder dauernd in geöffnetem Zustand um die Sperrachse gehalten wird. Die Sperre ist damit ausgeschaltet und der Arm ist nach vorn und rückwärts frei beweglich.

Beim leichten Stumpfstoß wird die obere Raste der Sperrklinke aus dem Haltebügel gehoben, so daß das eine Ende der Sperrfeder frei ist. Beim Beugen des Gelenkes wird jetzt durch den Reibungswiderstand der Sperrachse auf die Sperrfeder diese etwas geöffnet, wodurch das Gelenk in Beugerichtung entsperrt ist. Die Sperrung des Gelenks erfolgt selbsttätig durch Einwirkung der Schwerkraft auf den Unterarm, wobei wieder die obere Raste der Sperrklinke auf den Haltebügel geschoben wird.

3. Drehgelenke (Sichelgelenk) im Oberarm

Die aktive Sichelbewegung wird am besten durch die direkte Übertragung vom Oberarm auf die Oberarmhülse erzielt, wenn die Hülse aus starrem Material gearbeitet und der Stumpf so eingepaßt ist, daß er sich durch die Muskelkontraktion anpressen und somit die Hülse dirigieren kann. Für alle sonstigen Fälle wird ein mechanisches Sichelgelenk nötig, und wir unterscheiden hierbei folgende Ausführungsarten:

a) beim Kunstarm aus Holz wird meistens das einfache Sichelgelenk angewendet, das nur durch eine Mittelachse mit dem Ellbogenteil verbunden ist, keine Rasteneinteilung hat und von der gesunden Seite bedient wird;
b) beim Kunstarm aus Leichtmetall, Fiber oder anderem starren Material wird ein Metalldoppelring ohne Rasteneinstellung gewählt, der ebenfalls von der gesunden Seite bedient wird;
c) beim Kunstarm mit stufenloser Ellbogenfeststellung ist das Sichelgelenk z. B. bei der *Hosmer*-Konstruktion als feste Verbindung mit der Oberarmhülse durch eine nachstellbare Schraube, mit dem Ellbogenteil unter Zwischenschaltung einer Bremsscheibe verbunden, die eine passive Sichelbewegung regulieren läßt.
d) Im Gegensatz zu den zu a—c genannten Ausführungen wird auch eine Rastenkonstruktion angewendet, bei welcher die maximale Beugung des Armes genutzt wird, um die Sperrung des Oberarmes in der Drehung zu lösen. Bei der Maximalbeuge drückt das Unterarmteil auf den Sperrknopf an der Oberarmhülse, wobei sich ein Sperrhebel aus der Raste des Sichelgelenkes schiebt und die Bewegung freigibt. Ist die Prothese in die gewünschte Drehstellung gebracht und wird nun die Maximalbeuge aufgehoben, so rückt der Sperrhebel von selbst in die ihm gegenüberliegende Raste des Sichelgelenkes ein und die Drehung ist gesperrt.

4. Schultergelenke

Bei sehr kurzen Oberarmstümpfen und der Exartikulation der Schulter ist die Anwendung eines mechanischen Schultergelenkes dann erforderlich, wenn die Prothese im Schultergelenk beweglich gehalten werden soll. Nicht selten werden die Schulterkappe, bzw. das Schulterkummet mit dem Oberarmteil in einem Stück gehalten, weil man auf die erwähnte Bewegungsmöglichkeit verzichtete und die Prothese möglichst fest am Körper halten will.

Demgegenüber wird in größerem Maße darauf gehalten, möglichst eine Pendelbewegung in der Schulter zu ermöglichen. Die einfachste Lösung ist eine einfache Verschnürung zwischen Schulterkappe in Schulterhöhe (Acromion) und Oberarmteil der Prothese. Die Art der Verschnürung, fest oder lose, gestattet ein Vor- und Rückwärtspendeln, sowie die Seitenbewegung (Abduktion) der Prothese. Andere Prothesenbauer wählen das einfache Kugelgelenk, das die gleichen Bewegungen freigibt. Solche Lösungen mögen am Schmuckarm leicht und bequem sein, aber sie sind nicht geeignet, dem Amputierten eine sichere Steuerung der Prothese zu geben. Bei einem willkürlich bewegbarem Kunstarm wird man sich deshalb einer Konstruktion bedienen müssen, die einmal die drei erwähnten Bewegungen gestattet und außerdem auch sicher gesteuert werden kann. Es handelt sich dabei z. B. bei sehr kurzen Oberarmstümpfen oder einer Absetzung mit teilweise erhaltenem Oberarmkopf, um eine Schienenkonstruktion mit einem Scharniergelenk für die Vor- und Rückwärtsbewegung und einem darüber gesetzten Abduktions-Scharniergelenk, die auf Schulterkappe und Oberarmteil aufgesetzt wird. Die Montage muß derart gehalten werden, daß dieser Schienenbelag nicht aufträgt und das kosmetische Aussehen beeinträchtigt. Eine andere Lösung ist: Ein nach Cardanischem Prinzip gebauter Bügel setzt gelenkig am Schulterkummet an, umzieht den verbliebenen Stumpfrest und trägt auf seinem Scheitel (an Stelle der ehemaligen Schulterhöhe) ein Scharnier, das die Verbindung mit dem Kunstarm darstellt. Bei der glatten Exartikulation endet das Kummet in der Schultergelenkgegend mit einer sagittal stehenden runden Fläche. Dieser wird ein Metallteller aufgesetzt. Der Teller ist mit einem T-förmigen Teil durch eine Schraube drehbar verbunden. Der Drehpunkt befindet sich in der Mitte der Querachse dieses Teiles. Die Querachse ist wiederum gelenkig an die Oberarmhülse des Kunstarmes aufgehängt (siehe Abb. 45).

IX. Verbindung zwischen Arm und Prothese

(Bandagierung und Bandagen)

Maßgebend für den größeren oder geringeren Funktionswert des künstlichen Armes ist nicht allein die Länge des Stumpfes, sondern auch seine sonstige Beschaffenheit. Nicht nur die Beweglichkeit in den Gelenken, sondern die Möglichkeit, den künstlichen Arm am Stumpf zu befestigen, spielt eine wichtige Rolle. Die Befestigungsart ist verschieden, je nach den Resten des abgesetzten Gliedes und der Art der Narbe, der Nervenversorgung am Stumpfende und der Hautdecke. Die notwendige Befestigung wird sich immer nach der beanspruchten Leistungsfähigkeit richten müssen. Grundsätzlich ist hier zu sagen: Je unverrückbarer und fester die Verbindung zwischen Stumpf und künstlichem Arm ist, je weniger die Prothese am Stumpf wackelt, je kleiner der technische Fehler — der sich im toten Gang des Stumpfes in der Prothese äußert, desto größer wird die Leistungsfähigkeit in bezug auf Bewegungsmöglichkeit und Kraftausübung sein. Der Stumpfschaft der Prothese, der den Stumpf umkleidet — also die Stumpfbettung — muß daher genau der Form des Stumpfes entsprechen, denn von seiner Paßfähigkeit hängt es ab, ob der Amputierte die Prothese sicher und zweckentsprechend steuern und handhaben kann. Selbstverständlich ist dabei auf die Konstitution, auf die Hautdecke und ihre Unterpolsterung Rücksicht zu nehmen; magere Menschen mit atrophischer Haut brauchen eine weichere Fütterung. Ebenso sind Einschnürungen zu vermeiden, um die Muskeltätigkeit nicht zu behindern und um das Gefühlsvermögen des Stumpfes nutzbar zu machen. Obwohl jeder Stumpfschaft nur von Fall zu Fall dem Armamputierten angepaßt werden kann, lassen sich doch für die meisten vorkommenden Amputationsarten nach den Erfahrungen auf diesem Gebiete eine Anzahl bewährter Bauarten festlegen.

Leider sind alle Stumpfschäfte, ganz gleich, ob sie aus Walkleder, Holz, Metall oder Kunststoff (Plastikmaterial) hergestellt sind, starre Gebilde und können nicht allen Veränderungen restlos gerecht werden, die durch das An- und Abschwellen sowie durch die Formveränderungen bei den verschiedenen Bewegungen des Stumpfes bedingt sind.

Unterarmschäfte

Im allgemeinen kann man sagen: je länger der Stumpf, desto einfacher ist die Befestigung am Körper, je kürzer — desto schwieriger. Je spitzer die Kegelform ist, um so leichter löst sich die Befestigung bei den am meisten auftretenden Zugbeanspruchungen vom Stumpf. Die Grenzfälle beim Unterarm sind:

a) die Handexartikulation (Absetzung im Handgelenk);

b) der Kurzstumpf (Absetzung kurz unterhalb des Ellbogengelenks).

Beim Stumpfschaft zu a) und in Fällen, wo sich der Stumpf in seiner Form stark ändert, wird dieser meist mit einer Schnürvorrichtung zu versehen sein, um ein unbehindertes Einbringen des Stumpfes und eine gute Anpassungsmöglichkeit an die Stumpfform zu erreichen. Soweit es sich dabei um Schäfte aus Leder handelt, ist ihre Hülsenform zweckmäßig durch Schienen zu sichern.

Die ungünstige kegelförmige Form vieler Unterarmstümpfe, die sich vom Ellbogen zum Stumpfende verjüngt, verhindert, die Saugfähigkeit des Holzes, Leders oder anderer Stoffe der Haut auszunutzen. Für sie ist der Ansatz zur Befestigung des kegelförmigen Stumpfschaftes oberhalb des Ellbogens an den Oberarmknorren (Epikondylen am Oberarm) gegeben. Bei der Exartikulation im Handgelenk dagegen ist die Befestigung des Stumpfschaftes unmittelbar hinter den seitlich vorspringenden unteren Enden der Vorderarmknochen durch die bereits erwähnte Schnürvorrichtung leicht ausführbar.

Wir unterscheiden deshalb für die Befestigung der Unterarmschäfte am Körper folgende Bauarten:

1. Befestigung mittels Schnürvorrichtung am Unterarm.
2. Befestigung mittels Riemen oberhalb des Ellbogengelenkes (*Neumann*sche-Bindung), die das Ellbogengelenk unbehindert läßt (siehe Abb. 61).

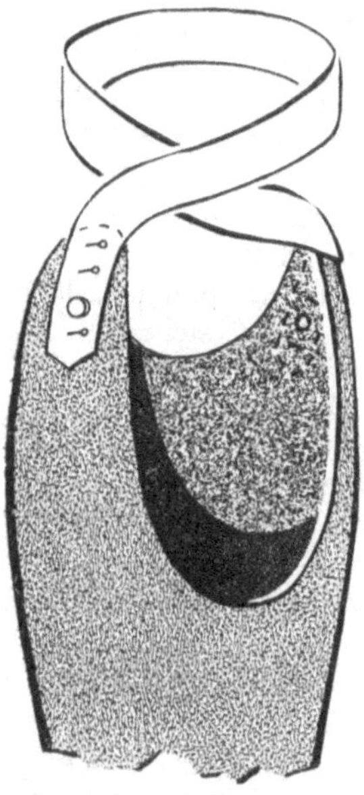

Abb. 61. Riemenbefestigung am Oberarm

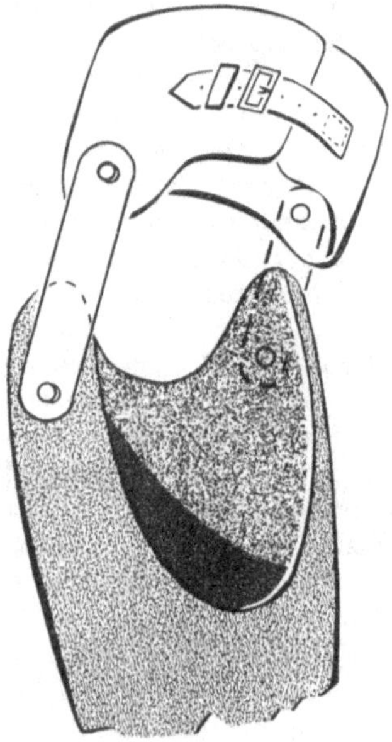

Abb. 62. Schmale Oberarmhülse mit Halteriemen

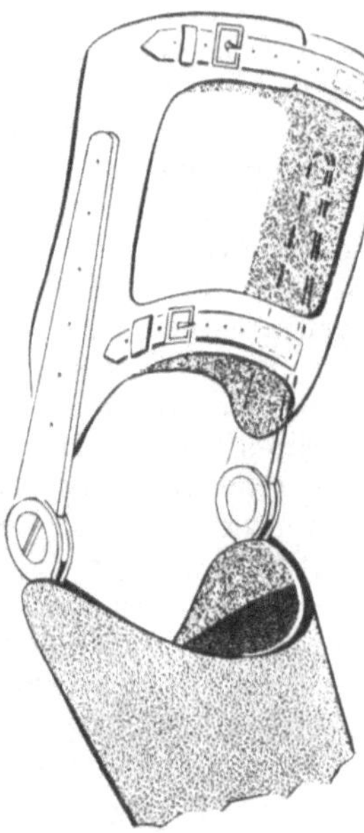

Abb. 63. Oberarmhülse mit Ellbogengelenkschienen

3. Befestigung mittels seitlicher Riemen mit schmaler Oberarmhülse oberhalb des Ellbogengelenkes, die das Ellbogengelenk unbehindert läßt (siehe Abb. 62).

Zu 2.—3. ist zu beachten, daß bei dauernder schwerer Beanspruchung der Riemen sich infolge seiner bzw. ihrer Elastizität und dauernder Dehnbarkeit mit der Zeit dehnt und nachläßt und dieser Umstand — selbst bei Nachstellbarkeit des Riemens durch Schnallen usw. — störend wirkt, so daß man nicht zuletzt doch zu einer vollkommen starren Verbindung der Oberarmhülse greifen muß, die zunächst nur noch die Beugung und Streckung des Armes freiläßt.

4. Befestigung am Oberarm mit Gelenkschienen und Oberarmhülse, bei welcher das Ellbogengelenk auf Beugung und Streckung beschränkt bleibt (siehe Abb. 63). Diese Befestigungsart wird dadurch gekennzeichnet, daß der Stumpfschaft innen und außen mit Schienen versehen ist, die über ein künstliches Gelenk zum Oberarm führen und dort an der Oberarmhülse befestigt werden. Die Gelenke befinden sich neben dem natürlichen Ellbogengelenk und es ist verständlich, daß diese Ausführung nur die Beugung und Streckung des Armes zuläßt.
Die Beweglichkeit des Ellbogengelenkes wird durch diese Befestigungsart behindert und die größere Kraftübertragung, die erreicht wird, muß mit der Verringerung der Beweglichkeit bezahlt werden. Wenn dagegen der Unterarmstumpf eine natürliche Aus- und Einwärtsbewegung nicht mehr gestattet (Pro- und Supination), ist gegen diese Befestigungsart nichts zu sagen.

5. Befestigung am Oberarm, die dem Ellbogengelenk volle Beweglichkeit läßt.

a) Bei langen Stümpfen mit Drehmöglichkeit kann man gelenklose Schienen anwenden, indem man zwischen den Schienen am Unterarmschaft und den Schienen an der Oberhülse eine Verbindung durch seitliche Riemen oder Spiralfederzüge schafft.

b) Um bei drehfähigen Unterarmstümpfen — lange und mittellange — die volle Bewegungsfreiheit wieder herzustellen, wird zweckmäßig der Unterarmschaft in zwei Teile geteilt. Der untere Teil — dem Stumpfende zu — übernimmt die willkürliche Drehung (Pro- und Supination) des Stumpfes und wird mit dem oberen Schaftteil durch ein Drehkugellager verbunden. Von dort aus ergeben die Schienen mit dem mechanischen Ellbogengelenk die weitere feste Verbindung zur Oberarmhülse. Das Drehkugellager ist so gestaltet, daß es jede axiale Zug- und Druckbewegung starr, jede vom Stumpf vorgenommene Drehbewegung aber nachgiebig aufnimmt. Es wird dem Unterarmstumpf damit gestattet, sich gewissermaßen kraftschlüssig mit dem Gehäuse zu bewegen.

6. Befestigung am Körper mittels Schultergurtbandage.

In den Fällen, wo eine Entlastung des Armstumpfes vom Gewicht der Prothese herbeigeführt werden soll, wird das ganze Kunstglied auf der Schulter der Amputationsseite und dem Nacken durch eine Schultergurtbandage aufgehängt, welche in der Achselhöhle der gesunden Schulter eine unverrückbare Befestigung hat. Diese Gurtbandage ist so gestaltet, daß sie die Brust frei hält und die Atmung nicht behindert und der Armstumpf kann bei dieser Befestigungsart zur Kraftausübung bei der Arbeit und zum Steuern der Prothese restlos eingesetzt werden.

Oberarmschäfte

Soweit die Vielseitigkeit der Verrichtungen in Frage kommt, werden an die Leistungen des Oberarmamputierten wesentlich geringere Anforderungen gestellt als beim Unterarmbeschädigten. Immerhin sind aber die Kraftbeanspruchungen beim Oberarmamputierten, die ja in der Hauptsache Zugbeanspruchungen sind, keine geringeren. Im Gegensatz zu den Befestigungsmöglichkeiten des Unterarmstumpfes, wo das Ellbogengelenk mit den stark hervorspringenden Knorren den gegebenen und recht sicheren Halt der Schaftbefestigung auf dem sonst glatten Arm bildet, muß beim Oberarmstumpf in den meisten Fällen der Rumpf zur Befestigung der Prothese am Körper herangezogen werden, weil sichere Stützpunkte am Armstumpf allein fehlen. Auch hier muß die Art der Befestigung eine sichere, allseitig unverrückbare Verbindung des Stumpfschaftes mit dem Stumpf garantieren. Die richtige Paßform des Stumpfschaftes ist dann gegeben, wenn

a) der Amputierte seine Berufs- und sonstigen Arbeiten dauernd und ohne Wundwerden des Stumpfes verrichten kann;

b) keine Längsverschiebung des Schaftes in Richtung der Armachse (Zugbeanspruchung);

c) kein Kippen quer zur Armachse (Druckbeanspruchung);

d) keine Verdrehung um die Armachse

eintritt und sich der Amputierte gewissermaßen mit dem Kunstglied verwachsen fühlt. Der Armstumpf muß so gut in den Prothesenschaft eingepaßt sein, daß die Prothese auch in unbelasteter Hängelage jeder Bewegung des Stumpfes folgt, während bei angespannter Mukulatur eine volle Ansaugung des Stumpfes an die Schaftwand auftreten muß und jede Verschiebung innerhalb des Schaftes ausgeschlossen wird. Damit erreichen wie die Nutzbarmachung des Hautgefühles bei allen Arbeiten, die Ausführbarkeit der Sichelbewegung (Rotation und Kreiselung) um die Oberarmachse und verhindern auch eine Verkümmerung der Oberarmmuskeln.

Die Art der Befestigung ist in ihrer Bauart von

A. der Länge und Form des Oberarmstumpfes,

B. der Beweglichkeit des Schultergelenkes bzw. des ganzen Schultergürtels,

C. den Arbeitsanforderungen bzw. dem Gebrauchszweck

abhängig.

Zu A unterscheiden wir:

1. den Ellbogen-Exartikulationsstumpf;
2. den langen und mittellangen Oberarmstumpf;
3. den Oberarmkurzstumpf von weniger als 10 cm Länge.

Bei der Exartikulation im Ellbogen kann bei entsprechender Stumpfform auf eine Schultergurtbandage verzichtet werden, wenn keine besonderen Anforderungen gestellt werden. In solchen Fällen genügt eine Schnürvorrichtung am gefensterten oder offenen Stumpfschaft. Ist für den Stumpf eine Gebrauchsprothese vorgesehen, muß auch der Rumpf zur Befestigung herangezogen werden.

Ähnlich ist es auch bei den kurzen Oberarmstümpfen, bei denen neben der Befestigung durch eine Schultergurtbandage noch die Notwendigkeit besteht, den Stumpf so zu fassen, daß er auch bei starker Bewegung und großer Beanspruchung nicht aus dem Stumpfschaft herausgleitet.

Für alle anderen Stumpflängen ist die Befestigung der Prothese am Körper neben dem gut sitzenden Stumpfschaft nur im Zusammenwirkung mit der entsprechenden Schultergurtbandage möglich.

Zu B.

Die Beweglichkeit des Schultergelenkes, des Schulterblattes und des Schlüsselbeins sind die Haupterfordernisse und damit die Grundlage jedes Armersatzes für den Oberarmamputierten. Es ist das einzige Gelenk, daß ihm geblieben ist und mit dem Vorhandensein der vollen und allseitigen Beweglichkeit steht und fällt die Brauchbarkeit und Nutzung des angepaßten Kunstarmes. Die Anforderungen an die Befestigungsbauarten für den Oberarmstumpf sind angesichts der Bewegungsvielseitigkeit des Schultergelenkes viel höhere als die für den Unterarmstumpf, wo das Ellbogengelenk weniger vielseitige Bewegungen anzuführen hat.

Zu C.

Die Arbeitsanforderungen und der Gebrauchszweck sind im Hinblick auf die verschiedenen Berufsarten grundverschieden und je nach dem vorgesehenen und angestrebten Zweck muß die Bauart und das nötige Material ausgewählt werden.

Aus dem bisher Gesagten ergeben sich folgende Forderungen für die Bauart der Befestigung des Oberarmschaftes:

1. Der Stumpf muß mit der angelegten Prothese nach allen Richtungen frei beweglich sein. Auch die Schultergurtbandage darf diese Beweglichkeit in keiner Weise beeinträchtigen.
2. Schaft und Schultergurtbandage dürfen den Körper nach Möglichkeit nur wenig einengen.
3. Die Bewegungen und Kraftwirkungen des Oberarmstumpfes müssen mit Sicherheit auf das angepaßte Kunstglied übertragen werden.
4. Ein auf den Kunstarm wirkender Zug muß bei allen Lagen des Stumpfes von der Bandage sicher aufgenommen und auf gesunde Teile des Körpers übertragen werden.
5. Die Druckbeanspruchungen müssen entweder von der Stumpfhülse auf den Stumpf oder durch geeignete Teile (Kappen oder Kummete) unmittelbar auf Schulter, Arm und Oberkörper übertragen werden.

6. Ebenso müssen die Drehungsbeanspruchungen durch die Stumpfhülse aufgenommen und unmittelbar auf den Stumpf bzw. die Muskelwülste übertragen werden (Hautgefühl).

Danach ergeben sich für die Befestigung des Oberarmschaftes am Körper folgende Bauarten:

1a) Befestigung nur am Stumpf ohne Schultergurtbandage.
Bei dieser Bauart wird der Stumpf selbst zum Tragen der Prothese herangezogen. Sie ist allerdings nur anwendbar, wenn das Stumpfende unten vorspringende Knochen oder dicke Muskelwülste aufweist, an welchen der Stumpfschaft einen Halt findet. Solche Möglichkeiten haben wir z. B. bei Exartikulation im Ellbogengelenk oder bei langen, besonders muskulösen Stümpfen, bei denen ein festes Anpressen des Stumpfschaftes an die Muskulatur zulässig erscheint. Solche Stumpfschäfte werden offen gehalten und mit einer entsprechenden Schnürvorrichtung ausgestattet.
In besonderen Fällen — meistens bei Frauen, wo wegen der Oberkleidung Rücksicht auf die äußere Form der Prothese genommen werden muß — kann der Halt auch durch eine Druckpelotte erreicht werden. Diese ist im Schaftinnern derart angebracht, daß sie auf Zug des angebrachten Halteriemens einen Druck auf die Körperseite der Stumpfseite hervorruft und den Stumpf dabei fest gegen die Schaftwand der Außenseite drückt. Der Halteriemen führt dabei nach außen und wird am Schaft außen an einem Pelottenknopf festgehalten. Diese Haltevorrichtung erfordert eine Einbettung des Stumpfes einschließlich der Schulterwölbung, weil dieser Teil die Last des Prothesengewichtes zu tragen hat, während die Pelotte der Prothese lediglich den festen Halt zu geben hat.

1b) Eine weitere Art der Verbindung zwischen der Prothese und dem Oberarmstumpf ist der Saug- oder Haftschaft. Wie bei der Beinprothese kann auch bei geeigneten Oberarmstümpfen ein luftdichter Schaft aus Kunststoff oder einem anderen geeigneten festen Material geschaffen und mit einem Saugventil (siehe Abb. 64—66) ausgestattet werden, das wesentlich kleiner als das Ventil am Kunstbein gehalten ist. Dazu ist eine gute Muskelbildung des Stumpfes erforderlich. Stümpfe mit weichem oder überflüssigem Gewebe am Stumpfende sind für den Saug- oder Haftschaft ungeeignet. Die Länge des Stumpfes selbst ist dabei weniger von Bedeutung; bei kurzen Oberarmstümpfen ist es nicht zu empfehlen, eine Saugprothese anzuwenden.
Trautmann, Minneapolis (USA), sagt hierzu: „Jeder Oberarmstumpf, der genug Muskulatur hat, um die Stumpfhülse zu halten, arbeitet auch gut mit der Saughülse. Ich habe bei den von mir mit einer solchen Saugprothese ausgestatteten Oberarmamputierten festgestellt, daß sie zu jeder Zeit in der Lage waren, die Prothese in ihren Bewegungen und Funktionen zu kontrollieren und mehr Leistungen als mit den üblichen Konstruktionen erzielen konnten."
Diese Konstruktion dürfte wohl im gegebenen Falle in erster Linie für Schmuckprothesen vorteilhaft sein. Bei Gebrauchsprothesen erscheint ihre Anwendung nur dann von Vorteil, wenn damit die Schultergurtbandage als Ausgangsstellung der verschiedenen Kraftquellen günstigere Anwendungsmöglichkeiten gestattet, die bei der gleichzeitigen Funktion als Tragevorrichtung nicht gegeben sind.

Befestigung des Stumpfschaftes am Körper mittels Schultergurtbandage:

2a) Für die Verrichtung schwerer körperlicher Arbeiten wird die Schultergurtbandage mit Brustgurt angewendet. Bei dieser Bauart wird der Stumpf von

Zugbeanspruchungen, die von dem Gurtkreuz auf der Schulter selbst aufgenommen werden, entlastet.

2 b) Die brustfreien Schultergurtbandagen dagegen haben den Vorteil, daß sie die Brust und damit die Atmung vollständig unbehindert lassen und lediglich den Nacken belasten, der von Natur aus zum Tragen eingerichtet ist. Bei dieser Bauart findet eine gute Verteilung der Last und eine gute Aufnahme der Zugbeanspruchung bei jeder Stellung des Stumpfes statt. Es ist dabei darauf Bedacht zu nehmen, daß die Lagerung der Gurte und die Polsterung desselben unter der gesunden Achsel sehr sorgfältig ausgeführt wird, um ein Wundscheuern und Druck zu verhindern.

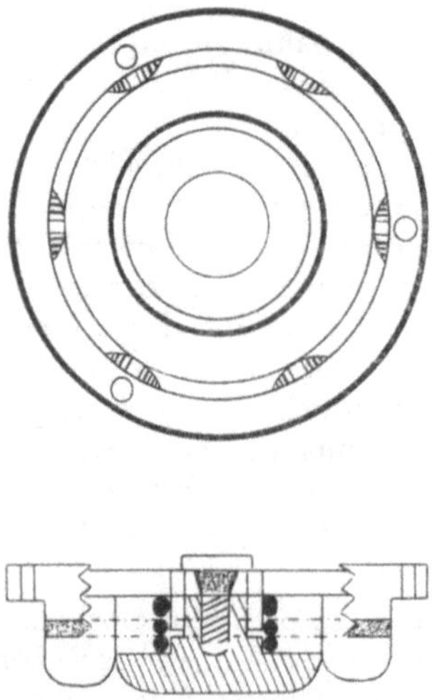

Abb. 64.
Saugventil „Hermeticus

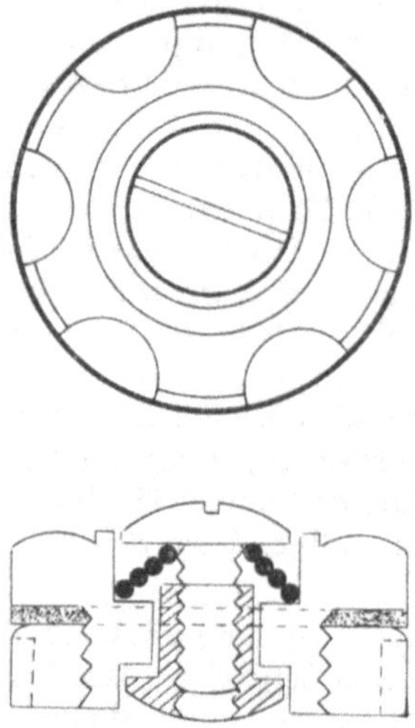

Abb. 65.
Saugventil „Römer-Berlin“

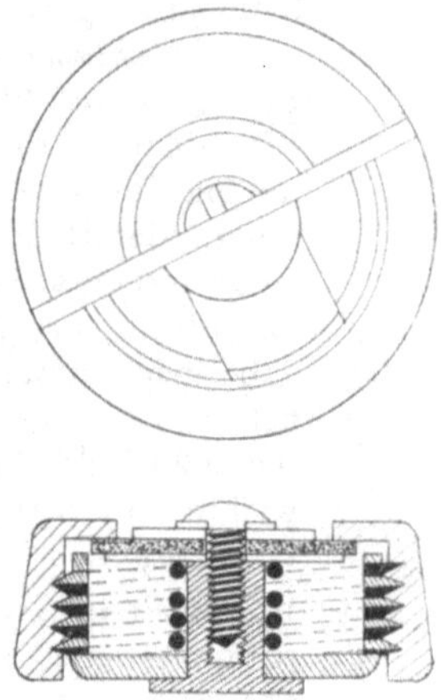

Abb. 66.
Amerikanisches Saugventil

Befestigung mit fester Schulterkappe oder Kummet am Körper:

3 a) Diese Bauart wird immer dort anzuwenden sein, wo eine starke Belastung der Prothese notwendig ist. Wenn auch mit Sicherheit jede Zugbeanspruchung auf die Schulter übertragen wird und die feste Verbindung zwischen Stumpfschaft und Schulterkappe die Aufnahme größerer Kräfte gestattet, so muß doch in manchen Fällen mit einer Beeinträchtigung der Beweglichkeit im Schultergelenk gerechnet werden. Das trifft insbesondere dann zu, wenn die Befestigung mit einem fest am Körper sitzenden Kummet vorgenommen werden muß.

Die Verbindung zwischen Arm und Prothese erfordert eine sorgfältige und zweckdienliche Einbettung des Armstumpfes in den erforderlichen Stumpfschaft, der in seiner Form derart gestaltet sein muß, daß er in jeder Stellung eine volle Beweglichkeit des abgesetzten Gliedes mit der Prothese zuläßt. Die Schaft- oder Hülsenränder werden deshalb so gehalten, daß sie bei den Stumpfbewegungen keine Behinderung herbeiführen.

So wird z. B. der Unterarmschaft oben immer eine bestimmte Ausbuchtung haben müssen, um der Formveränderung zu entsprechen, die beim Beugen des Armes eintritt. Ebenso wird die Oberarmhülse zur Unterarmhülse stets ein großes Fenster haben müssen, denn die Einbettung des Oberarmes in der Oberarmhülse ist so vorzunehmen, daß die Muskulatur (M. biceps brachii) in der Hülse nicht eingeengt bzw. in ihrer Beweglichkeit nicht behindert wird. Dabei empfiehlt es sich in den Fällen, wo die Prothese ohne Schultertraggurt getragen wird, oberhalb des inneren und des äußeren Knorrens (oberhalb des Ellbogengelenkes) je eine weiche Druckpelotte aus Gummi anzubringen, um ein unvorhergesehenes Lösen oder Abrutschen aus der Bandagierung zu verhindern.

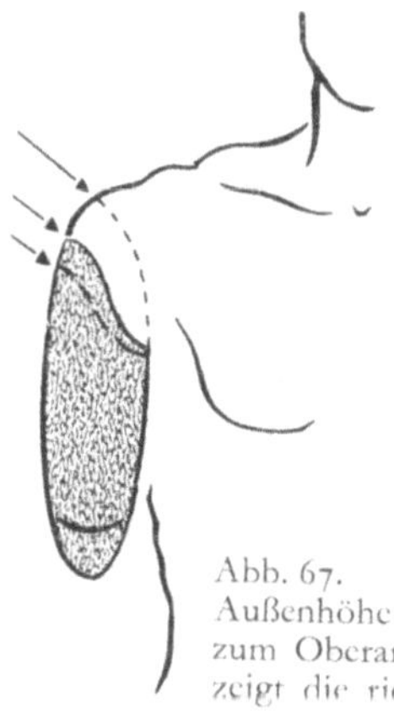

Abb. 67.
Außenhöhe des Schaftrandes zum Oberarmstumpf (mittlerer Pfeil zeigt die richtige Höhe)

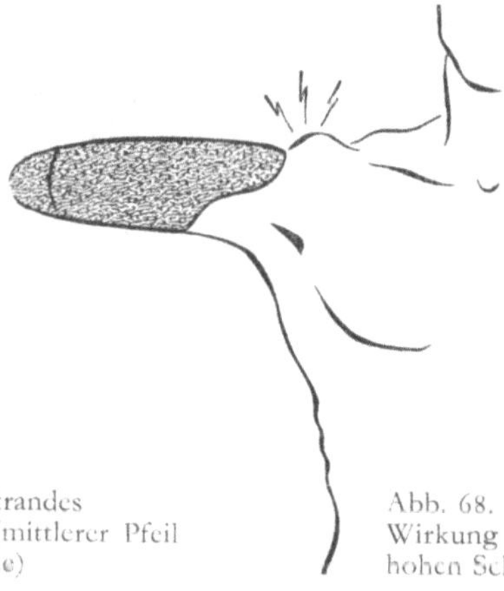

Abb. 68.
Wirkung eines zu hohen Schaftrandes

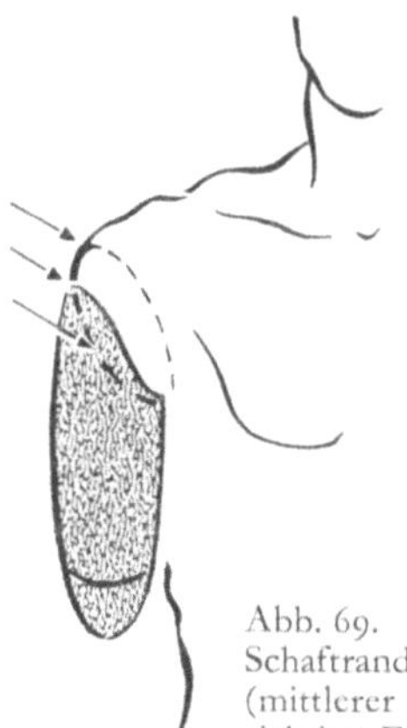

Abb. 69.
Schaftrand für die Achselhöhle (mittlerer Pfeil zeigt die richtige Form)

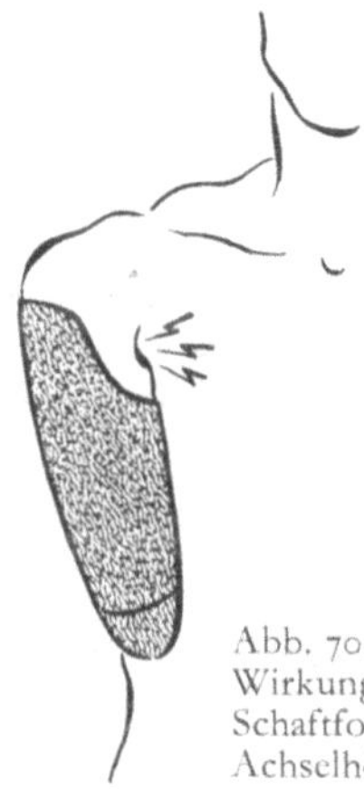

Abb. 70.
Wirkung einer falschen Schaftform für die Achselhöhle

Ebenso muß bei Oberarmamputierten die Einbettung des Stumpfes unter Berücksichtigung des Oberarmkopfes und der Einstrahlung der Brust- und Rückenmuskulatur erfolgen, wenn nicht die Stumpfbewegung für die Steuerung der Prothese behindert werden soll. Zu diesem Zwecke muß der Schaftrand in seiner Form so gehalten sein, daß der obere Rand in Höhe des Schultergelenkes abschließt und der untere Rand in der Achselhöhle auch bei am Körper angedrückten Arm keine Beschwerden verursacht (siehe Abb. 67—70).

Ebenso zeigt es sich, daß die runde Form der Achselschlinge der Schulterbandage sehr oft deshalb beanstandet wird, weil sie die Muskulatur einengt und ihre Wirksamkeit beeinträchtigt. Wenn die Achselschlinge unterhalb der Achselhöhle möglichst wagerecht geführt und erst an den Austrittspunkten auf der Brust- und Rückenseite in Bogenform weitergeleitet wird, fallen diese Behinderungen fort. Ebenso verhält es sich mit der Rundpolsterung der Achselwulst, die häufig deshalb lästig empfunden wird, weil sie zu wenig Auflagefläche hat und daher Druckschmerzen bereitet. Die Flachpolsterung dagegen hat eine größere Auflagefläche und verteilt die Druckbeanspruchung gleichmäßig (siehe Abb. 71).

Wie bereits ausgeführt, werden ein großer Teil der Armkonstruktionen für die verschiedenen Armstümpfe mit einer Schultergurtbandage ausgestattet. Diese Bandagen haben einmal den Zweck, die Verbindung zwischen Arm und Prothese zu vervollständigen und dienen somit als Tragevorrichtung der Prothese. Das trifft aber nur für das Tragen von Schmuckarmen und Arbeitshilfen zu. Soweit es sich dagegen um Gebrauchsprothesen handelt, wird die Schultergurtbandage gleichzeitig zum Stützpunkt derjenigen Kraftquellen, die zur Betätigung der verschiedenen Mechanismen der Prothese erschlossen werden

Die Anpassung der Schultergurtbandagen erfordert eine besonder Technik und große Erfahrungen auf dem Gebiete der Kraftübertragungselemente. Der Halte- bzw.

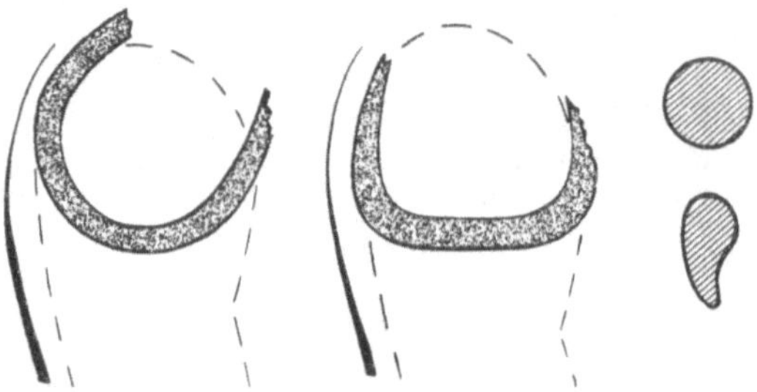

Abb. 71. Achselwulst zur Schultertragbandage

der Stützpunkt bei allen Schultergurtbandagen ist die Achselhöhle der Gegenschulter des amputierten Armes. Diese Stelle erfährt durch das Tragegewicht der Prothese und auch bei der Bedienung der Kraftzüge den stärksten Druck. Eine zweckentsprechende gute Abpolsterung der Schultergurtbandage an dieser Stelle (Achselschlinge) ist notwendig.

Die Schultergurtbandage als Tragevorrichtung für einen Schmuckarm oder einer Arbeitshilfe (ohne Kraftzüge) beginnt meistens an der Vorderseite des Oberarmes, d. h. der Oberarmhülse bzw. des Oberarmschaftes und führt dann über die Schulter der amputierten Seite zum Rücken, wo sie unterhalb der Achselhöhle der Gegenschulter (gesunde Seite) nach vorn herausführt, um dann nach oben über die Schulter in Rückenmitte auf den Ausgangsgurt zu stoßen, wo das Gurtstück endet (Schulterkreuz). Eine andere Bauart sieht vor, daß der Tragegurt als gespaltener Haltegurt an der Körperinnen- und -außenseite des Oberarmteiles der Prothese beginnt. Zweckmäßig ist es, die Befestigung an der Anfangsstelle verstellbar zu halten.

Siehe Abbildungen 72 und 73 der Schultergurtbandage mit Kraftzug für Unterarmstumpf.

Die Tragevorrichtung bei einer doppelseitigen Armamputation besteht aus zwei gleich langen Gurtstücken. Jeder von ihnen beginnt — wie schon beschrieben — an der Vorderseite des Oberarmteiles (Hülse oder Stumpfschaft) und führt über die Schulter zum Rücken, und zwar bis zur Rückseite des Oberarmteiles der Prothese an der Gegenseite des Körpers, wo er befestigt wird. Beide Gurte treffen sich dabei in Rückenmitte und bilden das sogenannte Schulterkreuz. An dieser Stelle werden beide Gurte zusammengenäht. Die Gurte sind an der Anfangsstelle an der Vorderseite verstellbar zu halten.

Bei den bisher genannten Schultergurtbandagen als Tragevorrichtung handelte es sich um brustfreie Bandagen. Die Tragebandage mit Brustgurt beginnt ebenfalls an der Vorseite des Oberarmteiles der Prothese. Der Gurt führt über die Brust zur Achselhöhle der Gegenseite zum Rücken zu, wo er direkt zur Rückenseite des Prothesenoberarmteiles gebracht und dort befestigt wird. Die Verstellbarkeit wird in Brustmitte vorgesehen. Außerdem wird an der Rückenseite des Gurtes ein Schultergurt angesetzt, der über die Schulter zur Vorderseite des Prothesenoberarmteiles führt und dort befestigt wird. Von ihm wird ab Schulterhöhe ein Gurtstück zur Außenseite der Prothese geführt. Während der Brustgurt der Prothese den Halt am Körper gibt, hat der Schultergurt die Aufgabe, das Tragegewicht der Prothese zu halten.

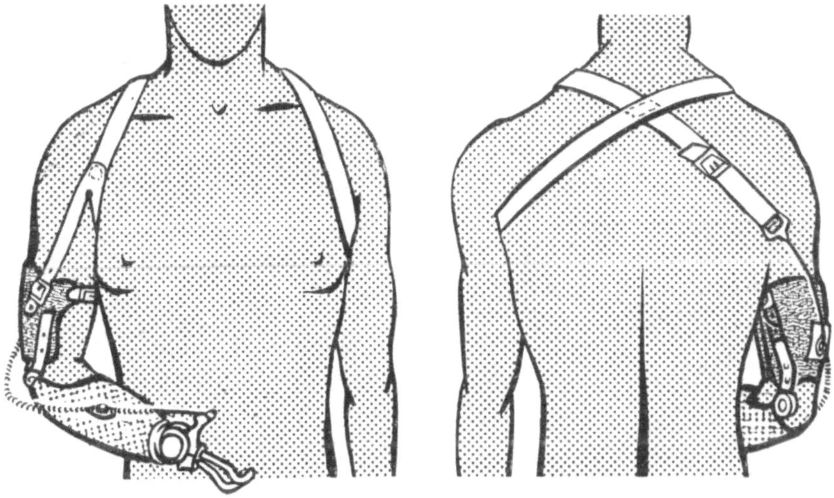

Abb. 72/73. Brustfreie Schultergurtbandage mit Kraftzug für Unterarmprothese

Ähnlich ist die Schultertragbandage für künstliche Arme bei Oberarmkurzstümpfen, Schulterstümpfen (Schulterexartikulationen) gehalten. Hier führt ein breiter Brustgurt unterhalb des Achselhöhle der Gegenschulter zur Brust, bzw. zur Rückenseite. Auf der Brustseite wird er verstellbar gehalten. Von Brustmitte ist er geteilt und wird oben und unten am Schulterkummet befestigt, wodurch ein sicherer Halt am Körper gegeben wird. Auf der Rückenseite führt der Gurt zum oberen Teil des Schulterkummet, während ein weiterer Gurt ab etwa Rückenmitte am unteren Teil des Kummet befestigt wird. Diese vier Haltepunkte gewährleisten den festen Sitz der Prothese am Körper.

Die Schultergurtbandagen mit Kraftzügen haben nicht nur den Zweck, die Prothese am Körper festzuhalten und ihr Gewicht zu tragen, sondern sind in erster Linie dazu bestimmt, in Verbindung mit einem oder mehreren Kraftzügen die Betätigung des Ersatzstückes oder Teile desselben (Hand bzw. Greifstücke) zu bewirken. In ihren Bauarten unterscheiden sie sich von den beschriebenen Schultergurtbandagen mitunter nur wenig. So wird z. B. die brustfreie Schultergurtbandage zur Unterarmprothese nur durch den Kraftzug erweitert und dieser beginnt in Rückenmitte (Schulterkreuz) als Verlängerung des Gurtsstückes und über eine Schnallverbindung — die die Weglänge des Kraftzuges regulieren läßt — wird der Kraftzug in Form eines Gleitriemens, eines Spiralfeder- oder Kabelzuges unmittelbar zur Prothese geführt. Meistens wird dieser Zug über eine Rollenführung oder ein Halte- und Führungssegment an der Oberarmhülse zu einem solchen Segment am Unterarm verlegt, von welchem er dann zur Mechanik der Hand bzw. des Greifgerätes u. ä. gebracht wird. Die Bedienungsweise dieses Kraftzuges (*van Petersen*-Rückenkraftzug) wurde in Abschnitt „Kraftzüge" näher beschrieben. In den Fällen, wo es sich um eine Prothesenkonstruktion handelt, bei welcher die künstliche Hand abnehmbar gehalten wird, um gegen ein Greifgerät (Hook) oder ein anderes Arbeitsgerät ausgetauscht zu werden, wird dieser Kraftzug durch eine Kupplung unterbrochen, welche das Auswechseln der Greifgeräte ermöglicht. Im anderen Falle, wo das Greifgerät fest am Unterarmteil angearbeitet ist, unterbleibt die Ausstattung mit einer Kupplung (siehe Abb. 72 und 73).

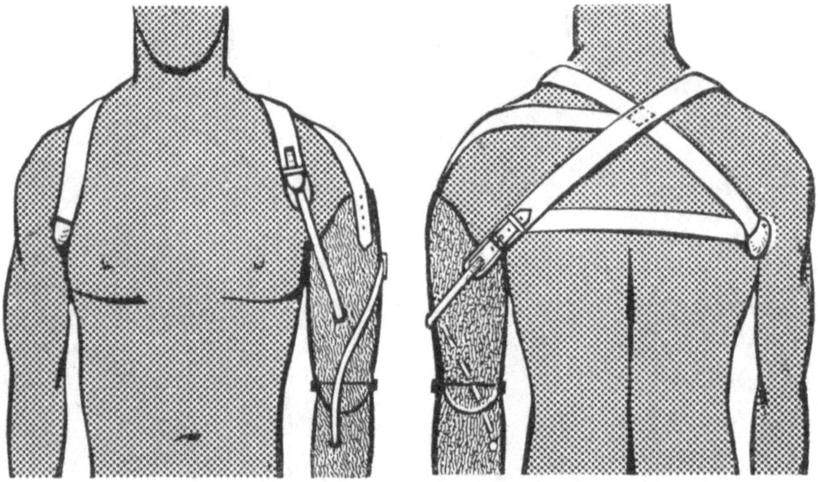

Abb. 74/75. Brustfreie Kraftzug-Schultergurtbandage für Oberarmprothese

Bei der brustfreien Schultertragbandage mit Kraftzug für doppelseitige Unterarmamputation wird ähnlich wie bei der einfachen Tragbandage für solche Fälle der Kraftzug beiderseitig durch Verlängerung der Gurtteile ab Schulterkreuz zur Prothese geführt. Allerdings werden beide Gurtstücke für die Kraftzüge unterhalb des Schulterkreuzes etwa in der größten Breite des Rückens durch einen Gummigurteinsatz miteinander verbunden. Damit wird eine gegenseitige Unterstützung des jeweils in Tätigkeit befindlichen Kraftzuges erreicht.

Die brustfreie Kraftzug-Schultergurtbandage für Oberarmprothesen ist in ihrer Bauart ähnlich der Tragebandage für solche Fälle gehalten. Von den Gurten führt der nach vorn verlaufende Gurt aufwärts über die Schulter zum Rücken, um ab Rückenmitte (Schulterkreuz) als Kraftzug zu wirken (siehe Abb. 74 und 75).

Bei Gebrauchspothesen, die mit künstlichen Händen mit aktivem Handschluß ausgestattet sind, wird dieser Kraftzug zum Beugen des Armes genutzt.

Dagegen wird er für die Beugung des Armes und für die Betätigung der Hand bzw. des Hook-Greifgerätes benutzt, wenn der Handschluß passiv, d. h. durch Federkraft erfolgt.

Der andere Gurt führt unterhalb der Achselhöhle zum Rücken (Schulterkreuz) und von dort über die Schulter der amputierten Seite zur Brustseite, wo er als Kraftzug für die Stumpfstoßbewegung (Heben und Senken der Schulter) weitergeführt wird.

Bei Gebrauchsprothesen, die mit künstlichen Händen mit aktivem Handschluß ausgestattet sind, wird dieser Kraftzug zur Betätigung der Handmechanik bzw. der Mechanik des Greifgerätes genutzt.
Dagegen wird er für die Ein- und Ausschaltung der Ellbogensperrung benutzt, wenn die Beugung des Armes und die Betätigung der Hand bzw. des Greifgerätes passiv — d. h. mittels Federkraft — erfolgt.
Vom Gurtkreuz führt ein weiterer Gurt, der auch geteilt sein kann, zum Stumpfschaft und dient als Halte- und Tragegurt für das Gewicht der Prothese. In Höhe der Achselhöhle wird von dieser bis zum Gurtauslauf des ersten Kraftzuges (Rückenkraftzug *van Petersen*) ein Quergurt angebracht, der beim Wölben des Rückens eine außerordentlich große Kraft auf den Kraftzug überträgt.

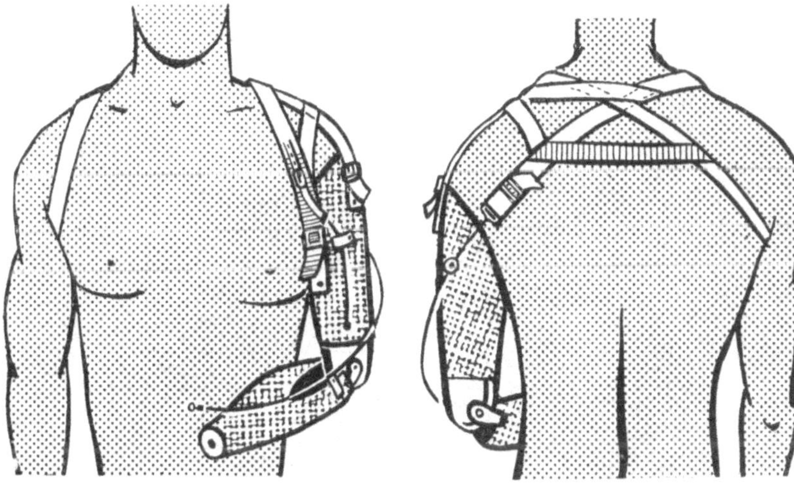

Abb. 76/77. Modernifizierte Carnes Schultergurtbandage in amerikanischer Art

Die Modified Carnes Harness for the Unilateral AE — modernifizierte Carnes-Schulterbandage in amerikanischer Art — ist im Prinzip ähnlich der vorgenannten deutschen Ausführung gehalten. Sie unterscheidet sich von dieser durch den Unterstützungsgurt über die Schulter der Amputationsseite zum vorderen Kraftzug für die Stumpfstoßbewegung (Heben und Senken der Schulter) und zum hinteren Kraftzug (*van Petersen*-Zug) sowie dem Quergurt, der als elastisches (Gummi) und nicht als starres (Gurt) Material zur Anwendung gelangt. Die Anwendung elastischen Materials für den Rückenquergurt ergibt sich aus der Erfahrung, daß die Wirkung des Kraftzuges mehr durch das Vorwärtsbringen des Oberarmstumpfes nach vorn als durch die Rückenwölbung erreicht wird und das elastische Material hierbei eine ausgleichende Wirkung ausübt (siehe Abb. 76 und 77).

Die vorgenannten Ausführungen der brustfreien Kraftzug-Schultergurtbandagen für Oberarmprothesen werden auch bei der doppelseitigen Armamputation angewendet. Sie unterscheiden sich nur dadurch, daß anstelle der Achselschlinge, die an der Gegenschulter den Stütz- und Haltepunkt gibt, dieser nun an der Prothese der Gegenschulter gefunden wird.

Kraftzug-Schultergurtbandagen mit Brustgurt sind nicht so selten, wie man bei uns anzunehmen glaubt. Je nach den Ansprüchen, die der Amputierte in bezug auf Haltbarkeit und Betriebssicherheit an seine Prothese stellt und je nach den Anforderungen, die die berufliche Arbeitsleistung an ihn richtet, wird auch die Ausführung der Prothese und ihre Tragevorrichtung so gehalten sein müssen, daß sich der Amputierte in jeder Situation auf sie verlassen kann.

Die Leder-Sattelbandage mit einem Kraftzug für Unterarmprothesen (Heavy-Leather Saddle Type – be Harness) hat ein sattelförmiges Lederteil über die amputierte Schulter, welches bis zur Brustseite und bis zur Rückenseite eine breite Auflagefläche darstellt, von welcher von der Brustseite zur Achselhöhle der Gegenschulter ein breiter Quergurt (Brustgurt) zum Rücken führt, wo er am Ledersattel befestigt wird. An der Brustseite ist er verstellbar gehalten. Zwei verstellbare Halteriemen sind an der Brustseite des Ledersattels angebracht, von denen der eine durch eine Ring-

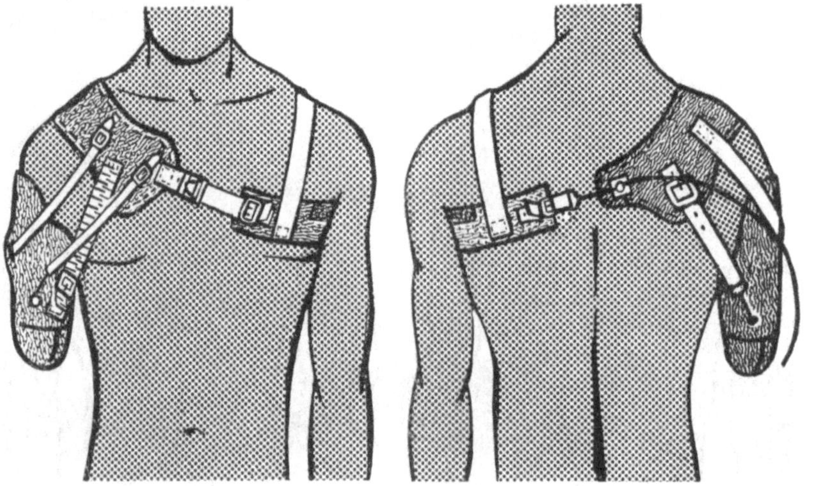

Abb. 78/79. Leder-Sattelbandage mit drei Kraftzügen in amerikanischer Art

schlaufe an der Außenseite des Prothesenoberarmteiles und der andere durch eine Ringschlaufe an der inneren Seite des Prothesenoberarmteiles zum Rücken führen und am Ledersattel enden. Damit wird die sichere Gewähr für den notwendigen Halt der Prothese am Körper gegeben. Die beiden Halteriemen gestatten dabei eine volle Beweglichkeit des Armes nach jeder Richtung. Der Kraftzug beginnt wie bei den anderen Ausführungen am Schulterkreuz, von welchem ein Gurtstück abgeleitet und mittels einer Metallschlaufe der Übergang zum eigentlichen Kraftzug geschaffen wird. Diese Art der Ausführung empfiehlt sich für solche Fälle, wo der Amputierte schwere körperliche Arbeiten verrichtet.

Die Leder-Sattelbandage mit zwei Kraftzügen für Oberarmprothesen (Leather Shoulder Saddle Harness with Dual Control) sieht ebenfalls einen Ledersattel für die Schulter an der amputierten Seite vor, nur daß nicht zwei, sondern ein Halteriemen, der durch eine Ringschlaufe an der Außenseite des Prothesenoberarmteiles von der Brustseite zum Rücken führt, den notwendigen Halt am Körper gibt. An der Rückenseite im oberen Drittel beginnt ein Kraftzug, der als verstellbarer Gurt angeordnet, durch eine Metallschlaufe mit dem eigentlichen Kabelzug verbunden ist und über ein Halte- und Führungssegment am Prothesenoberarmteil zur Vorderseite (Brustseite) geführt wird, um von dort zur Hand bzw. zum Greifgerät (Hook) weitergeführt zu werden. Beim Wölben der Schulter bzw. durch das Vorwärtsbringen des

Stumpfes wird er wirksam. Der zweite Kraftzug beginnt als verstellbares Gurtstück an der Brustseite des Ledersattels in Höhe der zweiten Rippe, geht als Kabelzug über ein Halte- und Führungssegment an der Vorderseite des Prothesenoberarmteiles bis zur Ellbogenkugel, wo er nach innen zur Mechanik der Ellbogensperrvorrichtung geführt wird. Ein Rückwärtsbringen des Stumpfes bewirkt die Schaltung der Ellbogensperrvorrichtung. Der zwischen Schultersattel und Oberarmteil der Prothese angebrachte elastische Zug (Gummigurt) zieht die Prothese immer wieder in ihre Ruhelage zurück in die Bereitstellung für die Betätigung beider Kraftzüge.

Bei der Leder-Sattelbandage mit drei Kraftzügen (Leather Shoulder SaddleHarness with Triple Control, siehe Abb. 78/79) wird die eben beschriebene

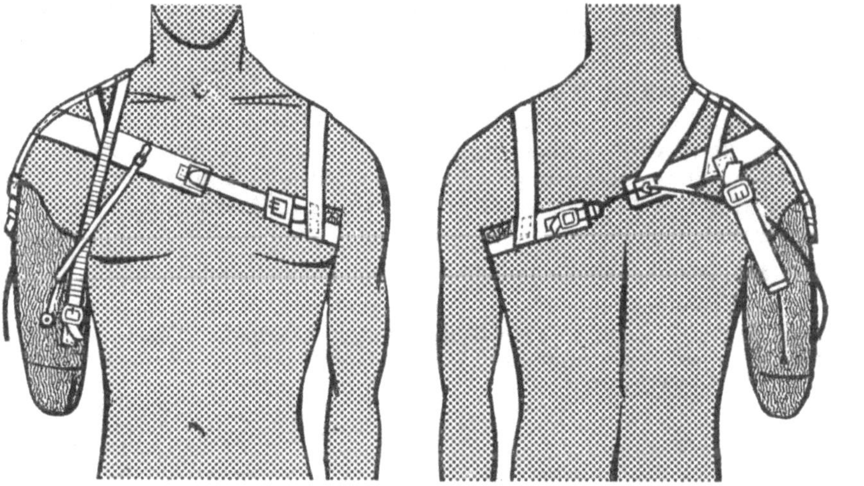

Abb. 80/81. Gurt-Sattelbandage mit drei Kraftzügen in amerikanischer Art

Ausführung durch einen Schultergurt verstärkt, der an der Brustseite kurz vor der Achselhöhle angesetzt wird und über die gesunde Schulter zum Rücken führt, wo er am Gurt befestigt wird. Er bildet somit eine Achselschlinge, die den Zweck hat, die Kraftwirkung des Rückenzuges zu unterstützen. Für den Rückenkraftzug bleibt der Brustgurt auf der Rückenseite offen, d. h. er wird am Rücken nicht mit dem Ledersattel verbunden. Am Gurtende ist verstellbar ein Gurtstück angebracht, das mittels Metallschlaufe mit dem Kabelzug verbunden ist. Der Kabelzug führt über ein Halte- und Führungssegment, das am Ausgangslappen des Schultersattels auf der Rückenseite in Gegend der Rückenmitte angeordnet ist zur Vorderseite der Prothese, wo er zur Mechanik der Hand oder des Greifstückes (Hook) gebracht wird. Die Rückenwölbung und das Vorwärtsbringen des Armstumpfes bewirken die Wegverlängerung des Zuges und damit die Funktion des Kraftzuges, nämlich die Betätigung des Greifgerätes bzw. der Hand. Der zweite Kraftzug beginnt auf der Rückenseite des Schultersattels — auch als verstellbarer Gurt — und führt über ein Halte- und Führungssegment an der Rückenseite des Prothesenoberarmteiles zu einem Hebel am Unterarmteil und bewirkt die Beugung und Streckung des Armes. Der dritte Kraftzug dagegen nimmt seinen Anfang an der Brustseite des Schultersattels und endet an der Vorderseite des Prothesenoberarmteiles, wo er über das Halte- und Führungssegment zur Ellbogensperrvorrichtung geführt wird. Das Rückwärtsbringen des Armstumpfes bewirkt die Schaltung der Sperrung im Ellbogengelenk. Der weiter zwischen Schultersattel und Oberarmteil an der Vorderseite angeordnete elastische Gurt (Gummigurt) zieht die Prothese automatisch in ihre Bereitschaftsstellung für die Kraftzüge zurück.

Neben diesen Ledersattel-Bandagen sind auch Ausführungen bekannt, wo der Ledersattel durch entsprechende Schultergurte ersetzt wird. Bei der amerikanischen Webbing Shoulder Saddle Harness with Dual Control or with Triple Control entfällt der Ledersattel (siehe Abb. 80/81). Dafür führt der verstellbare Brustgurt von der Brustseite unterhalb durch die Achselhöhle der Gegenschulter zum Rücken bis oberhalb Schulterhöhe und von dort zum Ausgangspunkt auf der Brustseite zurück. Ein Gurtstück von der Brustseite zum Rücken verhindert ein Abrutschen von der Schulter. Von Rückenmitte legt sich ein weiterer Gurt über die Schulter dieser Seite nach vorn bis zum Brustgurt; seine Verlängerung als elastischer Gurt (Gummizug) bis zur Vorderseite des Prothesenoberarmteiles bringt die Prothese in ihre Ruhestellung zurück, sobald die Kraftzüge außer Tätigkeit gesetzt werden. Von diesem Gurt führt oberhalb der Schulter ein Tragegurt über den Schultergurt zur Außenseite des Prothesenoberarmteiles, wo er — verstellbar gehalten — als Halte- und Tragegurt für die Prothese wirksam wird. Die Kraftzüge selbst sind in gleicher Weise wie bei den Ledersattel-Schulterbandagen angeordnet und werden auch in gleicher Weise bedient.

Aus dem bisher Gesagten ergeben sich folgende Anwendungs- und Nutzungsmöglichkeiten:

Art der Bandagen	Unterarmprothesen	Oberarmprothesen
a) brustfreie Schulterbandagen:		
1. Rückenkraftzug durch Rückenwölbung und Vorwärtsbringen des Oberarmes bzw. Oberarmstumpfes	Betätigung der Greifmechanik bei Händen usw. mit aktivem oder passivem Handschluß	Beugen und Strecken des Kunstarmes und gleichzeitiger Betätigung der Mechanik d. Greifmechanismus der Hand bzw. des Hook-Greifgerätes.
2. Schulterstoßzug durch Heben und Senken der Schulter (Amputationsseite)	—	Betätigung der Greifmechanik bei aktivem Handschluß oder Betätigung d. Ellbogensperrvorrichtung.
b) Sattelbandagen:		
1. Rückenkraftzug durch Rückenwölbung und Vorwärtsbringen des Oberarmes bzw. Oberarmstumpfes	Betätigung der Greifmechanik bei Händen usw. mit aktivem oder passivem Handschluß	Betätigung des Greifmechanismus der Hand bzw. des Hook bei passivem Handschluß.
2. Rückwärtsbringen des Oberarmstumpfes	—	Beugen und Strecken des Kunstarmes.
3. Vorwärtsbringen des Oberarmstumpfes (bei drittem Kraftzug)	—	Schaltung der Ellbogensperre.

Wesentlich schwieriger ist die Bandagentechnik beim Gebrauchsarm für die Schulterstümpfe (Schulterexartikulation u. ä.). In der Regel wird darauf gehalten werden, das mechanische Schultergelenk allseitig bewegbar zu halten. Hinsichtlich der Bandagierung dieser Prothesen am Körper wird die Art und Ausführung wie beim Schmuckarm gehalten werden, d. h. auch hier wird ein breiter Brustgurt an seinen Enden geteilt gehalten, als Halte- und Tragevorrichtung am notwendigen Schulterkummet dienen müssen (siehe Abb. 82/83). Dabei wird der Quergurt auf der Rückenseite nicht mit dem Schulterkummet verbunden, sondern dient als Ausgangsstelle für den Rückenkraftzug, der vom verstellbaren Gurtende über eine Metallschlaufe als Kabelzug über das an der Rückenseite am Schulterkummet angebrachte Führungshaltesegment zum Prothesenoberarmteil führt. In diesem Prothesenteil erfolgt eine Kraftübertragung durch die darin angebrachte kleinere und größere Rolle. An der kleineren Rolle wird dieser Kabelzug befestigt und von der größeren Rolle führt ein Riemenzug zum Unterarmteil. Das Wölben des Rückens bewirkt die Wegverlängerung des Rückenkraftzuges (*van Petersen*) und damit durch die Anspannung des Zuges eine ganze oder teilweise Drehung der Rollen im Oberarmteil der Prothese, was eine Beugung des Unterarmteiles zur Folge hat. Voraussetzung hierzu ist eine Begrenzung der Rückwärtsbewegung des Schultergelenkes. Ein weiterer Gurt beginnt vorn an der Achselhöhle am genannten Zug, führt vorn über die gesunde Schulter zum Rücken in die Mitte des Schulterkummet, wo er

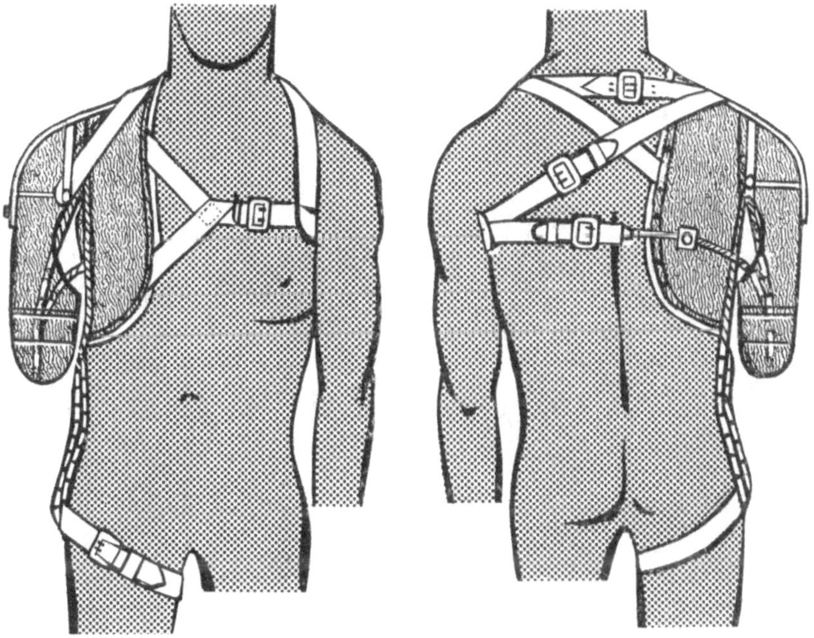

Abb. 82/83. Halte- und Tragvorrichtung mit Kraftzügen für Schulterexartikulationsprothesen in deutscher Art

befestigt wird und damit der Prothese einen festen Sitz am Körper gibt. In Höhe des Nackens an der Rückenseite beginnt an diesem Gurt der Kraftzug für die Seitwärtsstellung (Abduktion) der Prothese, und zwar führt er wagerecht über die abgesetzte Schulter zu einem Blattfederbogen, der am Prothesenoberarmteil befestigt ist. Durch Senken der gesunden Schulter wird eine ausreichende Abduktion erreicht. Die Betätigung der Mechanik zur Hand wird durch einen Zug bewirkt, der auf der Rückenseite an der Achselhöhle beginnt, quer über den Rücken geführt wird und über die Schulter als Kabelzug zur Handmechanik geführt wird. Ein Vorwärtsbringen der gesunden Schulter bewirkt dann den Handschluß bzw. die Bedienung der Greifvorrichtung. Ist ein Pectoraliskanal (*Sauerbruch*-Operation) vorhanden, so übernimmt dieser Zug die Funktion der eben erwähnten Betätigung der Hand. Die eigentliche Beugung des ganzen Armes wird durch einen Zug erreicht, der am unteren Pol des Schulterkummet beginnt, sich hinunter bis zur Hüfte zieht, um dann flaschenzugartig über eine Rolle, die in der Hüftgegend durch einen Schenkelriemen festgehalten wird, hinauf zur Rückenpartie des Kummets geführt zu werden, um dann über die Schulter-Nackenlinie des Kummets zur Brustseite geleitet zu werden, wo er in das Prothesenoberarmteil eintritt, um dann am oberen Rand des Unterarmteiles befestigt zu werden. Durch Heben der Schulter an der amputierten Seite erfolgt dann die Beugung des Armes. Diese Art Bandagierung ergibt folgende Anwendungs- und Nutzungsmöglichkeiten:

a) Vorwärtsheben des Unterarmteiles	durch Rückenzug (van Petersen) durch Wölbung des Rückens,
b) Beugen und Strecken des Armes	durch Senken der Schulter auf der Amputationsseite, mittels Schenkelzug,
c) Seitwärtsbewegung des Armes (Abduktion)	durch Senken der gesunden Schulter,
d) Betätigung der Greifvorrichtung (Hand oder Hook)	durch Kabelzug bei Vorwärtsbringen der gesunden Schulter oder bei Vorhandensein eines Pectoraliskanals nach Sauerbruch durch entsprechenden Kraftzug.

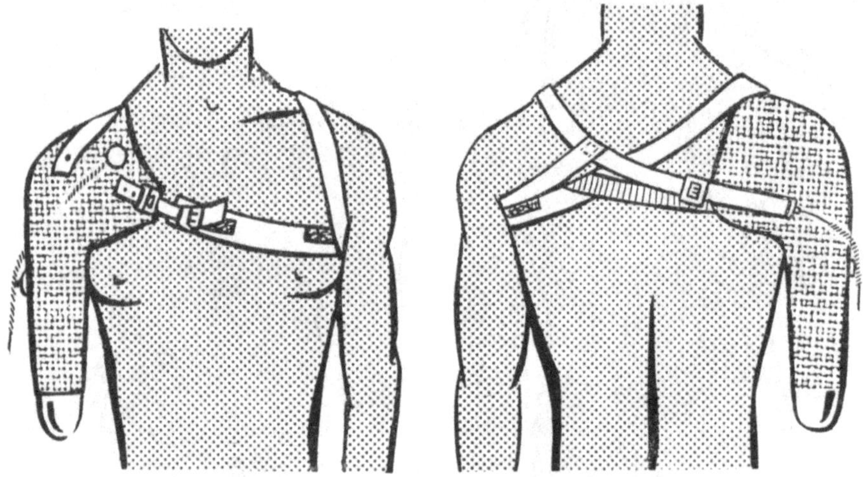

Abb. 84/85. Halte- und Tragvorrichtung mit Kraftzug für Schulterexartikulation in amerikanischer Art

In der Praxis wird sich die Notwendigkeit einer solchen ganzen oder teilweisen Ausrüstung nur auf solche Fälle erstrecken, in denen auf die Nutzung der Amputationsseite nicht verzichtet werden soll. Zur Vereinfachung kann dabei der Abduktionszug fortfallen und sich die Nutzung notfalls nur auf die Beugung und Streckung des Kunstarmes erstrecken.

In Amerika ist man hinsichtlich der Ausrüstung solcher Schulterstümpfe einen anderen Weg gegangen. Im allgemeinen wird dort auf die Beweglichkeit des mechanischen Schultergelenkes bei Gebrauchsprothesen verzichtet (siehe Abb. 84/85). Das Schulterkummet ist in fester Verbindung mit dem Oberarmteil der Prothese und bildet ein unbewegliches Ganzes, wodurch eine Bewegung in der Schulter ausgeschlossen ist. Dagegen wird die Beweglichkeit des Ellbogengelenkes durch einen Kraftzug erreicht. Der Brustgurt beginnt — verstellbar auf der Brustseite gehalten — an der Brustseite des Kummet, führt unterhalb der Achselhöhle der Gegenschulter zum Rücken aufwärts über die Schulter der Amputationsseite, um auf der Brustseite in der Mitte des Prothesenoberarmteiles befestigt zu werden. Damit erhält das Schulterkummet mit der Prothese einen festen Halt am Körper. Von der Rückenmitte führt der Kraftzug als verstellbarer Gurt über ein Halte- und Führungssegment an der Außenseite des Oberarmteiles zur Mechanik des Greifgerätes, was eine Kunsthand oder auch ein Greifgerät (Hook) sein kann. Durch

Anspannen der Schultermuskulatur bzw. durch das Vorwärtsbringen der gesunden oder beider Schultern verkürzt sich der Zug und vollzieht an seinem Ausgangspunkt die angestrebte Wirkung. Dieser Kraftzug hat zwei Aufgaben:

1. Heben und Strecken des Unterarmes;
2. Öffnen und Schließen der Hand bzw. des Greifgerätes (Hook).

Ein zweiter Kraftzug (Nutch Control) (siehe Abb. 86) beginnt außen auf der Brustseite des Kummet — unmittelbar auf dem Schlüsselbein — und führt als Kabelzug direkt in das Prothesenoberarmteil zur Mechanik der Ellbogensperre. Ein Druck mit dem Kinn auf die Nutch, die mit einem Hebelknopf vergleichbar ist, betätigt die Schaltung der Ellbogensperrvorrichtung. Beim Nachlassen des Druckes mit dem Kinn auf die Nutch wird der Kabelzug durch eine Spiralfeder im Oberarmteil in seine Ausgangsstellung zurückgeführt, so daß er immer in Bereitschaftsstellung ist.

Die vorstehend beschrieb. Ausführung (Basis Shoulder Disarticulation Harness) ist für die allgemeinen Ansprüche vorgesehen. Dagegen gewährleistet die Kummetbandage mit Achselschlinge (Shoulder Disarticulation Harness with Axilla Loop) einen größeren Wirkungsbereich. Sie sieht vor, daß von der Achselhöhle auf der Brustseite ein Gurt aufwärts über die Gegenschulter zum Rücken geführt wird und verstellbar gehalten, mittels Metallschlaufe mit dem Kabelzug verbunden wird. Ein weiterer Gurt, der an der Achselhöhle auf der Rückenseite beginnt, führt aufwärts bis zu diesem Kraftzug und wird an diesem befestigt, so daß er die Richtung und Stellung des Kraftzuges reguliert. Ein elastischer (Gummigurt) Gurt, der einerseits am unteren Teil des Kummets auf der Rückenseite angebracht wird und sein Ende in der Verbindung mit dem eigentlichen Brustgurt hat, sichert dem Schulterkummet einen festen Halt am Körper, auch bei den notwendigen Schulterbewegungen für den Kraftzug.

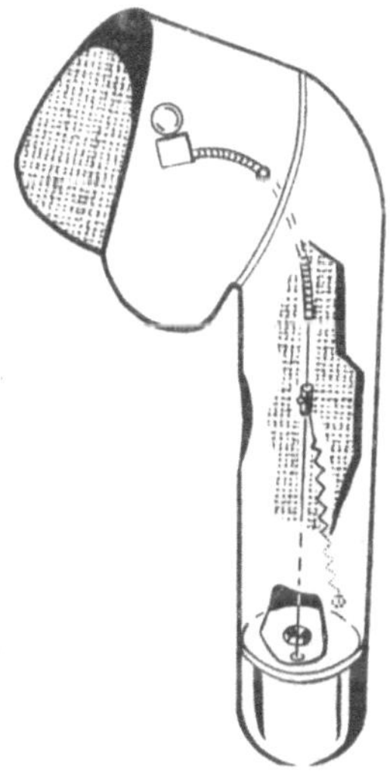

Abb. 86. Kraftzug (NUTCH CONTROL) für Schulterexartikulationsprothesen in Amerika

Die vorstehend beschriebene Ausführung erfährt eine Erweiterung in der gleichen Bauart durch einen Gurt, der vom Schulterkreuz im Rücken in Schulterhöhe (Acromium) um die Schulter nach vorn führt, wo er nach oben und unten geteilt an der Achselschlinge befestigt wird.

Die vorstehenden Ausführungen, die keinen Anspruch auf Vollzähligkeit aller zur Anwendung kommenden Armbandagen erheben, mögen dem Leser zeigen, wie vielseitig die Herstellung und Anpassung einer gut sitzenden und zweckentsprechenden Schultergurtbandage mit Kraftzügen sein können. Ob es zweckmäßig ist, einer brustfreien Schultergurtbandage den Vorzug zu geben, um die Brustseite wegen der Atmungsvorgänge von jeglicher Einengung oder Schnürung freizuhalten, oder ob es vorteilhafter ist, eine Bandage mit Brustgurt anzuwenden, kann nur der Prothesenbauer entscheiden, der in erster Linie bestrebt sein wird, alle vorhandenen Kraftquellen zu erschließen, die geeignet sind, dem Amputierten in der Handhabung seiner Prothese zu nützen. Eine schlecht sitzende oder ungünstig angeordnete Bandage kann dazu führen, daß der Prothesenträger selbst die beste Prothesenkonstruktion nicht beherrschen lernt. Erhebliche — meist übermäßige — Kraftanstrengungen, die der Kunstarmträger selbst für die kleinste Bewegung der Prothese aufbringen muß und dieses häufig erfolglose Bemühen solcher Art, führen zur Resignation und Hoffnungslosigkeit, weil er dabei — mitunter auch von dritter Seite beeinflußt — zur Auffassung kommen kann, daß seine natürlichen Kraftquellen unzureichend sein müssen. Die Bandage ist ein Teil der Prothese und verlangt von ihrem Hersteller hinsichtlich ihrer Bauart und Anpassung am Körper genaueste Kenntnis und beste Erfahrung auf dem Gebiete der modernen Bandagentechnik.

X. Kraftzüge

Wie bereits im Abschnitt „Hand- und Armstümpfe" beschrieben, gehören zu den äußeren Kraftquellen des menschlichen Körpers u. a. folgende:

a) die Beuge- und Streckbewegung der Hand;
b) die Drehbewegungen (Pro- und Supination) des Unterarmes;
c) die Bewegungen des Unterarmes im Ellbogengelenk;
d) die Bewegungen des Oberarmes im Schultergelenk;
e) die Bewegungen des Schultergürtels.

Zu der unter a) genannten Energiequelle liegt es nahe, sie bei Handstümpfen, so

bei Verlust der Vierfingerpartie oder
bei Verlust des Daumens oder
bei Verlust aller Finger und Erhaltung des Handtellers

in der Weise nutzbar zu machen, daß man dem verbleibenden Stumpfrest mittels einer geeigneten Bandage einen festen Stützpunkt bzw. eine feste Stützfläche gibt, die das Erfassen und Festhalten eines Gegenstandes gestattet.

Böhm, Berlin, empfiehlt hierzu eine Greifplatte, bestehend aus zwei Unterarmbändern mit Schnallen, an welcher an der vorderen Halteschelle die Greifplatte drehbar angebracht ist. Die eine Seite der Greifplatte dient als Stütze eines Gegenstandes, der bei der Streckung der Hand bzw. des Handtellers festgehalten wird. Die andere Seite der Greifplatte ist hakenförmig gehalten und dient zum Tragen von Gegenständen.

Trautmann, Minneapolis (USA), hat eine ähnliche Greifplatte bei Verlust der Finger vorgesehen (The Palm Plate). Soweit es sich um den Verlust der Vierfingerpartie handelt, nutzt er den verbliebenen und beweglichen Daumen zum Halten, Greifen und Fassen eines Gegenstandes wie folgt:

An einer kurzen Unterarmmanschette ist ein ringförmig gehaltenes Metallband angebracht, was auch um den Daumen herumführt. An der in Richtung der Daumenbewegung befindlichen Stelle wird die Greifplatte am Metallband angebracht. Der Verletzte drückt den Daumen gegen die Greifplatte und hält somit den ergriffenen Gegenstand fest (The Thumb Hook).

Was die unter b) benannte Energiequelle anbetrifft, so verweise ich auf ihre Nutzung mittels des Dreh-Kunstarmes. Hier wird die Drehbewegung kraftmäßig auf den Mechanismus der Drehhand übertragen und bewirkt ein willkürliches Fassen und Greifen mit der Kunsthand.

Die Bewegung des Unterarmes im Ellbogengelenk (c) ist für den Orthopädietechniker immer ein Anreiz gewesen, die sich daraus ergebende Energie für eine willkürliche Betätigung der Kunsthand oder eines Greifgerätes (Hook) nutzbar zu machen. Nicht zuletzt lag auch der Grund darin, daß mit einer erfolgreichen Erschließung dieser Kraftquelle eine besondere Schultertraggurtbandage mit Kraftzug erspart werden kann, was gerade vom Amputierten selbst als ein sehr wertvoller Faktor angesprochen wird.

Roeser-Essen hat hierzu eine brauchbare Lösung gefunden, indem er etwa Mitte des Oberarmes einen Kraftzug ansetzt, der in direkter Weglänge zur Hand bzw. zum Greifgerät führt. Bei der Beugung bzw. Streckung des Armes verkürzt bzw. verlängert sich der Weg und durch die gleichbleibende Länge des Kraftzuges wird willkürlich das Öffnen und Schließen des Greifgerätes herbeigeführt.

Wie aus vorstehendem Schema zu ersehen ist, ergibt sich dabei folgendes Resultat:

Angriffspunkt: etwa 9 cm oberhalb der Ellbogenachse (a);
Länge des Unterarmes bis zur Handgelenkachse etwa 30 cm (b);
Entfernung: Handgelenkachse bis Greiffingerende etwa 12 cm (c);
Länge des Krafthebels an der Handgelenkachse etwa 5 cm (d);
Länge des Kraftzuges rd. 36 cm (e) innerhalb des Armbeugewinkels.

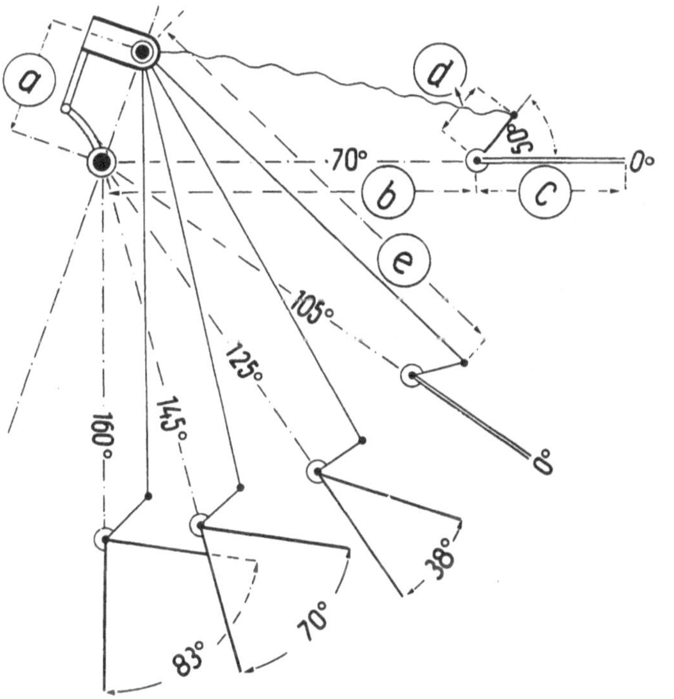

Abb. 87. Kraftzug nach Roeser-Essen in seiner Wirkungsweise

Bei diesen angenommenen Größen ergeben sich in den verschiedenen Beuge- bzw. Streckung des Armes folgende Wirkungen:

Bei 70° ist der Kraftzug vollkommen locker und das Greifgerät durch Federkraft passiv geschlossen.
Bei 105° ist der Kraftzug im Normalzustand und das Greifgerät durch Federkraft passiv geschlossen.
Bei 125° ist der Kraftzug gespannt und das Greifgerät um 38° geöffnet.
Bei 145° ist der Kraftzug gespannt und das Greifgerät um 70° geöffnet.
Bei 160° ist der Kraftzug gespannt und das Greifgerät um 83° geöffnet.

Je größer der Beugungswinkel wird, umso größer ist auch die für diesen Kraftweg aufzuwendende Kraft. Da sehr viele Arbeiten der Hand bei gewinkelter Armstellung erfolgen, dürfte sich diese Lösung für die Anwendung des willkürlich bewegbaren Hook-Greifgerätes als vorteilhaft erweisen. Aber auch die Anwendung dieses Systems beim Unterarm mit einer Kunsthand (passiver Handschluß) wird eine Reihe von Vorteilen für den Armamputierten ergeben.

Das Gegenstück hierzu ist die Nutzung der Bewegung des Unterarmes im Ellbogengelenk für einen aktiven Handschluß. *Püschel*, Berlin, geht hier von einem Angriffspunkt außerhalb des Armbeugewinkels aus, der etwa 25—30 mm in einem Beugewinkel von 120° zur Längsachse des Oberarmes liegt. Bei den üblichen Gebrauchshänden muß mit einem Kraftzug von 15 mm für den aktiven Handschluß gerechnet werden.

Wie aus vorstehendem Schema ersichtlich ist, ist die Hand bei Ruhehaltung des Armes (170°) geöffnet. Bei 141° Beugung des Armes und einem Kraftzug, der 30 mm von der Ellbogenachse im Beugewinkel von 120° der Oberarmlängsachse angreift und

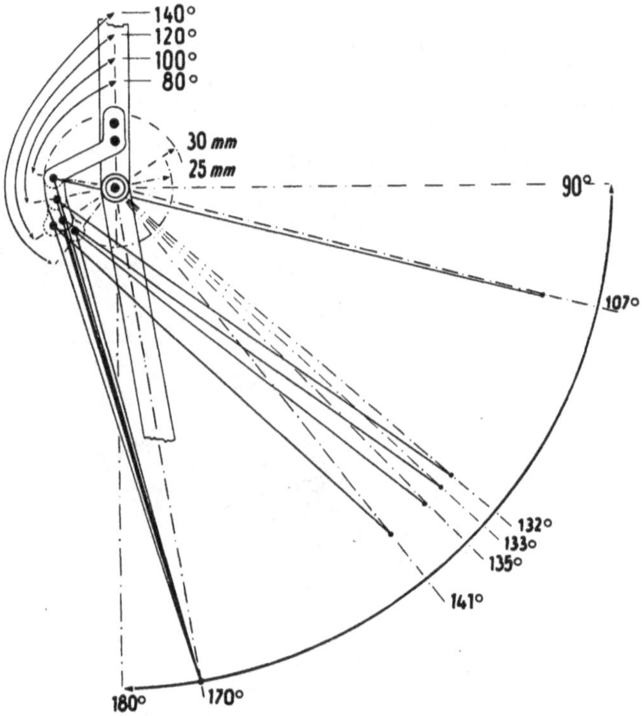

Abb. 88. Kraftzug nach Püschel, Berlin in seiner Wirkungsweise

direkt zur Handmechanik führt, wird die Hand geschlossen. Wird der Kraftzug aber 25 mm von der Ellbogenachse im gleichen Beugewinkel angesetzt, so vollzieht sich der Handschluß bei 133° Armbeugung. Wird der Winkel des Angriffspunktes von 120° zur Oberarmlängsachse auf 140° oder 100° verlegt, so vollzieht sich der Handschluß in einer Armbeuge von 132° bzw. 135°, also nur um wenige Grade anders als bei dem Winkel von 120°. Ist der Angriffswinkel jedoch geringer als 90°, so z. B. 80°, so kann der Handschluß erst bei einer Armbeuge von 107° erreicht werden. Der beste Angriffswinkel für diese Methode dürfte mit 120° gegeben sein. Wenn der Handschluß in der vorgenannten Weise vollzogen ist, würde bei einem starren Kraftzug eine weitere Beugung des Armes nicht möglich sein. Aus diesem Grunde wird zwischen dem Ausgangspunkt der Handmechanik und dem Verbindungsende des Kraftzuges eine Federung zwischengeschaltet, welche nach dem vollzogenen Handschluß in Tätigkeit tritt, sobald der Arm nach dem Handschluß weiter gebeugt wird. Die Stärke der Federung ist so gehalten, daß eine Beugung des Armes bis 60° und weniger möglich ist und der mit der Kunsthand gehaltene Gegenstand fest in der Hand verbleibt. Diese Art der Anordnung des Kraftzuges kann in gleicher Weise auch für ein willkürlich bewegbares Greifgerät (Hook) angewendet werden. Siehe auch Kuhlmann-Richter-Prothese Seite 124.

Die unter d) und e) benannten Bewegungen des Stumpfes im Schultergelenk und des Schultergürtels hat bereits der Holländer *van Petersen* im Jahre 1844 für die Ellbogenbeugung und zur Fingerbewegung nutzbar gemacht. Auch in der Gegenwart kann auf diese Energiequellen keineswegs verzichtet werden. Es gehört zu den Aufgaben der Bandagentechnik, die praktische Auswertung dieser Erkenntnisse möglichst einfach und übersichtlich durchzuführen. In der Regel wird bei allen Schultertragbandagen die Gegenschulter der amputierten Seite als Stützpunkt für die Tragbandage genommen. Es ist eine irrige Auffassung, wenn angenommen wird, daß allein die Rückenwölbung genüge, um eine ausreichende Unterarmbeugung zu erwirken. Bei einer normal angelegten Schulterbandage mit einem Rückenquergurt in Höhe der Achselhöhlen kann bei einer durchschnittlichen Weglänge von 35 cm mit etwa 5—7 cm Zugleistung gerechnet werden, wenn durch das Vorwärtsbringen der Schultern die größte Rückenwölbung erzielt wird. Mit einer solchen Zugleistung beträgt der Beugungswinkel rund 100°, also noch keinen rechten Winkel und kaum soviel, daß der Kunstarm in dieser Stellung zum Tragen eines Kleidungsstückes, wie einem Mantel usw. gebraucht werden kann. Der größte Beugungswinkel beträgt beim Kunstarm für Oberarmstümpfe in der Regel bis zu 60°. Um diesen Beugungswinkel zu erreichen, müßte neben der Rückenwölbung eine Vorwärtsbewegung des Oberarmstumpfes um 20° einsetzen. Diese beiden Bewegungen führen wohl die vollständige Beugung des Kunstarmes im Ellbogen (bis 60°) herbei, aber dieses Resultat kann nicht befriedigen, weil damit die Kunsthand nicht zum Munde, viel weniger hinter den Kopf gebracht wird. Es ergibt sich nun für den Prothesenträger zwangsläufig die Notwendigkeit, die Rückenwölbung aufzugeben, denn dadurch hat er die Möglichkeit, die im Beugungswinkel von 60° befindliche Prothese mit einer weiteren Vorwärtsbewegung des Oberarmstumpfes um etwa 28° (20° + 28° = 48°) nach oben zu heben, so daß sie bereits in Mundhöhe gelangt. Eine weitere Bewegung der Gegenschulter nach hinten gibt dem Rückengurt für eine weitere Vorwärtsbewegung des Stumpfes frei und so läßt ein solches Experiment erkennen, daß die vollständige Beugung, also das Heben des Unterarmes bis zur höchsten Beugelage lediglich durch die Vorwärtsbewegung des Stumpfes im Schultergelenk bewirkt und dazu auch kein anderer Körperteil — auch nicht der Schultergürtel — in Bewegung gesetzt werden braucht. Sobald der Armstumpf in seine Normallage (senkrecht) zurückgeführt wird, wird der Rückenzug entspannt und der Kunstarm kommt durch sein Eigengewicht in seine Ruhelage (Streckstellung). Wenngleich man auch in dieser Lösung einen physiologischen Mangel sehen könnte, weil nur durch das Vorwärtsheben des Oberarmstumpfes der Unterarm gebeugt und nach oben gebracht wird, so muß man sie doch als zweckmäßig und für alle praktischen Fälle als ausreichend anerkennen. Im übrigen werden wohl die meisten Armbeugungen im Ellbogen bei gleichzeitiger Vorwärtsbewegung des Oberarmes ausgeführt (siehe Abb. 89)

Die heutige Bandagentechnik weiß aber diesen Rückenkraftzug für eine weitere Betätigung der Prothese anzuwenden. Die verschiedenen Prothesenkonstruktionen — auch in den USA — sehen die passiv wirkende Greifbewegung vor, d. h. der Fingerschluß erfolgt passiv durch Federn u. a., während das Öffnen der Kunsthand oder auch des willkürlichen Greifgerätes (Hook) aktiv, d. h. mittels Kraftzug erfolgt. Sobald die gewünschte Beugestellung des Kunstarmes mittels Rückenkraftzug erreicht und die Ellbogensperrung eingeschaltet ist, also die Beugestellung des Armes fixiert ist, wird der Kraftzug frei für eine andere Funktion. Da er mit der Mechanik der Kunsthand bzw. des Greifgerätes (Hook) unmittelbar verbunden ist und die Betätigung dieser eine größere Kraftleistung als die Beugung erfordert, bewirkt die Spannung des Kraftzuges das Öffnen der Greifschenkel des Greifgerätes bzw. der Hand. Entgegengesetzt wird dieser Kraftzug für den aktiven Handschluß angewendet.

Außerordentlich wertvoll sind diese Erfolge für die Ohnhänder, die dadurch in der Lage sind, beidhändig die verschiedenen Verrichtungen mit ihren Prothesen vorzunehmen.

Es ist nicht zu leugnen, daß die Nutzbarmachung dieser Kraftquelle bei dem Oberarmamputierten ungleich schwieriger ist als bei einem Unterarmamputierten, denn z. B.

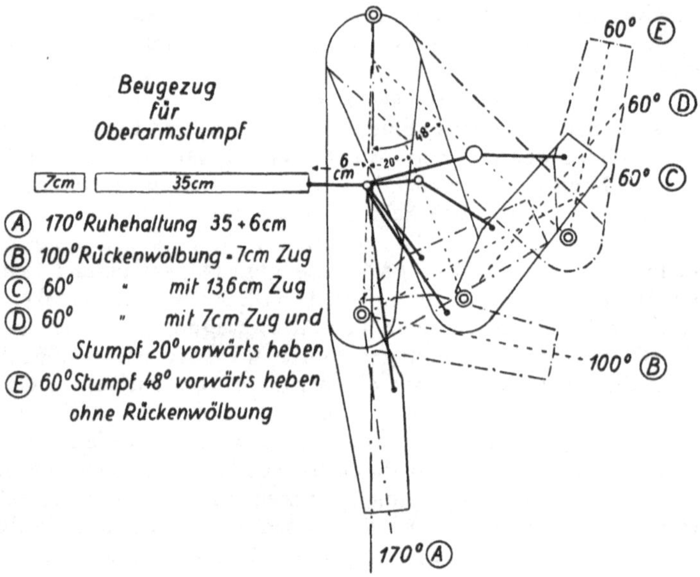

Abb. 89. Rückenkraftzug-Schema

ist bei den kürzeren Oberarmstümpfen mit einem größeren Kraftaufwand zu rechnen. In diesen Fällen müssen die Hebelkräfte darauf überprüft werden, inwieweit sie am günstigsten eingesetzt werden können. Hierzu schreibt *H. Pfau*, Berlin, u. a. im Heft 1/54 der „Orthopädie Technik“ (siehe Abb. 90):

„Die Hebung des Unterarmes einer Oberarmprothese, so wie sie durch die Zugbandage erfolgt, vollzieht sich nach dem Gesetz der Hebelkraft, dessen Grundregel besagt, daß Kraft × Kraftarm = Last × Lastarm ist. Es handelt sich hier um einen einarmigen Hebel, der seinen festen Drehpunkt im Ellbogengelenk hat. Die Last wird durch das an den Unterarm angesetzte Teil, Arbeitsgerät oder Hand, dargestellt. Der Lastarm ist gleichzusetzen mit dem gesamten Unterarm. Er reicht also vom Ellbogengelenk bis zum Ende des Unterarmes. Die Kraft ist die Zugkraft, welche notwendig ist, um den Unterarm zu heben. Der Kraftarm hingegen ist die Entfernung vom Ellbogengelenk bis zum Ansatzpunkt der Bandage im Unterarm, gleichgültig, ob die Zugvorrichtung hier endet, um das Arbeitsgerät durch einen anderen Zug zu betätigen oder aber, ob die Zugvorrichtung hier durch eine Schlaufe oder eine Rolle läuft, um weiter in der Hand oder im Arbeitsgerät zu enden. Die Hebung des Unterarmes erfolgt in jedem Falle an diesem Punkt.“

Dabei kommt er zu folgenden Erkenntnissen:

„Jede Veränderung des Lastarmes verändert die aufzubringende Zugkraft proportional, wenn die übrigen Faktoren gleich bleiben.

Jede Veränderung des Kraftarmes verändert die aufzubringende Zugkraft im Sinne einer Hyperbel, wenn die übrigen Faktoren gleich bleiben.

Jede Veränderung des Gewichtes verändert die aufzubringende Zugkraft proportional, wenn die übrigen Faktoren gleich bleiben.

Die Verlängerung des Lastarmes hat eine Vergrößerung der Zugkraft zur Folge; die Verkürzung des Lastarmes verringert die Zugkraft. (Unterarm möglichst kurz halten.)

Die Verlängerung des Kraftarmes hat eine Verringerung der Zugkraft zur Folge; die Verkürzung des Kraftarmes vergrößert die Zugkraft. Der Ansatzpunkt zur Hebung des Unterarmes sollte so distal wie möglich liegen, soweit sich hierbei nicht die Zugstrecke ungünstig verändert.

Die Vergrößerung des Gewichtes hat eine Vergrößerung der Zugkraft zur Folge; die Verringerung des Gewichtes verringert die Zugkraft. Das Gewicht des Arbeitsgerätes oder der Hand sollte so gering als nur möglich gehalten sein.

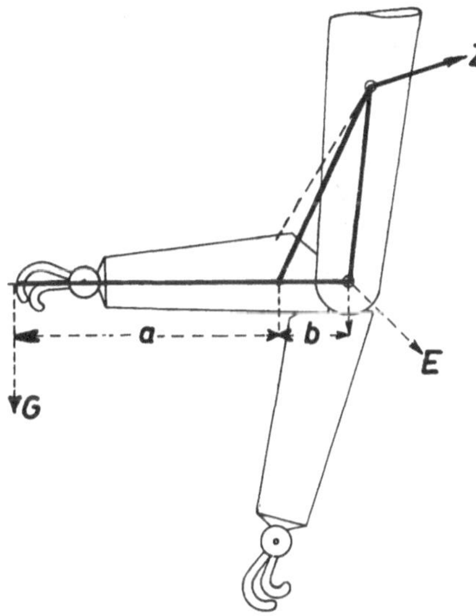

Abb. 90. Hebelkräfte-Hebelwirkung

Zusammenfassend ist zu sagen, daß eine Verringerung der Zugkraft durch

a) möglichst kurzen Lastarm,
b) möglichst langen Kraftarm,
c) möglichst geringes Endgewicht

zu erreichen ist.

Maßgebend für die Arbeit mit dem Kunstarm ist aber auch der Zugweg. Es ist dies die Strecke, welche das Zugseil von der Endstellung des gestreckten Armes bis zur maximalen Beugebewegung zurückzulegen hat, um die Beugebewegung durchzuführen.

Der Zugweg richtet sich in seiner Größe nur nach der Entfernung des Ansatzpunktes vom Achspunkt, also der Länge des Lastarmes, und zwar wirkt sich jede Änderung des Lastarmes, also Verkürzung oder Verlängerung, doppelt auf den Zugweg aus. Eine Verlängerung des Kraftweges hat eine noch größere Verlängerung der Zugstrecke zur Folge.

Die richtige Abstimmung zwischen Zugkraft und Zugweg wird die bestmöglichste Funktion des Kunstarmes zur Folge haben. Die Kunstarmteile, also Hand, Hook, Handansatz usw. stehen dabei als feste Größen, an denen in der Werkstatt nichts geändert werden kann, so daß lediglich in geringem Maße, soweit kosmetisch möglich, der Lastarm, besonders aber der Kraftarm verändert werden kann. Die Wahl des Ansatzpunktes im Unterarm ist also ausschlaggebend für die Bewegung des Patienten. Bestimmend wird hierbei die Eigenart des Patienten sein, ob dieser kräftig gebaut, jedoch verhältnismäßig unbeweglich im Schultergürtel ist. In diesem Falle wird der Zugweg verringert werden müssen, und zwar auf Kosten der Zugkraft. Oder aber es handelt sich um einen Patienten mit guter Beweglichkeit, jedoch von nicht allzu kräftiger Statur. Hier wird man umgekehrt verfahren und die Zugkraft auf Kosten des Zugweges verringern".

Die Vielzahl der Anwendung des Rückenkraftzuges läßt erkennen, daß es keine bessere Energiequelle gibt. Es bleibt dabei immer eine Aufgabe des Prothesenbauers, sie in technischer Hinsicht so zu erschließen, daß damit dem Amputierten ein zweckdienliches Instrument gegeben wird, das ihm gestattet, mit möglichst geringem Kraftaufwand die Steuerung und Betätigung des künstlichen Armes sicher zu übernehmen.

Neben den beschriebenen Kraftquellen und Kraftzügen müssen in besonders schwierigen Fällen weitere Möglichkeiten geschaffen werden, um dem Armamputierten die Betätigung seiner Protheseneinrichtungen zu gestatten. So kann bei einer Schulterexartikulation durch die Rückenwölbung lediglich eine begrenzte Beugung des Unterarmteiles erreicht werden, bei welcher der Beugungswinkel allerdings besser wird, wenn im Prothesenoberarmteil eine Kraftübersetzung durch eine entsprechende Rolleneinrichtung vorgesehen ist. Die Beugung des Armes selbst wird durch einen Schenkelkraftzug ausgeführt, der am Unterteil des Schulterkummet beginnt, sich hinunter bis zur Hüfte zieht, um dann flaschenzugartig über eine Rolle — die in der Hüftgegend durch einen Schenkelriemen festgehalten wird — hinauf zur Rückenpartie des Kummet geführt zu werden, um dann über die Schulter-Nackenlinie des Kummet zur Brustseite geleitet zu werden, wo er in das Prothesenoberarmteil eintritt und dann am oberen Rand des Unterarmteiles befestigt wird. Das Heben der Schulter an der amputierten Seite bewirkt das Beugen des Armes.

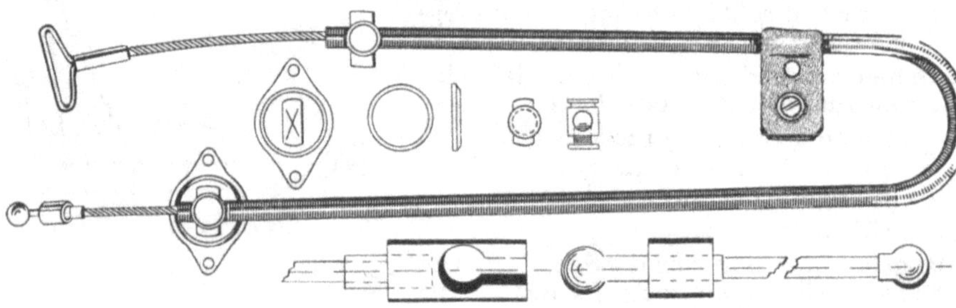

Abb. 91. Kabelkraftzug mit Spiralfederhülle, Perlonzugseil, Haltesegment und Kupplung

In ähnlicher Weise wird ein Seitwärtsheben der Prothese herbeigeführt. Ein Kraftzug beginnt am Rückengurt in Höhe des Nackens. Er führt wagerecht über die abgesetzte Schulter zu einem Blattfederbogen am Prothesenoberarmteil und durch Senken der gesunden Schulter bringt dieser Blattfederbogen den Kunstarm in die gewünschte Abduktionsstellung.

Für die Kraftzüge werden vielfach Riemenzüge angewendet. Als Material verwendet man dabei chromgar — oder fettgar — gegerbtes Rindleder, das als runde oder flache Riemen mit der Bandage und der Prothese in Verbindung gebracht wird. Diese Riemenzüge werden meistens über Rollen gelagert, wenn die Zugrichtung auf dem Kraftwege verändert werden soll. In anderen Fällen, z. B. bei der bisherigen Ausführung der Kunstarme für die *Sauerbruch*-Kanaloperation werden die Züge als Kettenzüge über ein besonderes Rollensystem geführt. Es handelt sich dabei um eine Laschenkette, die auch als Fleyerkette, eigens für diesen Zweck angefertigt wurde. Die Kettenlaschen sind sehr dicht neben- und hintereinander gehalten, wobei die Achsnieten versenkt gearbeitet sind. Es sollen dadurch seitlich und in den Längswirkungen keine Reibungswiderstände entstehen.

Für die meisten Kunstarmkonstruktionen bedient sich der Prothesenbauer sogenannter Kabelzüge, die aus einem mehrfädigem gedrehten Drahtseil (Bowdenzugseil) bestehen und in einer Kabelhülle aus runder oder flacher Spiralfeder laufen. Neuerdings wird als Zugseil solcher Konstruktionen auch ein monofiler oder gestrickter Nylon- oder Perlonfaden in Stärken von 1—2 mm verwendet, der ebenfalls in der erwähnten Kabelhülle geräuschlos und unauffällig gleitet. Hierdurch werden die sonst üblichen Rollenkästen überflüssig. Diese Kabelzüge werden an der Bandage usw. mittels flachen Ringen befestigt. Das Ende des Kraftzuges mündet meistens in einem Kupplungsteil als Verbindungsstück zwischen der Greifvorrichtung (Kunsthand oder Hook), das meistens als Kugelstück gestaltet wird, während das Gegenstück vom Greifgerät als kleine Röhre mit einem Kugelausschnitt leicht und handlich geeignet ist, dieses Kugelstück aufzunehmen und somit eine feste Verbindung zu schaffen. Damit der Kabelzug frei und unbehindert arbeiten kann, werden die Haltesegmente an der Prothese selbst möglichst beweglich gehalten. Die Segmente für die Fixierpunkte bestehen aus der Grundplatte, die fest am Prothesenteil angebracht wird sowie dem Haltestück, durch dessen Bohrung die Kabelhülle führt und mittels einer Feststellschraube gehalten wird. Das Fußteil des Haltestückes ist so geformt, daß es genau in den Ausschnitt der Grundplatte eingeführt werden kann und mittels einer Viertelkreisdrehung festgehalten wird. Dadurch wird ein leichtes Auswechseln ermöglicht. Für Unterarme und auch für manche Oberarmhülsen werden Lederhalteschlaufen bei verschiedenen Systemen angewendet (siehe Abb. 91).

XI. Der künstliche Arm

1. Allgemeines

Wir Menschen sind gewohnt, für die Verrichtungen des täglichen Lebens beide Hände zu benutzen; wir brauchen sie zum Essen und Trinken, zum Waschen und Reinigen des Körpers, zur Ausübung unserer beruflichen Arbeiten und dergleichen. Wenn es auch mitunter so scheint, als wenn wir Arbeiten einhändig ausführen, wie z. B. das Schreiben, so sind es in Wirklichkeit doch zweihändige, denn die rechte Hand schreibt und die linke Hand beschwert das Papier. Ebenso ist es beim Telefonieren, wo eine Hand den Hörer hält und die andere das Gehörte aufschreibt. Bei genauer Beobachtung können wir feststellen, daß in der Regel eine Hand die ausführende und die andere Hand die stützende Tätigkeit verrichtet.

Der Verlust eines Armes bedeutet deshalb für den menschlichen Organismus nicht nur einen schweren kosmetischen Schaden, sondern auch einen erheblichen funktionellen Ausfall. Als magerer Trost wird häufig genug behauptet, daß sich in solchen Fällen die Natur damit zu helfen versucht, indem sie diesen Ausfall auf den verbliebenen gesunden Arm überträgt, der damit gewissermaßen nun die Funktionen beider Arme zu vollziehen hat. Gewiß wird sich ein rechtseitig Armamputierter meistens zum Linkshänder entwickeln und die vielseitigen Funktionen des rechten Armes zwangsläufig auf den verbliebenen linken Arm übertragen, soweit ihm nicht der technische Ersatz in Form einer Prothese andere Möglichkeiten gibt. Wenn wir uns die Vielseitigkeit, die Leistungsfähigkeit und die Einstellung des menschlichen Organismus vor Augen halten und dabei erkennen müssen, daß der Verlust eines Armes als dauernd anzusehen ist, dann erst vermögen wir die Schwere des Verlustes zu verstehen, den der Amputierte zu tragen hat. Ein Verlustausgleich kann eintreten:

a) durch den Organismus selbst, denn dieser birgt beträchtliche funktionelle Ausgleichsmöglichkeiten, die der Armamputierte sehr bald erkennt und zu schätzen weiß, denn er merkt sehr bald, daß die verbliebene Hand in ständig zunehmenden Maße die Funktionen der fehlenden Hand übernimmt. Er lernt es, einhändig zu „arbeiten". Auch andere Organe, wie der Mund, der Kopf, die Schulter, der Rumpf u. a. können dabei mithelfen. Sie haben die „stützende" Funktion und man kann nicht umhin, festzustellen, daß mancher Armamputierte damit gute Erfolge erzielen konnte;

b) durch den Organismus selbst nach chirurgischer Nachbehandlung des Stumpfrestes, wie sie von *Krukenberg*, *Walcher* und auch *Sauerbruch* angestrebt und durchgeführt wurden;

c) durch einen technischen Ersatz, eine brauchbare Armprothese.

Die Bemühungen brauchbare Armprothesen zu schaffen, die kosmetisch allen Ansprüchen des Amputierten genügen und gleichzeitig motorisch viel leisten, sind in allen Zeiten zu verzeichnen gewesen. Den Erfindern des Mittelalters und auch der Neuzeit schwebte als Ideal-Armprothese ein formschöner und funktionell vollendet arbeitender Kunstarm vor. Inwieweit es ihnen gelungen ist, dieses Ideal zu erreichen, mag eine vor längerer Zeit aufgestellte Beurteilung zeigen:

„Es gibt zwar viele künstliche Arme, aber vollkommen dem Zweck ist kein einziger. Es gibt keinen künstlichen Arm, der die beiden an ein künstliches Glied mit Recht zu machenden Anforderungen zu gleicher Zeit erfüllen würde. Immer muß man sich beim künstlichen Arm schon mit der unvollkommenen Erfüllung einer der Anforderungen zufrieden geben. Der künstliche Arm kann entweder bloß die stattgefundene Verstümmelung unkenntlich oder wenigstens minder auffallend machen, oder er kann bloß zum Teil die Funktion des natürlichen Armes übernehmen. Es ist dies auch vollkommen begreiflich, denn beim Arm hat die Natur eine große Anzahl beweglicher Elemente auf einem sehr kleinen Raume zusammengedrängt, welche die Ursache ihrer Bewegungen und Formveränderungen in sich selbst tragen, denn bei den verschiedenen Bewegungen und Formveränderungen der Hand ist der Oberarm nur sehr wenig, der Rumpf gar nicht beteiligt. Wenn wir daher von einem künstlichen Arm verlangen, daß er die Absetzung des natürlichen Gliedes möglichst unkenntlich machen soll, so werden wir dem Amputierten eine Vorrichtung geben können, welche die Form des Armes, der Hand und der Finger und die Bewegungen den letzteren nachahmen kann, aber dieser Mechanismus wird so zart sein, daß er schon deswegen zum Funktionsersatz der Hand, zum Arbeiten ungeeignet ist, und wenn man die Teile so stark machen wollte und könnte, daß sie zur Arbeit brauchbar wären, so würde ein solcher Mechanismus keine Ähnlichkeit mit dem Arm haben".

Bei kritischer Betrachtung aller Kunstarmkonstruktionen kann man diese Beurteilung nicht von der Hand weisen. Die Unmöglichkeit, das oben geschilderte Kunstarm-Ideal technisch zu verwirklichen, und zugleich die Erkenntnis, daß die Bedürfnisse hinsichtlich des Armersatzes, je nach dem Grade der Armamputation, auch je nach Beruf und Stellung, verschieden sind, haben zu einer Differenzierung des Problems geführt, denn es wurden und werden auch heute noch hergestellt:

1. Arbeitsarme, d. h. Prothesen, die lediglich den Zweck verfolgen, unter Verzicht auf Formschönheit und natürliche Bewegungen, den Armamputierten zu gewissen Verrichtungen und Arbeitsleistungen zu befähigen. Es handelt sich dabei um Konstruktionen, die keinerlei Anspruch darauf erheben können, als Kunstarm oder künstlicher Arm bezeichnet zu werden. Sie sind mehr oder weniger nur Werkzeuge und ihre Benennung als Arbeitshilfe dürfte richtiger sein.
2. Schmuckarme, d. h. künstliche Arme, die im wesentlichen nur auf den kosmetischen Teil des Problems Rücksicht nehmen und nur den Zweck verfolgen, in möglichst vollendeter Form den natürlichen Arm nachzuahmen.
3. Kunstarme, d. h. willkürlich bewegbare künstliche Arme, die nicht nur die kosmetische Form, sondern auch die natürlichen willkürlichen Bewegungen des Armes nachahmen.

Eine scharfe Grenze besteht zwischen diesen drei Gruppen nicht, denn mancher Arbeitsarm wird mit entsprechenden Hüllen und einer Kunsthand ausgestattet, um gleichzeitig als Schmuckarm zu dienen und mancher Schmuckarm kann durch gewisse Vorrichtungen so eingerichtet werden, daß er auch als Arbeitshilfe wirksam sein kann. Schließlich kann auch eine Schmuckprothese mit willkürlichen Kraftzügen ausgestattet werden und ein willkürlich bewegter Kunstarm kann auch eine Arbeitshilfe sein. Die genannte Einteilung hat also ihre Mängel, wurde aber bei uns aus praktischen Gründen bis jetzt beibehalten.

2. Arbeitsarme (Arbeitshilfen)

Der Arbeitsarm soll dem Amputierten eine Hilfe bei der Arbeit sein. Er ist passiv, d. h. er wird von der gesunden Seite bedient und kann deshalb nur eine stützende oder haltende Funktion ausüben. Er hat zu ersetzen:

a) die Skelett-Teile des fehlenden Armes;

b) die Gelenke (Hand-, Ellbogen- und Schultergelenk);

c) die Hand.

Hinsichtlich des Skelettes ist es nicht nötig, daß die Länge der künstlichen Teile der der natürlichen entspricht. Auf kosmetische Momente wird dabei keine Rücksicht genommen, denn es hat sich als praktisch erwiesen, die fraglichen Teile so kurz wie möglich zu halten, denn je weniger toter Raum zwischen Stumpf und Werkzeug liegt, umso besser ist die Kraftübertragung von dem einen auf das andere.

Die Gliederung der Gelenke ist dem natürlichen Arm angepaßt; sie müssen eine zuverlässige Einstellbarkeit der Teile im Sinne der psychologischen Gelenkbewegungen gestatten. In ihren Konstruktionen unterscheiden wir Rasten- und Kugelgelenke. Die Einstellung in den Gelenken im Sinne der physiologischen Bewegungen erfolgt passiv durch die gesunde Hand und mit demselben Griff werden auch die notwendigen Feststellvorrichtungen bedient, soweit die Gelenke nicht frei laufen. Das untere Ende der Gelenkteile endet sowohl beim Arbeitsoberarm als auch beim Arbeitsunterarm in einer Normalansatzdüse mit Bajonettverschluß. Sie ist das eigentliche Verbindungsstück zwischen der Arbeitseinrichtung der Prothese und dem Werkzeug bzw. der Kunsthand. Alle für die Arbeitsprothese vorgesehenen „Arbeitsgeräte" — auch Arbeitsansätze genannt — haben darum einen Normalansatzzapfen, der genau in die Bohrung der Normalansatzdüse paßt und durch seinen Haltestift in dieser festgehalten wird. Für die einzelnen Verrichtungen ist der Träger einer Arbeitsprothese auf die verschiedenen Arbeitsansätze angewiesen und daher genötigt, immer mehrere Ansätze bereitzuhalten, die er während der Arbeit austauschen kann. Der Arbeitsarm muß deshalb nicht nur solide und haltbar — selbst für größte Beanspruchung — gebaut sein, sondern muß in der Bedienung einfach gehalten sein, wobei sich die einzelnen Arbeitsansätze leicht auswechseln lassen müssen.

Wie bei fast allen Armprothesen besteht auch bei den Arbeitsarmen die Verbindung zwischen dem Körper und der Prothese in einer richtig angepaßten Stumpfhülse und der erforderlichen Schultertragevorrichtung. Letztere muß alle Beanspruchungen auf Zug und Verdrehung aufnehmen und sich in dieser Hinsicht dem Berufe des Prothesenträgers anpassen. Sie darf auch keine vorhandene Gelenkbewegung — die für die Betätigung der Prothese passiv oder aktiv herangezogen wird — durch Bandagenteile beeinträchtigen oder gar stillegen.

Es ist viel über den Wert (oder Unwert) solcher Arbeitsarme (Arbeitshilfen) geschrieben worden. Nach den gemachten Erfahrungen kann behauptet werden, daß sie sich beim Arbeiten in der Landwirtschaft und auch bei der Verrichtung schwerer körperlicher Arbeit bewährt haben, insbesondere immer dort, wo der gesunde Arm die Hauptarbeit auszuführen hat und der Arbeitsarm die Nebenarbeit oder die haltende bzw. stützende Funktion zu leisten hatte. Bei der Ausrüstung des Armamputierten sollte er deshalb zu diesem Zweck ein zusätzlicher Behelf sein.

3. Schmuckarme

Der Name sagt schon, daß er lediglich ein kosmetischer Ausgleich für den Verlust eines teilweisen oder ganzen Armes sein kann. Seine Aufgabe kann sich eigentlich nur in der Nachbildung der menschlichen Körperform erschöpfen, während der Mechanismus passiv, also von der gesunden Seite bedient wird. Hierzu hatte *Böhm* folgende Grundbedingungen aufgestellt:

a) Die charakteristische Nackenlinie darf niemals durch das Material beeinträchtigt werden; es darf durch den Schulterteil der Prothese nicht eine „dicke" und eine „hohe" Schulter entstehen, die dem Körper etwas Unschönes gibt und die Aufmerksamkeit der Umwelt auf den Arm lenkt;

b) die Ruhelage des gesunden Armes ist nicht mit der anatomischen Normalhaltung identisch, bei der bekanntlich der Oberarm leicht nach außen gedreht, der Unterarm vollkommen supiniert und die Hand frontal steht; vielmehr steht der Normalarm in gewohnheitsmäßiger Ruhehaltung im Schultergelenk um 20° einwärts gedreht, der Unterarm und die Hand um ca. 135° proniert (gegenüber der vollen Supination) und die Hand im Handgelenk leicht gestreckt. Ein grober Fehler beim Bau von Schmuckarmen ist es, wenn dieser nicht nach der Ruhehaltung, sondern nach der anatomischen Haltung vorgenommen wird;

c) die Längen- und Umfangsmessungen des Schmuckarmes müssen den Maßen der gesunden Seite entsprechen, vielleicht ihnen gegenüber gering zurückbleiben, denn ein toter Arm wirkt immer länger als ein lebendiger;

d) geht der Schmuckarm aus seiner gewohnheitsmäßigen Ruhehaltung heraus und treten Bewegungen ein (Ellbogenbeugung), so müssen diese genau so wie die natürlichen erfolgen. Diese Bewegungen spielen besonders beim Gehen eine große Rolle. Der natürliche Arm schwingt bekanntlich beim Gehen hin und her, und zwar in ganz typischer Weise. In geringem Maße erfolgt das Schwingen aus dem Schultergelenk, in höherem Maße aus dem Ellbogengelenk heraus; die Schwingebene läuft nicht parallel zur Mittelebene des Körpers, sondern schneidet diese ventralwärts unter einem spitzen Winkel;

e) die im natürlichen Schultergelenk vorhandenen physiologischen Bewegungen soweit als möglich durch den Schmuckarm bzw. durch seine Schultertragbandage nicht stillgelegt werden; insbesondere darf die beim Gehen gewohnheitsmäßig stattfindende Pendelbewegung des Armes in der Schulter nicht gehemmt oder in falsche Bahnen gelenkt werden;

f) das künstliche Ellbogengelenk muß am Schmuckarm des Oberarmamputierten so gebaut und gelagert sein, daß der künstliche Unterarm in schöner und physiologischer Weise beim Gehen schwingen kann, d. h. die Medianebene des Körpers vorn unter einem Winkel von 35° schneidet. Am besten bewährt sich hier, das künstliche Ellbogengelenk einachsig als Scharniergelenk anzuordnen;

g) ein steifes Handgelenk erweckt leicht den Eindruck des Unnatürlichen; darum ist es vom Standpunkte der Kosmetik gelegentlich empfehlenswert, die Schmuckhand unter Verwendung eines Handgelenkes anzuschließen, das Beugung und Streckung erlaubt. Außerdem ist in jedem Fall eine Einstellbarkeit der Hand im Sinne der Pronation und der Supination erforderlich (Kugelhandgelenk);

h) die Einstellung der Finger in jede beliebige Lage ermöglicht es, der Hand ein natürliches Aussehen zu geben;

i) der Schmuckarm muß am Körper bzw. am Stumpf so angebracht sein, daß er dem Träger nicht durch Schnürungen, Einengungen usw. Schmerzen verursacht. Er darf aber auch nicht unnötig große Körperflächen an Schulter und Brust bedecken, besonders auch nicht die Tätigkeit des gesunden Armes durch Bandagen in der Achselhöhle beeinträchtigen;

k) das Material des Schmuckarmes muß widerstandsfähig sein und zu möglichst wenig Reparaturen Anlaß geben. Das gilt insbesondere für die Handgelenke und die Schmuckhand;

l) der Schmuckarm muß so umkleidet sein, daß einerseits sein innerer Mechanismus nicht verschmutzen kann, andererseits seine Metallteile die Kleidung und Wäsche des Amputierten nicht angegriffen werden;

m) das Gewicht eines Schmuckarmes sollte nicht mehr als 600 bis höchstens 1000 g wiegen;

Ein im Schultergelenk ausgelöster natürlicher Arm wiegt etwa 3500 g, ein Oberarm allein etwa 2000 g, ein Unterarm zirka 1000 g und eine Hand etwa 500 g. Diese Gewichtsmengen kann man nicht der Konstruktion eines Schmuckarmes zu Grunde legen. Der tote Schmuckarm muß unvergleichlich weniger als der lebendige Arm wiegen, denn ihm fehlen die aktiven Träger, die Muskeln! Weiter ist zu berücksichtigen; je kürzer der Stumpf, desto schwerer fällt es dem Amputierten, einen künstlichen Arm zu tragen und zu dirigieren, desto geringer muß also das Gewicht des Schmuckarmes sein. Außerdem ist die Verteilung des Gewichtes von Bedeutung. An seinem proximalen Teile macht sich das Gewicht nicht so geltend als am distalen Teile, wo die Schwere nach den Hebelgesetzen vervielfacht wirkt.

Der „reine Schmuckarm" kann ohne Schwierigkeiten derart ausgestaltet werden daß er nicht nur als kosmetischer Ausgleich des fehlenden Gliedes am Körper hängt sondern auch einen gewissen praktischen Nutzen leistet. So empfiehlt es sich für den Schmuckarm des im Oberarm Amputierten, daß das Ellbogengelenk feststellbar oder bremsbar gehalten ist. Wird der Schmuckarm in einer entsprechenden Beugestellung festgestellt, so kann der Beschädigte damit Gegenstände tragen, den Arm auf den Tisch legen und als Papierbeschwerer benutzen. Eine solche Ellbogenfeststellung sollte auch jede Armprothese für kurze Unterarmstümpfe haben. Die Feststellvorrichtung ist fast immer passiv und sie muß deshalb für die gesunde Hand bequem erreichbar sein. Auch die automatische Feststellung hat sich bewährt; sie tritt bei Eigenbeugung im Ellbogen von selbst in Tätigkeit. Soweit es sich nicht um Unterarmstumpf handelt, der die Pro- und Supination (Drehung des Unterarmes) willkürlich besorgen kann, werden die Schmuckarme mit einem passiven Handgelenk ausgestattet, das entweder direkt als Kugelgelenk an der Schmuckhand angearbeitet wird, oder als Rasten- oder Schleifgelenk zwischen Hand und Unterarmende montiert wird.

Die künstliche Hand zum Schmuckarm ist der sichtbare Teil der Prothese und nach *M. Böhm* sind hierbei folgende Grundsätze zu beachten:

n) Es muß auf Formschönheit der künstlichen Schmuckhand größter Wert gelegt werden;

o) die natürliche Hand, die aus dem Ärmel z. B. beim Gehen herausschaut, hängt am Arm in leichter Streckung im Handgelenk und der Mittelebene des Körpers zugekehrt (proniert). Die Schmuckhand muß die gleiche Stellung haben;

p) die Stellung der natürlichen Finger in der gleichen Ruhelage ist etwa dieselbe wie z. B. beim Führen einer Schreibfeder, d. h. die Beugehaltung (Krümmung) nimmt vom Zeigefinger bis Kleinfinger zu, so daß der letzte einen regelrechten Haken bildet; der Daumen hängt lose herab, so daß seine Spitze den Spitzen von Zeige- und Mittelfinger gegenüberliegt. Diese natürliche Stellung müssen die Schmuckhandfinger nachahmen;

q) die Abmessungen der künstlichen Hand müssen eine Kleinigkeit geringer als die der natürlichen Hand sein, weil die Starrheit die Kunsthand größer erscheinen läßt;

r) der Daumen darf nicht zu lang sein, er muß der Volarseite der Zeigefingerspitze gerade gegenüberstehen. Der Daumenballen darf nicht zu dick und nicht zu dünn sein, gerade von solch einem Umfang, daß ein Normalhandschuh gut sitzt;

s) der Handrücken muß zwar im distalen Teil die natürliche Querwölbung besitzen; aber er muß sich nach dem Handgelenk zu verjüngen und abflachen.

Als Werkstoff für die Schmuckhand kommen entweder starre oder elastische Materialien in Frage. Bisher wurde die Schmuckhand — soweit es sich um elastisches Material handelt aus Blockfilz gearbeitet; die früher aus Gummi gearbeiteten Kunsthände haben sich wegen ihrer ungünstigen Gewichtsverhältnisse nicht bewährt. Ansonsten wurden Schmuckhände aus Holz, Spezialwalkleder oder auch auch aus Leichtmetall hergestellt. Sie werden auch mehr oder weniger als Gebrauchshand gestaltet, indem man sie mit einem federndem Daumen ausstattet, der sich an Zeige- und Mittelfinger anlegt. Er bildet damit einen Ring und zur Aufnahme von Gegenständen muß dieser Ring unter Zuhilfenahme der gesunden Hand geöffnet werden, was durch Abspreizen des Daumens geschieht. Die Abfederung des Daumens gestattet das Einklemmen von Gegenständen, wie Heften, Papier, Akten usw. Es gibt außerdem Konstruktionen, bei denen die Hand bei Handschluß festgestellt wird. Damit wird erreicht, daß der einmal ergriffene Gegenstand absolut festgehalten wird (*Guldbransen Strand, Otto Bock, Dr. König, Paul Schulze*). Besondere Auskehlungen im Handteller oder zwischen Zeige- und Mittelfinger gelten als Vorrichtungen zur Aufnahme von Eß- oder Schreibgerät.

Ohne Zweifel läßt sich ein Schmuckarm auch als Gebrauchsarm gebrauchen, wenngleich seine Verwendungsmöglichkeiten beschränkt sind. Aber es wird dem Einarmigen auch mit einem Schmuckarm möglich gemacht, den Mantel, Stock, Hut, Aktentasche, Pakete usw. zu tragen oder die verschiedenen Gegenstände zu halten, wodurch seine gesunde Hand frei für andere und wichtigere Verrichtungen wird. Darüber hinaus kann die Schultertragevorrichtung bei entsprechender Herrichtung mit einem Rückenbeugezug versehen werden, der dem Amputierten gestattet, den künstlichen Arm im Ellbogen willkürlich zu beugen und zu strecken. Wenn außerdem die Schmuckhand abnehmbar gehalten wird, was zweckmäßig mit der Anbringung eines passiven Handdrehgelenkes mit Aufnahmevorrichtung für den Normalzapfen der verschiedenen Arbeitsansatzgeräte geschieht, so kann der Schmuckarm gleichzeitig auch als Arbeitsarm verwendet werden. Während in Deutschland die Schmuckhände mehr oder weniger aus den bereits erwähnten Werkstoffen gefertigt werden, ist man in Amerika dazu übergegangen, solche Hände aus Kunststoff oder auch aus Gummi zu fertigen. Die Gummihände sind durch die Art der Gummiverarbeitung (Krepp) im Gewicht günstig und haben den Vorteil, daß sie außerordentlich elastisch sind und sich bei Druck oder Belastung einer gegebenen Lage anpassen. Hinsichtlich der Hände aus Kunststoff bestehen verschiedene Variationen. In den Hauptsache wird dabei auf das natürliche Aussehen der Kunsthand Wert gelegt. Nicht nur in der Form, auch im Aussehen wirken diese amerikanischen Hände wie lebend und setzen den Beschauer wegen ihrer Wirkung ins Erstaunen. Sie werden als Handüberzüge aus Plastikmaterial hergestellt und entweder mit elastischem Material gefüllt oder als Handschuh über die verschiedenen Kunsthandkonstruktionen gezogen. Durch ihr natürliches Aussehen erübrigt sich das Tragen von Handschuhen, wie es bei uns üblich ist.

4. Willkürlich bewegte Kunstarme

Die in 1. und 2. beschriebenen Arbeits- und Schmuckarme brauchen zu ihrer Bedienung fast ausschließlich die Mitwirkung der gesunden Hand. Sie enthalten eben nur künstliche Skeletteile und künstliche Gelenke, aber die willkürlichen Muskeln fehlen. Um diese zu ersetzen, sind die mannigfachsten Versuche unternommen worden. Sowohl im In- als auch im Auslande hat man die Preßluft, die Elektrizität und sonstige motorische Kräfte angewendet, aber eine restlos einwandfreie und zufriedenstellende Lösung wurde auch bis heute nicht gefunden. Nach den gemachten Erfahrungen benutzt man am besten zum Muskelersatz für die Kunstarme:

a) die Muskulatur des Stumpfes,

b) die Bewegungen des Stumpfes,

c) die Bewegungen des Schultergürtels und des Rückens.

Als willkürlich bewegten Kunstarm — oder Gebrauchsarm, wie man ihn heute bezeichnet — kann man nur eine Konstruktion ansehen, welche es dem Amputierten gestattet, die physiologischen Funktionen der Hand und des Armes ohne Zuhilfenahme der verbliebenen gesunden Hand auszuführen. Dabei soll der Kunstarm auch die kosmetische Form tunlichst nachahmen. Das ist insofern sehr wichtig, als z. B. Frauen mehr als Männer besonderen Wert auf die Formenschönheit der Hand und auch der Armteile legen, was durch die modischen Ansprüche bedingt ist. Nach den Erfahrungen bei uns und auch im Auslande wird aber der willkürlichen Bewegbarkeit einer Armprothese der größere Wert beigemessen und bei kritischer Betrachtung der gegenwärtigen Konstruktionen erkennen wir das Bestreben der einzelnen Erfinder, den künstlichen Arm in seiner technischen Ausführung möglichst universell zu gestalten. Ausgangspunkt für alle Konstrukteure ist das Greifgerät — die menschliche Hand —, von deren Funktionswert der Aufbau und die technische Gestaltung des Armes als Ganzes abhängt. Meistens wird deshalb auch der Kunstarm nach dem Erfinder der Handkonstruktion benannt. (*Hüfner*-Hand, *Carnes*-Hand, *Lange-Feierabend*-Hand u. v. a.) Andere wieder — welche für die nachbehandelten Armstümpfe vorgesehen sind —, tragen den Namen des Erfinders solcher Operationsmethoden (*Sauerbruch*-Arm, *Krukenberg*-Arm u. a.). Mitunter werden auch Armkombinationen geschaffen, bei denen z. B. eine *Krukenberg*-Prothese mit einer *Lange-Feierabend*-Hand ausgestattet wird oder ein willkürlich bewegbarer Kunstarm durch das Auswechseln der Hand gegen ein passives Arbeitsgerät als gewöhnliche Arbeitshilfe verwendet werden kann. Die Variationen hierzu sind so vielseitig, daß in diesem Zusammenhang nur eine beschränkte Anzahl wiedergegeben werden kann. Nicht zuletzt ist aber auch das Gewicht des Kunstarmes ein wichtiger Faktor für den Prothesenträger. Wenngleich ein größeres Gewicht für den Unterarm-Amputierten weniger hinderlich ist, so wird der Oberarm- und auch der Schulteramputierte in jedem Falle größten Wert darauf legen, daß das Gewicht so gering wie möglich gehalten wird, denn dieses Gewicht wird vom Oberarmstumpf bzw. der Schulter gehalten und von der Gegenschulter an der Armschlinge der Schultertragbandage getragen. Normalerweise beanspruchen dabei die Kunsthand mit dem Handgelenk und auch das Ellbogengelenk das meiste Gewicht, weil sie in ihren Gelenkteilen bzw. die Mechanik aus Stahl gefertigt sind. Ihr Sitz am unteren Ende des langen Armhebels trägt dazu bei, daß das Gewicht der Prothese auf die Dauer gesehen unangenehm empfunden wird. Der Prothesenbauer versucht diesen Umständen dadurch zu entsprechen, daß er für den Kunstarm möglichst leichte Baustoffe verwendet (Leichtmetall, Holz, Rohhaut, Kunststoff u. a.).

Dem Prothesenbauer stehen für die technische Gestaltung des Kunstarmes folgende Mittel zur Verfügung:

a) für die willkürliche Betätigung der Prothese:

1. Nutzung der Muskulatur des Stumpfes einschl. der durch chirurgischen Eingriff geschaffenen Kraftquellen;
2. Nutzung der Bewegungen des Stumpfes;
3. Nutzung der Bewegungen des Schultergürtels und des Rückens;
4. Nutzung der Kraftelemente, die sich aus der Bewegung anderer Körperteile als angegeben, ergeben;
5. Nutzung der fremden Kraftelemente wie Elektrizität, Luft und Wasser u. ä.

Es ist eine Aufgabe des Prothesenherstellers, die richtige Auswahl unter den ihm gegebenen Möglichkeiten hinsichtlich der Kraftquellen zu treffen und es gehört zu seinem technischen Können, daß er diese Kraftquellen in technischer Hinsicht derart erschließt, daß sich der Amputierte ihrer mühelos und beschwerdefrei bedienen kann. Ist die technische Ausführung kompliziert und kann die Betätigung der Kraftelemente nur mit Mühe oder gar nur mit großem Kraftaufwand erfolgen, so ermüdet der Prothesenträger vorzeitig und verliert die Sicherheit im Gebrauch der Prothese. Solche Ausführungen führen dazu, daß der Amputierte darauf verzichtet. Der Kunstarm wird in erster Linie ein Gebrauchsarm sein müssen, weil der Prothesenträger ihn als sein Arbeitsinstrument ansieht und gebrauchen will. Andererseits soll der Kunstarm aber auch die Vorzüge eines Schmuckarmes haben und darum müssen für den Aufbau und die sonstige Ausführung auch die von *Böhm* für den Schmuckarm aufgestellten Grundbedingungen gelten.

5. Allgemeine deutsche Kunstarm-Konstruktionen

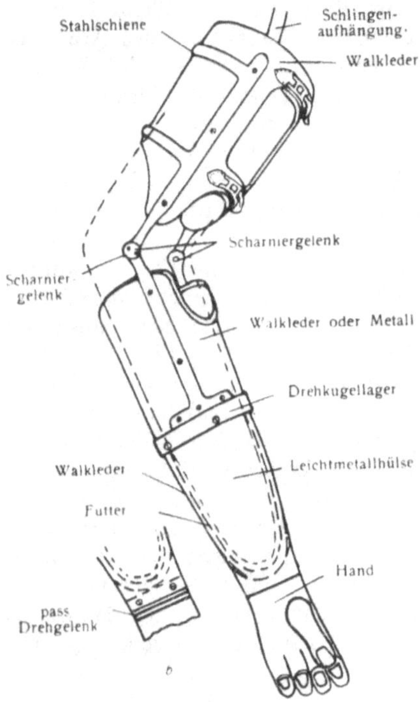

Abb. 92

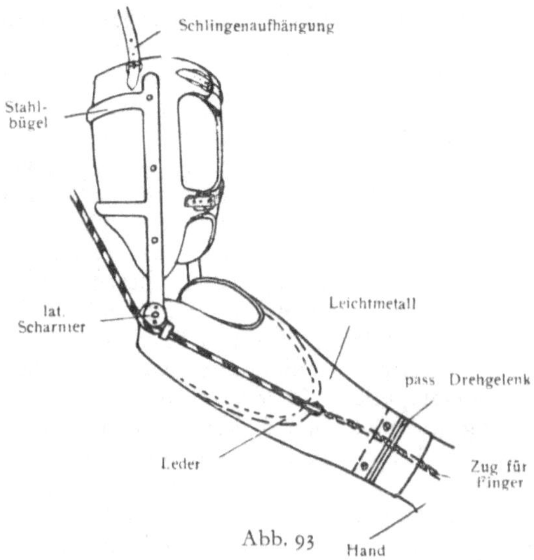

Abb. 93

Abb. 92. Kunstarm für Handexartikulation oder lange Unterarmstümpfe

Abb. 93. Kunstarm mit Kraftzug für Unterarmstumpf

a) für Handexartikulation oder sehr lange Unterarmstümpfe:

Kunstarm mit *Hüfner*-Hand (siehe Abb. 92).

Hand ist an der Handwurzel der Länge des Armstumpfes entsprechend gekürzt und formrecht gehalten.

Handgelenk fällt meistens wegen Platzmangel fort und die Stumpfhülse führt bei ausreichender Eigendrehung des Stumpfes bis zu $^2/_3$ des Unterarmes. Zwischen Stumpfhülse und Oberarmhülse wird eine Spiralfederverbindung angebracht, welche eine natürliche Pro- und Supination möglich macht.

Handschluß mittels Rückenkraftzug, Hand öffnet sich passiv durch Handfeder. Wirkungsweise kann auch umgekehrt erfolgen.

Wenn neben dem Rückenkraftzug noch ein Schulterstoßzug angebracht wird, kann die Handfeder fortfallen und das Öffnen und Schließen der Hand erfolgt willkürlich ohne Abstufung.

Die Kraftzüge liegen an der Außenseite der Prothese und werden erst unmittelbar vor dem Stumpfende in das Handinnere geführt.
Es lassen sich auch andere Handkonstruktionen für diesen Amputationsfall verwenden.

b) für Unterarm-Normalstümpfe:

1. *Krukenberg-*, *Sauerbruch-* und andere Spezialkonstruktionen siehe Einzelbeschreibung

2. Unterarm mit Zügen

Hand nach Wahl (*Hüfner*, *Lange-Feierabend*, *Carnes*, *Fischer* u. a.). Handdrehung passiv oder willkürlich durch Kraftzug (siehe Abb. 93).

Stumpfhülse aus Leder, Holz, Leichtmetall, Kunststoff oder Fiber — bis zum Ellbogen.

Schienenverbindung mit Ellbogengelenk.

Oberarmhülse, vorn gefenstert zur Freilegung des Bizeps.

Handschluß mittels Rückenkraftzug-Hand öffnet sich passiv durch Handfeder: Wirkungsweise kann auch umgekehrt erfolgen.

Bei Verwendung eines Schulterstoßzuges kann unter Anwendung eines aktiven Handdrehgelenkes eine natürliche Pro- und Supination der Kunsthand bewirkt werden. Ebenso kann eine natürliche Pro- und Supination erreicht werden, wenn die Unterarmstumpfhülse geteilt wird und ein Drehkugellager zwischengesetzt wird, das eine willkürliche Drehung des Unterarmes möglich macht (siehe Abb. 92). Die Kraftzüge liegen außerhalb des Prothesenkörpers und werden unmittelbar vor dem Stumpfende in die Stumpfhülse eingeführt, um dort zur Handmechanik zu gelangen.

3. Unterarm mit Dreh-Kunsthand

Wie unter „Dreh-Kunsthände" beschrieben, läßt sich bei normal langen Unterarmstümpfen mit natürlicher Drehbewegung diese Pro- und Supination sehr wohl für die Betätigung der Kunsthand zum Greifen, Halten und Fassen verwenden. Solche Konstruktionen bestehen aus:

Dreh-Kunsthand

festes Unterarmteil, welches ohne Handgelenk mit der Drehhand verbunden ist und welches am Ellbogenende das geteilte Ellbogengelenk hat, und welches die Verbindung mit der Oberarmschiene hat, an welcher die Oberarmhülse (gefenstert) befestigt ist. Oberarmhülse, Unterarmteil und Dreh-Kunsthand bilden ein einheitliches Ganzes, das nur im Ellbogen für die natürliche Beugung und Streckung des Armes beweglich ist. Der untere drehbare Teil des Unterarmstumpfes wird in einen flach gehaltenen Stumpfschaft gebettet oder in einer Haltespange derart gehalten, daß sich diese Verbindung bei Drehung des Stumpfendes in gleicher Weise mit bewegt. An dieser Dreh Stumpfhülse oder Haltespange setzt eine Drehstange als zentrale Verlängerung der Drehachse des drehbaren Stumpfes an und führt zur Drehmechanik der Kunsthand. Je nach Art der Handkonstruktion kann diese Drehstange auf Kugellager angeordnet werden, um selbst beim geringsten Kraftaufwand die Betätigung der Handmechanik zu verwirklichen. Handschluß und das Öffnen der Hand erfolgen willkürlich. Inwieweit hierbei eine passive Mitwirkung durch eine Handfeder notwendig wird, entscheidet sich nach der Starke und dem Ausmaß der Kraft, die der Amputierte für die Pro- und Supination aufzubringen vermag.

Diese Konstruktion hat den Vorzug, das keinerlei Züge notwendig werden und auch die Schultertragbandage in Fortfall kommt. Sie hat den Nachteil, daß die Handstellung nur passiv (passives Handdrehgelenk) eingestellt werden kann.

c) für Unterarm-Kurzstümpfe mit Zügen:

1. Kurzstumpfprothese nach *Sauerbruch* mit *Hüfner*-Hand (siehe Abb. 94)

   Handdrehung passiv oder aktiv durch Kraftzug;
   Unterarmverkleidung bis zur Kurzstumpfhülse oder Stumpfhaltering als Bettung für den Kurzstumpf;
   Oberarmhülse ist durch Gelenkschienen mit dem Unterarmteil verbunden; mittels Rückenkraftzug wird die Beugung des Armes bewirkt, Strecken Armes erfolgt durch das Eigengewicht der Prothese;
   Beugung des Kurzstumpfes in seiner Hülse oder dem Haltering, die beweglich in den Armschienen gehalten sind, bewirkt den Handschluß, Öffnen der Hand geschieht passiv durch Handfeder;
   natürliche Pro- und Supination der Hand wird durch Schulterstoßzug vorgenommen.
   Oberarmhülse zur Freilegung des Bizeps gefenstert.

2. Eine andere Ausführung
   bewirkt die Beugung des Unterarmes mittels Rückenkraftzug, der gleichzeitig die Supination der Hand vor Beginn der Beugebewegung vornimmt, während die Pronation passiv bei Streckung des Armes durch eine Feder erfolgt. Der Schulterstoßzug ist für den Handschluß vorgesehen, während das Öffnen der Hand passiv durch Federkraft bewirkt wird.

3. Kurzstumpfprothese ohne Schultertragbandage
   Kräftige und bewegliche Kurzstümpfe lassen sich mit einer Prothese ohne Schultertragbandage ausstatten, wenn auf die Funktionen der Hand während der Beugung des Armes verzichtet wird. In diesem Falle wird der bewegliche Kurzstumpfschaft oder Haltering mit der Handmechanik derart gekoppelt, daß bei der Beugung des Stumpfes zuerst die Hand geschlossen wird und anschließend an diesen Vorgang die Beugung des ganzen Armes bewirkt wird. Das Eigengewicht der Prothese veranlaßt die Streckung des Armes. Demzufolge bleibt die Hand während der Beugung und Streckung des Armes geschlossen. Pro- und Supination der Hand sind passiv und erfolgen durch die andere gesunde Hand (passives Handdrehgelenk).

d) Für Ellbogenexartikulation oder abnorm lange Oberarmstümpfe Ellbogen-Ex-Arm mit Zügen:

   Hand nach Wahl (*Hüfner*, *Lange-Feierabend*, *Carnes* u. a.)
   Handdrehung passiv durch passives Handdrehgelenk oder aktiv (zwangsläufig durch Lenkerstange in Verbindung mit dem Ellbogengelenk, willkürlich durch Bandagenzug).
   Ellbogengelenk: geteilte Gelenke wie beim Unterarm.
   Fingerschluß durch Schulterstoßzug.
   Öffnen der Hand passiv durch Handfeder.
   Öffnen und Schließen der Hand auch in umgekehrter Folge möglich.
   Beugung des Armes durch Rückenkraftzug.
   Strecken des Armes durch Eigengewicht.

e) Für Oberarm-Normalstümpfe:

1. *Sauerbruch*- und andere Spezialkonstruktionen, siehe Einzelbeschreibungen

2. Oberarm mit Zügen (siehe Abb. 95)
   Hand nach Wahl (*Hüfner*, *Lange-Feierabend*, *Carnes*, *Fische* u. a.).
   Handdrehung passiv: durch passives Handdrehgelenk.
   Handdrehung aktiv: zwangsläufig durch Lenkerstange in Verbindung mit dem Ellbogengelenk, willkürlich durch Kraftzug.
   Ellbogengelenk, meistens mit durchgehender Ellbogenachse — Ellbogenteil in Halbkugelform.

Ellbogensperrvorrichtung passiv: durch Bolzen-, Schieber- u. a. Feststellungen, die von der gesunden Seite bedient werden, oder aktiv: durch selbsttätige Feststellungen, die willkürlich ein- und ausgeschaltet werden.
Fingerschluß durch Schulterstoßzug.
Hand öffnen passiv durch Feder in der Handmechanik, Öffnen und Schließen der Hand auch in umgekehrter Folge möglich.
Beugung des Armes durch Rückenkraftzug.
Strecken des Armes durch Eigengewicht.

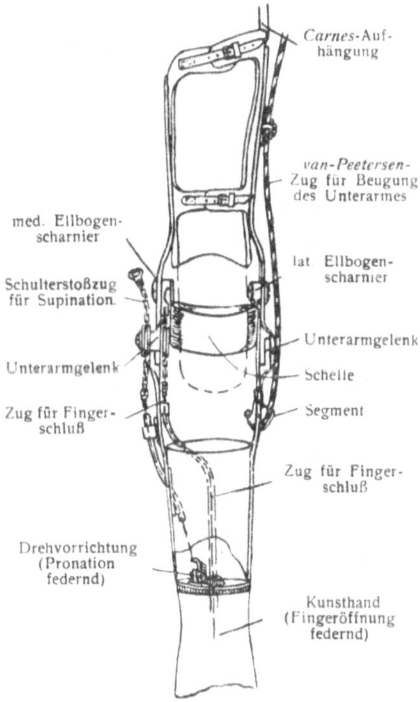

Abb. 94. Sauerbruch-Unterarm-Kurzstumpf-Prothese

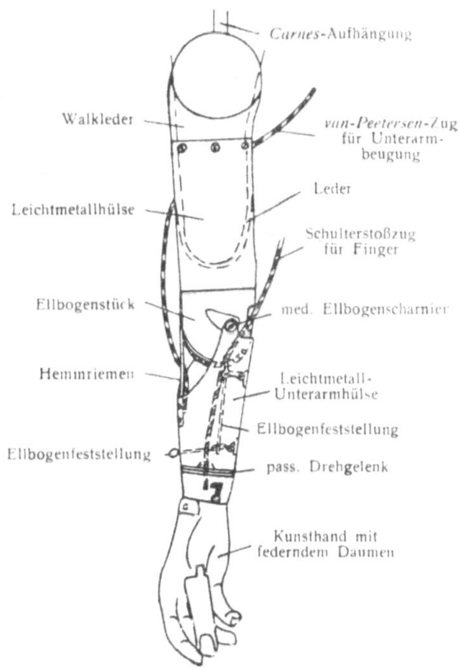

Abb. 95. Kunstarm mit zwei Kraftzügen und Germania-Leichtmetallhand für Oberarmstumpf

Drehung des Oberarmes (Sichelbewegung) passiv, Kraftzug für die Beugung des Armes läßt sich im gegebenen Falle bei in gesperrter Beugestellung des Armes für die Betätigung der Hand oder des Greifgerätes verwenden (siehe amerikanische Ausführungen).

f) Für Schulterexartikulation oder Oberarmkurzstümpfe:

1. Für ganz kurzen Armstumpf, der gerade noch den Oberarmkopf enthält und daher nicht nutzbar gemacht werden kann.

Das aus Leder gewalkte Schulterkummet umgreift Schulterblatt und Kurzstumpf. Ein nach Cardanischem Prinzip gebauter Bügel setzt gelenkig am Kummet an, umzieht den Stumpf und trägt auf seinem Scheitel (an Stelle der ehemaligen Schulterhöhe) ein Scharnier, das die Verbindung mit dem Kunstarm darstellt. Je nach Art und Form des verbliebenen Stumpfrestes wird auch eine Schienenverbindung angewendet, welche auf dem Scheitel als einfache Schiene einsetzt und zu einem einfachen Scharniergelenk als Abduktionsgelenk führt, welches mit dem unteren Schienenteil in Verbindung steht. Das untere Schienenteil setzt gabelförmig am Oberarmteil ein und bildet oben ein Gelenk für die Vor- und Rückwärtsbeugung des Armes. Der Gegenschenkel bildet die Verbindung zum Abduktionsgelenk.

2. Für die glatten Schulterexartikulationsfälle wird vielfach das auf Seite 68 beschriebene allseitige Schultergelenk angewendet.

Normalerweise ergeben sich folgende nutzbare Kraftwege für die Betätigung des Kunstarmes:

Unterarmbeugezug: Er beginnt am unteren Pol des Kummet, zieht hinunter zur Hüfte, dann flaschenzugartig über eine Rolle, die in der Hüftgegend durch einen Schenkelriemen festgehalten wird, hinauf zur Rückenpartie des Kummet, über die Schulter-Nackenlinie des Kummets nach der Brustseite, hinein in die Oberarmhülse und endet am oberen Rand der Unterarmhülse. Durch Hebung der Schulter auf der Amputationsseite wird dann die Beugung des Kunstarmes hervorgerufen. Soweit ein allseitiges Schultergelenk verwendet wird, läuft dieser Zug über eine Rolle, die zwischen Metallteller und D-Stück liegt.

Hand schließen: Der Rückenkraftzug wird für das Schließen der Hand (Fingerschluß) angewendet. Er läuft quer über den Rücken und verläuft als Bowdenkabelzug in das Oberarmteil und von dort zur Handmechanik. Das Öffnen der Hand geschieht passiv durch eine Handfeder, wie auch die Betätigungswirkung in umgekehrter Folge angeordnet werden kann. Die Rückenwölbung ergibt die Wirkung des Zuges.

Seitwärtsheben des Armes (Abduktion): wird durch einen weiteren Kraftzug bewirkt, welcher auf der Rückenseite in Schulterhöhe auf der Armschlinge ansetzt, über den Nacken zieht und an einem Federbügel endet, der gewölbt an der Außenseite der Oberarmhülse befestigt ist. Durch Senken der gesunden Schulter wird eine mäßige Abduktion des Kunstarmes erreicht.

Vorwärtsheben des Oberarmteiles: zur Unterstützung der Armbeugung wird durch einen Kraftzug erreicht, der auf der Rückenseite an der Armschlinge beginnt und zur Schulter der Amputationsseite führt. Er zieht über die Schulter-Nackenlinie des Kummets zur Brustseite und setzt am vorderen (ventralen) Ende des Schultergelenk-Querbolzen an.

Nach *Sauerbruch* können bei Schulterexartikulation der Pectoralis oder der Latissimus dorsi kanalisiert und zur Betätigung der Kunstarme herangezogen werden (Fingerschluß).

Neben diesen bekannten und üblichen Armkonstruktionen seien noch folgende benannt:

1. Der Berliner-Arm (*P. Schulze, Berlin*)

Der Berliner-Arm stellt eine neuzeitliche Konstruktion dar, die sowohl dem Ober- als auch dem Unterarmamputierten sehr viele Wirkungsmöglichkeiten gibt. In Verbindung mit einem willkürlichen Greifgerät wird das Tätigkeitsbereich erheblich erweitert. Die Armteile bestehen aus Leichtmetall und die Stumpfschäfte werden aus Leder bzw. Kunststoff hergestellt. Der Berliner-Arm wird für den jeweiligen Amputationsfall

a) mit der Berliner Hand	Abschnitt: künstliche Hände
b) dem Berliner Flexionsgelenk	Abschnitt: Gelenke
c) dem Berliner Verschlußstück	Abschnitt: Gelenke
d) dem Berliner Greifgerät	Abschnitt: Greifgeräte
e) dem Berliner Ellbogengelenk	Abschnitt: Gelenke
f) einer Zweizugschulterbandage	Abschnitt: Bandagen

ausgestattet. Alle ständig wiederkehrenden Betätigungen des Kunstarmes erfolgen willkürlich von der Amputationsseite aus und ohne Mitwirkung der noch verbliebenen gesunden Hand. Der Rückenzug dient der Beugung und Streckung des Armes und der

Betätigung der Kunsthand bzw. des Greifgerätes. Der Schulterstumpfstoßzug bewirkt die Schaltung der Ellbogensperrvorrichtung.

2. Sauerbruch-Arme

Der Name *Sauerbruch* ist in der ganzen Welt bekannt geworden und die Nachbehandlung der Armstümpfe durch die *Sauerbruch*-Kanalmethode ist heute schon zum Gemeingut aller Chirurgen geworden. In Verbindung damit sind auch die technischen Lösungen für die Nutzbarmachung der Kraftkanäle reizvolle Aufgaben für den Konstrukteur geworden. Es ist nicht der Sinn oder das Ziel an diesem Platze, das Für und Wider der *Sauerbruch*-Prothesenkonstruktionen zu behandeln, sondern es sollen hier einige Ausführungsarten besprochen werden, wie wir sie seit dem ersten Weltkriege (1914—1918) in unzähligen Fällen angewendet haben.

Wir unterscheiden:

a) den *Sauerbruch*-Unterarm mit einem oder zwei Kraftkanälen;

b) den *Sauerbruch*-Oberarm mit einem oder zwei Kraftkanälen;

c) den Schulterstumpf-Arm mit dem Pectoralis-Kraftzug.

Mehr oder weniger werden diese Prothesen aus Leder oder Leichtmetall mit Stumpfhülsen aus Walkleder gearbeitet und mit einer *Hüfner*-Hand versehen.

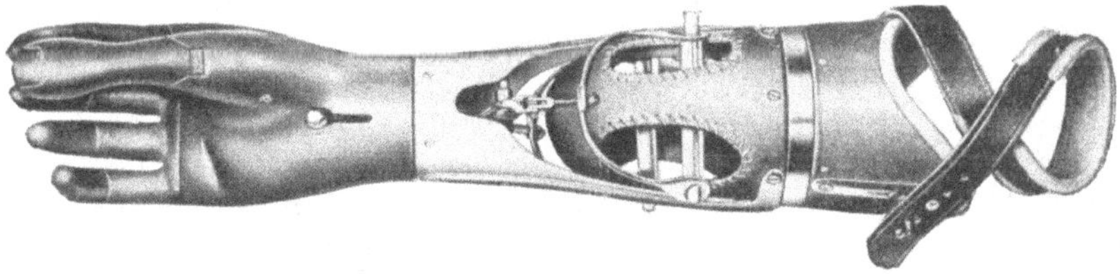

Abb. 96. Sauerbruch-Unterarm mit zwei Kanälen

a) Der *Sauerbruch*-Unterarm (siehe Abb. 96)

Er besteht aus der Kunsthand, der Verkleidungshülse mit den leichten Unterarmschienen, der Stumpfhülse und der Riemenbefestigung für den Oberarm. Der oder die Kanalstifte, welche durch die operierten Hautkanäle hindurchgeführt werden, sind an ihren Enden mit dem Kanalbügel, der bogenförmig gehalten ist, verbunden. Ein verstellbares Verbindungsstück führt von hier zur Waage, wo es am äußeren Ende mit dem Waagebalken verbunden ist. An dem Waagebalken wird auch die Stellstange zur Handmechanik montiert. Soweit zwei Kraftkanäle vorhanden sind, werden das Öffnen und das Schließen der Kunsthand durch die Muskelbewegung der Hautkanäle willkürlich durchgeführt. Eine Riemenbefestigung am Oberarm verhindert ein Abrutschen der Prothese vom Stumpf und kann deshalb als Tragevorrichtung angesehen werden. Beim Vorhandensein nur eines Kanales wird die Hand passiv, also mittels Federkraft durch eine Feder innerhalb der Handmechanik geöffnet. Soweit die Eigendrehung des Unterarmstumpfes willkürlich erfolgt, empfiehlt es sich, die Stumpfhülse geteilt zu halten, d. h. ein Unterarm-Drehkugellager zwischen zu schalten. Bei starker Beanspruchung des Armstumpfes wird sich die Anarbeitung einer Oberarmhülse als vorteilhaft erweisen.

b) Der *Sauerbruch*-Oberarm (siehe Abb. 97)

besteht aus der Kunsthand, dem Unterarmteil, dem Oberarmteil, der Armstumpfhülse und der Schultertragevorrichtung. Auch hier nutzen wir die Kraft der Hautkanäle, denn durch das Spannen der Armmuskel legen diese einen Weg zurück, den wir als Hub bezeichnen und für die Betätigung der Handmechanik auswerten. Auch hier

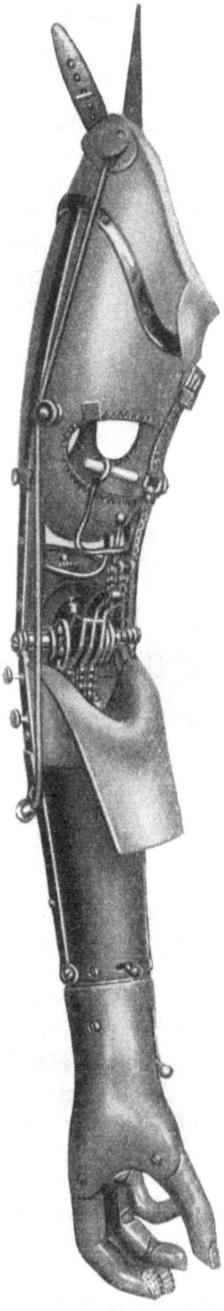

Abb. 97.
Sauerbruch - Oberarm
mit zwei Kanälen

nehmen die Kanalstifte die Bewegungskräfte der Muskel auf, wobei der Bizepskanal meistens der stärkere ist, und für das Greifen (Handschluß) gebraucht wird, während der Trizepskanal als der schwächere das Strecken der Finger (Hand öffnen) zu übernehmen hat. Mitunter ist nur ein Bizepskanal geschaffen worden und in diesem Falle muß die Funktion des Öffnens der Hand passiv, also mittels Federkraft im Innern der Handmechanik, ermöglicht werden. Es ist ein großer Irrtum, wenn angenommen wird, daß die Kanalkraft gleichzeitig zum Halten und Tragen der angepaßten Prothese dient und es erscheint mir notwendig zu sein, darauf hinzuweisen, daß die Kraft der Muskelkanäle lediglich zur willkürlichen Bewegung der Kunsthand genutzt werden kann, wenn der Amputierte nicht vorzeitig ermüden soll. Um eine solche Ermüdung oder eine Überbeanspruchung der Kanalkraftzüge zu vermeiden, sind die *Hüfner*-Hände mit einer passiven Handsperrvorrichtung versehen, die es dem Prothesenträger von Fall zu Fall gestatten, die Finger in einer bestimmten Stellung zu sperren. Beim Oberarm wird eine gewählte Beugestellung des Armes durch eine passive Ellbogensperrvorrichtung gesichert. Nach Einschalten dieser Vorrichtungen können die Kraftzüge in ihre Ruhestellung gebracht werden. Es ist vor der Anfertigung notwendig, daß sich der Prothesenbauer erst von der Leistungsfähigkeit der Kanalkräfte informiert. Dabei wird er feststellen müssen, daß der ganze Weg (Hub), den der Muskel macht, nur zu einem Teil für die Prothese nutzbar ist, weil der Muskel bei seiner Bewegung einen Teil seiner Kraft selbst verbraucht. Dieser nicht nutzbare Teil ist nicht bei allen Amputierten gleich und wird im allgemeinen durch eine Vorspannung fast ausgeglichen. Auch die Vorspannung muß individuell den Stumpfverhältnissen und der Empfindlichkeit des Stumpfes zugepaßt sein. Erst dann, wenn der so eingestellte Zugmechanismus einen endgültigen Hub von 15—16 mm gestattet, ist die willkürliche Betätigung der Handmechanik gesichert. Wie beim Unterarm wird die Kraft vom Kanalstift auf den Kanalbügel übertragen, der mittels einer feingegliederten Kette über ein bestimmtes Rollensystem zum Unterarmteil führt. Das Rollensystem ist erforderlich, um eine freie Bedienung des Handmechanismus in jeder Lage des Armes zu gestatten. Im Unterarm werden die Züge auch zur Waage geführt und an den Enden des Waagebalkens befestigt. Die Stellstange der Handmechanik ist ebenfalls mit dem Waagebalken verbunden und übernimmt die Kraftäußerung entsprechend ihrer Leistungsregulierung. Die verschieden große Kraftäußerung der Kanäle und ihre Übertragung auf die angestrebte Leistung in der Betätigung der Handmechanik erfordert eine sehr genaue Regulierung der Kraftzüge sowohl im Oberarmteil, als auch im Unterarm. Zu diesem Zwecke müssen auch die Kanalstifte für die Funktionsauslösung in ihrer ganzen Breite gleichmäßig belastet sein, sobald der Muskel seine Bewegung vollzieht. Ungleich angepaßte Kanalstifte führen zu körperlichen Schäden des Amputierten! Der Prothesenbauer hat gerade beim *Sauerbruch*-Oberarm insbesondere darauf zu achten, daß die Verbindung der Prothese mit dem Stumpf eine absolute Paßfähigkeit gewährleistet. Wegen der durch die Kanäle bedingten Fensterung der Hülse ist der Stumpf meistens bei der Beugung nur mit der Spitze belastet, was bei empfindlichen Stümpfen als unangenehm empfunden wird.

Neben der willkürlichen Betätigung der Hand durch die Muskelkraftzüge wird die Beugung des Armes — wie bei anderen Armkonstruktionen — durch den Rückenkraftzug bewirkt. Während wir bei anderen Kunstarmen die Bewegung der Schulter, d. h. den Stumpfstoß für die Handbetätigung nutzen, wird er beim *Sauerbruch*-Oberarm für eine willkürliche Pro- und Supination der Handdrehung verwertet. Auch dies geschieht mittels Kettenzug bis zum aktiven Handdrehgelenk (siehe auch Abb. 103).

c) Der Schulterstumpfarm

Die Ausrüstung bei Schulterexartikulation bzw. Schulterstümpfen stellt an den Prothesenbauer besonders hohe Ansprüche an sein Können. Wenn sich auch die allgemeine Bauform nicht wesentlich von anderen Armkonstruktionen unterscheidet, so ist doch hier die Nutzung der vorhandenen Kraftquellen manchmal sehr problematisch. Prof. *Sauerbruch* nutzt hierzu die Kraft des Pectoraliszuges (Brustkanal) für die Bedienung der Handmechanik, während im übrigen die anderen Kraftquellen (Rückenkraftzug, Schulterbewegung) herangezogen werden müssen, um dem Amputierten mit ihrer Nutzbarmachung eine willkürliche Bewegbarkeit der Prothese zu ermöglichen.

Die amerikanischen Chirurgen und Konstrukteure haben hinsichtlich der Nutzung der *Sauerbruch*-Methode andere Wege eingeschlagen. Bei der Nachbehandlung von Unterarmstümpfen werden dabei die Hautkanäle im Oberarm (Bizeps und Trizeps) angebracht, was den Vorzug hat, daß der Unterarmstumpf selbst vollkommen frei für die Bewegung ist und seine Einbettung in den Stumpfschaft unbehindert von der Bewegung der Muskeln ist, wie dies bei der deutschen Konstruktion mehr oder weniger nicht der Fall ist. Ebenso wird man in Amerika bei dem Oberarmamputierten nach Möglichkeit den Brustkanal (Pectoraliszug) anwenden. Soweit es sich hier an Hand der Information beurteilen läßt, wird seitens des Chirurgen ein großer Wert auf besonders kräftige Kanalmuskulatur gelegt und die Operation hierfür weicht auch von der bei uns üblichen *Sauerbruch*schen Methode ab. Diese Einstellung hat den Vorzug, daß solche kräftigen Hautkanäle auch eine sehr beachtliche Kraftleistung mit sich bringen. Immerhin wird für die Anwendung der Kanalkraftzüge nach *Sauerbruch* ein strenger Maßstab angelegt und die hierzu nötige Stumpfnachbehandlung erst dann vorgenommen, wenn der angestrebte Erfolg ohne Risiko feststeht.

3. Krukenberg-Arme

Der Unterarmamputierte, dessen Armstumpf nach Prof. *Krukenberg* nachbehandelt ist, wird die Verrichtung der anfallenden Arbeiten meistens ohne Armprothese ausführen. Trotzdem wird er nicht auf eine Prothese verzichten wollen, wenn er sich in Gesellschaft anderer Menschen befindet oder bei seiner beruflichen Arbeit im direkten Verkehr mit dem Publikum steht.

Für den technischen Ersatz als Gebrauchsprothese wurden verschiedene Konstruktionen geschaffen. Meistens wurde hierbei die *Hüfner*-Hand angewendet. Es lassen sich aber auch andere Hände, wie z. B. die *Lange-Feierabend*-Hand, sehr wohl für diese Konstruktionen gebrauchen. Zur willkürlichen Betätigung der Hand wird die Zangenbewegung der beiden *Krukenberg*-Stümpfe herangezogen, und zwar wird hierzu ein Stumpf (Elle oder Speiche) in einer Stumpfhülse fest mit der Prothese verbunden, während der andere Stumpf in einer beweglich gehaltenen Hülse durch Abspreizen oder Schließen der Zange die Kunsthand öffnet oder schließt. Die Oberarmhülse — durch Ellbogengelenkschienen mit dem Unterarm verbunden — gibt dem Arm den nötigen Halt am Körper, so daß die Betätigung in jeder Weise sicher durchgeführt werden kann.

a) Konstruktion *H. Stortz*, Köln (siehe Abb. 98), benutzt die Speiche für die Bewegung. Sie ruht in einer offenen Stumpfschelle und drückt beim Zangenschluß auf eine Gelenkschiene, die über ein Gelenk mit einem Schienenwinkel versehen ist, an dessen Ende ein Kabelzug angebracht ist, der zur Handmechanik führt. Das Öffnen der Hand geschieht passiv, d. h. mittels Feder, die im Handinnern angebracht ist. Diese Konstruktion ist außerdem so gehalten, daß der Amputierte die Drehung des Unterarmes (Pro und Supination) aktiv, d. h. willkürlich ausübt. So ruht der Unterarm unterhalb des Ellbogengelenkes in einer Halteschelle, von welcher unterhalb des Armes eine Längsschiene führt, auf der die Stumpfhülse für die Elle fest angebracht ist. Die Schiene ist an ihrem Ende mit der Handgelenkplatte beweglich verbunden, so daß die Drehbewegung der Elle und Speiche ohne weiteres willkürlich ausgeführt werden kann.

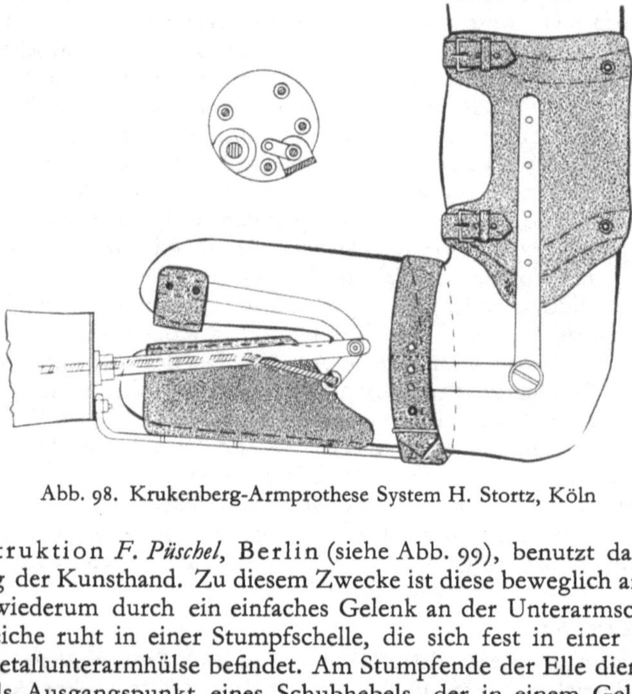

Abb. 98. Krukenberg-Armprothese System H. Stortz, Köln

b) Konstruktion *F. Püschel*, Berlin (siehe Abb. 99), benutzt dagegen die Elle zur Betätigung der Kunsthand. Zu diesem Zwecke ist diese beweglich an einer Schiene gehalten, die wiederum durch ein einfaches Gelenk an der Unterarmschiene befestigt wird. Die Speiche ruht in einer Stumpfschelle, die sich fest in einer nach oben geschlossenen Metallunterarmhülse befindet. Am Stumpfende der Elle dient ein Segment mit Gelenk als Ausgangspunkt eines Schubhebels, der in einem Gelenk des Drehwinkels hinter dem Handgelenk angebracht ist. Von hier wird die Kraft über ein bewegliches Zwischenteil zur Handmechanik übertragen und das Schließen der Stumpfzange bewirkt den Handschluß. Die Hand wird passiv, d. h. mittels Federkraft innerhalb der Handmechanik geöffnet. Das Auflegen des Armes auf den Tisch erleichtert den Handschluß, weil das Gewicht der Prothese auf die Stumpfhülse der Elle drückt. Die Unterarmdrehung ist dabei passiv und wird durch ein bremsbares Handdrehgelenk ermöglicht.

c) Es bestehen außer den zu a und b genannten Konstruktionen weitere technische Lösungen, die aber mehr oder weniger nach den gleichen Grundsätzen gearbeitet sind.

4. Hydraulisch betätigter Kunstarm

Neben den im Abschnitt „Künstliche Hände" unter „Hydraulisch betätigte Kunsthand" vermißt der Erfinder dieser Konstruktion die Abrundung, Harmonie, Modifizierbarkeit der natürlichen Bewegungen bei den üblichen Kunstarmkonstruktionen und läßt deshalb die von ihm entwickelte Art eines hydraulischen Antriebs als vorteilhafter erscheinen. Bei seiner Konstruktion kann die Bewegung dieser Prothesen dem natürlichen Funktionsablauf sehr weitgehend angepaßt werden, wobei die bewegenden Kräfte vorzugsweise durch Gleichgewichtsverschiebungen bzw. durch Muskeltätigkeit des Stumpfes oder benachbarter Partien entstehen und durch welche ein Hin- und Herfluten der in den Gelenken eingeschlossenen Flüssigkeit verursacht wird. Die Betätigung erfolgt unauffällig und die Bewegungen sind weich fließend und lautlos.

Beim Kunstarm erfolgt die Steuerung willkürlich mit Hilfe einer Pumpe und eines Reglers. Der aus Hartzellkautschuk bestehende Unterarm ist beim Oberarmstumpf massiv und beim Unterarmstumpf hohl gehalten und mit der künstlichen Hand fest

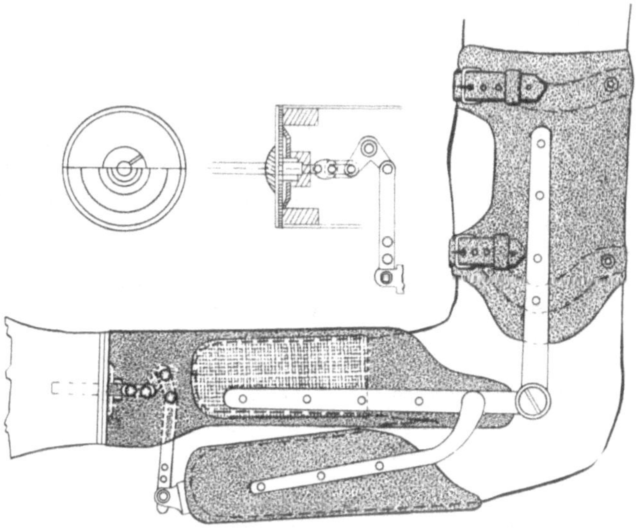

Abb. 99. Krukenberg-Armprothese System Püschel, Berlin

durch Verklebung verbunden. Die mit dem Unterarmteil über das Ellbogengelenk verbundene Oberarmstumpfhülse umschließt den Oberarmstumpf und ist mit einer allseitig bewegbaren Schulterkappe an der Schulter aufgehängt. Diese endet in einem Schulterring, der als Bedienungshebel für die nach Art des Blasebalges wirkende Pumpe dient. Wird die Pumpe gefüllt, werden die Gelenke abgebeugt; wird sie entleert, strecken sich die Gelenke. Für die Regelung der Füllung und Entleerung dient ein an der Oberarmwand untergebrachter Verteiler. Von ihm führen die einzelnen Rohrleitungen zum

a) Daumengelenk,
b) zu den Fingergelenken,
c) zum Handgelenk und
d) zum Ellbogengelenk.

Je nach Stärke des Druckes auf die Pumpe werden zunächst der Daumen, dann die Finger, dann die Handwurzel und schließlich das Ellbogengelenk betätigt. Es ist möglich, zwei benachbarte Gelenke auf einmal in Betrieb zu nehmen. Ebenso kann durch die Verschiedenheit des Druckes die Reihenfolge der Bewegung geändert werden. Die Prothese selbst wird an einer entsprechenden Traggurtbandage getragen.

5. Pneumatischer Kunstarm

In der orthopädischen Klinik der Universität Heidelberg, Heidelberg-Schlierbach, wurde in den letzten Jahren durch ein pneumatisches System der „Heidelberger Kunstarm“ entwickelt.

Als Antriebskraft für die Gelenksbewegungen der Prothese dient die in einem kleinen Behälter unter hohem Druck stehende Kohlensäure. Der Kohlensäurebehälter wird in die Prothese eingebaut oder an einem anderen geeigneten Platz untergebracht. Die Auffüllung der Flasche kann an jeder handelsüblichen Flasche vorgenommen werden. Der Kraftstrom geht über ein Reduzierventil zu den verschiedenartig gestalteten Steuerorganen (Druck-, Zug-, Dreh- und Muskelventil), die mit Hilfe von sich mit Kohlensäure füllenden Luftbälgen die Bewegungen der künstlichen Gliedmaßen bzw. Gelenke bewirken. Diese für alle Hand- und Armamputierten brauchbare Prothese weist gegenüber den sonst üblichen Arm- und Handprothesentypen folgende Vorteile auf:

Die Kraftleistung ist so groß, daß sie allen Anforderungen genügt. Der Amputierte kann die für eine Bewegung erforderliche Energie genau regulieren, z. B. kann er die künstliche Hand mit größerer oder geringerer Kraft schließen. Auch das Tempo der Bewegungen kann er willkürlich bestimmen. Die Steuerventile können an den verschiedensten Körperstellen angebracht und in ihrer Betätigungsweise nahezu unbegrenzt variiert werden. Die Auslösung der Bewegungen geschieht mit geringster Kraft und der Bewegungsimpuls überträgt sich sofort auf das zu bewegende Gelenk. Nach erfolgter Gelenksbewegung entsteht kein weiterer Kraftverlust, z. B. bleibt der Druck, den der Amputierte mit dem künstlichen Daumen auf einen Gegenstand ausübt willkürlich lange bestehen, ohne daß das entsprechende Steuerventil weiter betätigt werden muß. Der Körper des Patienten wird durch die Anbringung der verschiedenen Ventile in keiner Weise belastet oder in seiner Bewegung behindert.

Die Heidelberger Prothese ermöglicht Bewegungen mehrerer Gelenke. Durch sinnvolle Anordnung der Ventile können zwei verschiedene Gelenksbewegungen gleichzeitig ausgeführt werden.

Im Ellbogen- und Handdrehgelenk ist je eine automatische Feststellung angebracht. Diese enthält das betreffende Gelenk in jeder gewünschten Stellung fest.

Bei der Entwicklung der Heidelberger Prothese leitete der Gedanke, die menschliche Hand und den Arm in ihren wichtigsten Funktionen zu kopieren. Wie Hand und Arm des Menschen Universalwerkzeuge sind, soll auch die Prothese für die wichtigsten Verrichtungen des täglichen Lebens und des Berufes verwendbar sein.

(Schrifttum: Orthopädische Klinik der Universität Heidelberg, Prof. Dr. *Weil* und *Häfner*).

6. Kuhlmann-Richter-Prothese für Unterarmamputation

In seiner äußeren Form hat diese Prothesenkonstruktion die Gestalt eines Schmuckarmes. Durch einen sinnvoll konstruierten Mechanismus an der Innenseite des Ellbogengelenkes (siehe Abb. 100) kann die Metallhand durch die Unterarmbeugung willkürlich geöffnet und geschlossen werden. In der Streckstellung ist die Hand geöffnet, in der Beugestellung die Finger geschlossen. Von der Streckstellung des Armes bei geöffneter Hand bis zum Fingerschluß bedarf es nur einer geringen Beugung des Armes. Dabei wird der Weg der Weiterbeugung des Unterarmes bis in die größtmöglichste Beugestellung in Kraft umgesetzt und auf eine in die Hand eingebaute starke Feder in der Weise aufgespeichert, daß der große Hub bei der Beugung des Armes durch die Hebelübersetzung verkleinert, die bei der Beugung erzielte Kraft verdrei- bis vervierfacht wird und spielend eine starke Feder von etwa 50 kg Zugkraft in der Hand spannt. Diese Feder dient sozusagen als Kraftspeicher und gibt diese an die Finger weiter, so daß ein bei gebeugtem Arm erfaßter Gegenstand mit einem Fingerdruck von rund 30 kg gehalten wird. Diese Zwischenschaltung der starken Feder ermöglicht einen permanenten Fingerdruck, der auch beim Verdrehen eines Gegenstandes in der Hand dauernd weiter nachfaßt. Durch einen Druck auf den Knopf am Ellbogengelenk tritt eine Arretierung der Kraftfeder ein und nun kann der Arm ohne weiteres gestreckt werden, ohne daß sich in der Streckstellung die Hand wieder öffnet; der erfaßte Gegenstand wird dabei auch in dieser Stellung mit gleichbleibendem Fingerdruck festgehalten. Erst bei völliger Beugung des Armes wird diese Sperrung aufgehoben und bei nachfolgender Streckung wird der Fingerdruck geringer, bis endlich bei annähender Streckung die Hand sich öffnet und der erfaßte Gegenstand freigegeben wird.

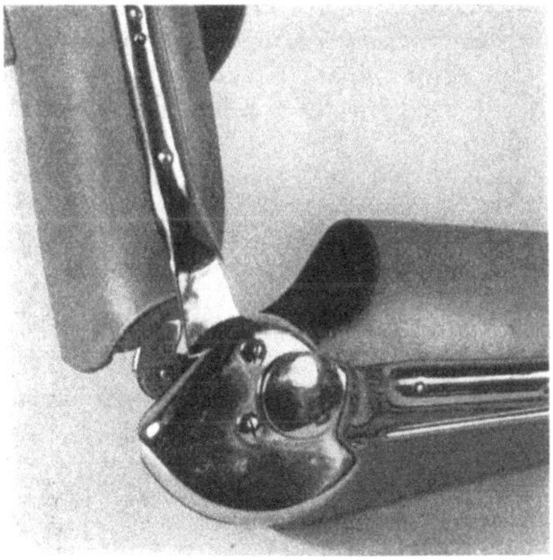

Abb. 100.
Ellbogen der Kuhlmann-Richter-Armprothese

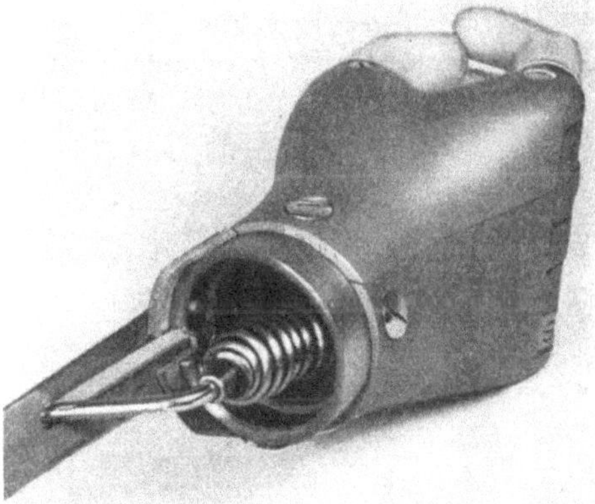

Abb. 101.
Kuhlmann-Richter-Hand

Die Hand ist aus Metall gefertigt und die Finger sind zur besseren Griffestigkeit und zur Vergrößerung der Elastizität mit Gummi überzogen. Die kleinen Finger sind hakenförmig gekrümmt. Während Zeige-, Mittelfinger und Daumen vom Ellbogen bewegt werden, sind Ring- und kleiner Finger von dieser Bewegung ausgeschlossen und rasten in gebeugter Stellung automatisch fest, um als Tragefinger genutzt zu werden. Sollen sie beim Greifen mitgenutzt werden, so läßt eine in diese Finger eingebaute Feder bei einem leichten Druck die Finger in eine geöffnete Fingerstellung zurückspringen (siehe Abb. 101).

Diese Konstruktion gestattet dem Amputierten, ohne Zuhilfenahme der gesunden Hand willkürlich zu greifen, zu fassen und zu arbeiten und dieser Kunstarm bietet für die Vornahme handwerklicher Arbeiten erhebliche Vorteile in der Bedienung und in der Haltbarkeit.

Hersteller: *Ernst Richter*, Bremen, An den Häfen 2—3.

7. Unterarm-Kunstarm nach *L. Roeser, Essen*

Bei den verschiedenen Armkonstruktionen erfolgt normalerweise die Betätigung der Kunsthand oder des Greifgerätes durch Kraftzüge unter Nutzung der Rücken- bzw. Schultermuskulatur oder sonstiger durch operativen Eingriff erschlossenen Muskelkraftquellen (*Sauerbruch*, *Krukenberg*, *Walcher* u. a.).

Die Erfindung der *Roeser*-Konstruktion besteht darin, daß der oder die Kraftzüge zum Bewegen von Teilen der Kunsthand oder des Greifgerätes nur bis zum Oberarm geführt werden und an diesen so angreifen, daß sich bei gebeugtem Arm andere, z. B. kürzere Weglängen als bei gestrecktem Arm vom Oberarm bis zu den beweglichen Greifmechanismen ergeben. Dadurch ergeben sich durch die Ellbogenbeugung und Streckung Zugkräfte, die unter Ausschaltung anderer Übertragungselemente direkt auf die Mechanik einer Kunsthand oder eines Greifgerätes wirken. Zu diesem Zwecke besteht der Angriffspunkt für einen oder mehrere Kraftzüge aus einem Armring oder einer Armhülse, die schellenartig etwa den halben Oberarm umschließt.

An einem halbkreisförmig gebogenen Drahtbügel, der am oberen Teil der Oberarmbefestigung drehbar angeordnet ist, werden der oder die in der Länge verstellbaren Kraftzüge direkt zur Mechanik der Kunsthand bzw. des Greifgerätes geführt.

Die Vorteile dieser Konstruktion bestehen insbesondere darin, daß die natürliche Beuge- oder Streckbewegung des Armes für eine unmittelbare Kraftübertragung zur Betätigung der Greiforgane eines Kunstarmes nutzbar gemacht werden. Das kann im

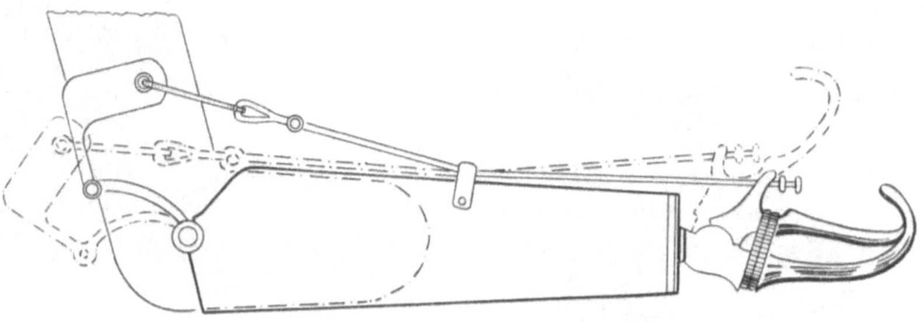

Abb. 102. Unterarmprothese System L. Roeser, Essen

Öffnen und Schließen der Kunsthand oder eines Greifgerätes bestehen und dieser Vorgang kann in den feinsten Abstufungen willkürlich bewirkt werden. Bei dieser Ausführung kommt eine Schulterbandage in Fortfall und auch der Oberarm braucht nicht in eine feste Armmanschette, sondern kann in eine halbkreisförmige — den Bizeps freilassende — kurze Hülse gebettet werden.

8. Oberarm-Kunstarm *System Püschel, Berlin*

Bei den bekannten Kunstarmkonstruktionen für Oberarmstümpfe werden die Kraftzüge für die Betätigung der mechanischen Bewegungs- und Greifvorrichtungen meistens von der natürlichen Kraftquelle abwärts im Innern des Prothesenkörpers zur Greifmechanik der Kunsthand, eines Greifgerätes oder einer sonstigen Bewegungsvorrichtung, die auch in einem Ellbogen-, Hand- oder Drehgelenk bestehen kann, geführt. Durch die Bewegung des Schultergürtels, des Schultergelenkes oder der Muskulatur bei den nach der Methode des Herrn Prof. Dr. *Sauerbruch* geschaffenen Hautkanälen wird eine natürliche Kraftäußerung auf den oder die Kraftzüge, die in einem Bowdenzug mit biegsamer Kabelhülle bestehen, übertragen und lösen je nach der Größe der Kraftäußerung eine beabsichtigte Wirkung an ihren Angriffspunkten aus. Diese können darin bestehen, daß die Finger der Kunsthand oder die Greifschenkel einer Greifvorrichtung zum Zwecke des Erfassens oder Festhaltens von Gegenständen und ähnlichen Verrichtungen geöffnet bzw. geschlossen werden können oder auch je nach ihrer Anordnung die Ein- bzw. Auswärtsdrehung der Kunsthand (Pro- und Supination) oder anderer mechanisch angeordneter Prothesengelenkteile bewirken. Um zu verhindern, daß beim Vorwärtsheben oder auch beim Beugen und Strecken des Armes keine Veränderung der Weglänge des Kraftzuges eintritt und damit die Wirksamkeit der Kraftentwicklung gehemmt oder aufgehoben wird, werden die Kraftzüge über ein Rollen- bzw. Kettengestänge geführt. Andere Konstruktionen verlegen deshalb auch die Kraftzüge an die Außenseite des Prothesenkörpers, was hinsichtlich der Oberkleidung ungünstig ist und als nachteilig empfunden wird.

Das System nach *Püschel* besteht darin, daß die Außenhülse der Kraftzüge, ganz gleich, ob sie die Kraftquelle in einem oder mehreren Hautkanälen der Stumpf- bzw.

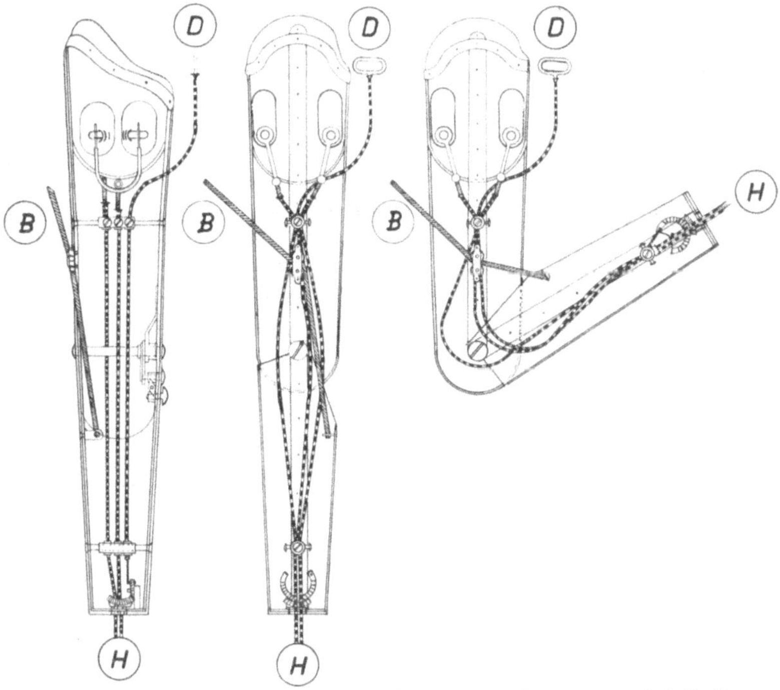

Abb. 103. Kunstarm mit Zügen für Oberarmstumpf System Püschel, Berlin

Brustmuskulatur haben oder von der Schultertragbandage abgeleitet werden, durch je eine Klemm- oder Feststellvorrichtung auf dem Gelenkwinkel einer Zwischenachse oberhalb des Ellbogengelenkes und unterhalb der Ellbogenachse festgestellt bzw. verankert wird. Diese Feststell- oder Klemmvorrichtung ist verstellbar angeordnet und ist kurz hinter der Kraftquelle und kurz vor dem Angriffspunkt angebracht. Damit bleibt bei der Beugung oder Streckung des Armes die Weglänge des Kraftzuges unverändert und es treten auch keine Kraftverluste durch Reibungswiderstände, wie sie bei Rollen- oder Kettensysteme sich ergeben, ein. Dieses System ermöglicht eine direkte Kraftübertragung auf den Wirkungsbereich und bringt wesentliche Gewichtsvorteile mit sich. Das System läßt sich sowohl beim *Sauerbruch*-Oberarm als auch bei anderen Oberarm-Kunstarmen anwenden (siehe Abb. 103).

9. Charlotte-Kunstarm

Für Oberarm-Kurzstümpfe und auch für Schulterexartikulation wird einem künstlichen Arm mit möglichst geringem Gewicht der Vorzug zu geben sein. Hierzu ist der Charlotte-Arm eine technische Lösung, die sich durch ein geringes Gewicht bei gleichzeitiger willkürlicher Bewegungsmöglichkeit auszeichnet (siehe Abb. 104).

Der Charlotte-Kunstarm wird aus Rohhaut (Rindspergamentleder) gefertigt. Das Ellbogengelenk ist ein Klappscharniergelenk, dessen Achse unmittelbar im Scheitelpunkt des Armbeugewinkels — also direkt an der Rückseite des Kunstarmes zwischen Ober- und Unterarm — angeordnet ist. Bei entsprechendem Ausschnitt der Ober- und Unterarmhülse ist eine Armbeugung bis zu 50° möglich. Die Rückverlagerung des Ellbogenachspunktes, die keineswegs den anatomischen Gesetzen entspricht, gestattet die Anlage eines günstigen Kraftzuges, der selbst bei ganz kurzen Oberarmstümpfen mit wenig Kraftaufwand betätigt werden kann und für die Armbeugung und Armstreckung genutzt wird. Diese Armkonstruktion gestattet weiter die Ausrüstung mit einem passiven oder willkürlichen Handdrehgelenk mit der üblichen *Hüfner*-Hand. Die Betätigung des Handmechanismus wird durch einen Schulterstoßzug bewirkt und erzielt einen aktiven Handschluß. Ebenso wird dieser künstliche Arm auch als Schmuckarm mit einer Schmuckhand verwendet.

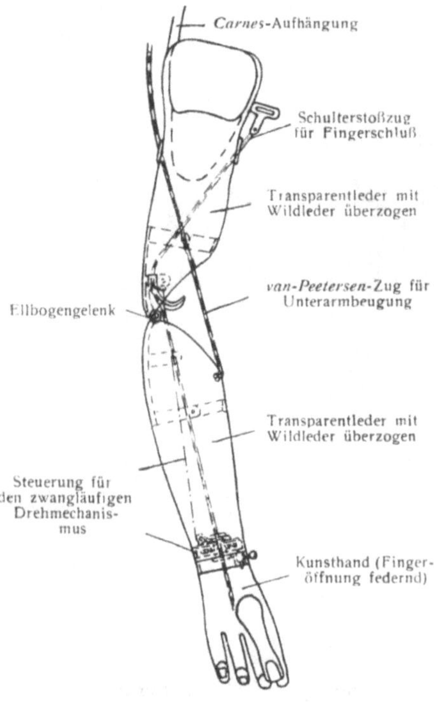

Abb. 104. Charlotte-Kunstarm für Oberarm-Kurzstumpf

Der ganze Arm aus Rohhaut wird mit einem Kalbplüschleder bezogen.

10. Der deutsche Hook-Arm

Der deutsche Hook-Arm aus Plastikmaterial entstand im Jahre 1951 nach Ideen aus einer im gleichen Jahre stattgefundenen Studienreise in die Vereinigten Staaten von Nordamerika.

Die amerikanischen Kunstarmbauer waren grundsätzlich andere Wege in der Herstellung von künstlichen Armen gegangen als ihre Kollegen in Deutschland und man hatte die Überzeugung gewonnen, daß der in Amerika beschrittene Weg der einfachere war und daß auch die Vorzüge der dort zur Verarbeitung gelangenden Bauelemente anregend waren, in Deutschland angewendet zu werden.

Ebenso hatte man die Auffassung, daß es unmöglich ist, die menschliche Hand im Aussehen und Funktion technisch nachzubilden, denn man kann wohl mit mehr oder weniger komplizierten Mitteln den kosmetischen Effekt erreichen, nicht aber die Vielfalt der Funktionen. Aus diesem Grunde ist man davon abgegangen, eine kosmetische Kunsthand mit einem Mechanismus zu versehen, der dem Armamputierten praktisch nur geringe Möglichkeiten der Betätigung bietet. Es galt daher in erster Linie den mechanischen Effekt zu erreichen und die Vielseitigkeit der Verwendungsmöglichkeiten in den Vordergrund zu stellen. Der deutsche Hook-Arm gewährleistet eine große Zahl der Greifmöglichkeiten und erfüllt damit das gesteckte Hauptziel. Im übrigen kann der Träger eines deutschen Hook-Armes durch einen sinnreichen Mechanismus im Unterarm den Hook jederzeit und in wenigen Augenblicken gegen eine künstliche Hand (siehe *Hüfner*-Hand) auswechseln, um den kosmetischen Ansprüchen zu entsprechen.

Für Unterarmstümpfe besteht der deutsche Hook-Arm aus der üblichen Oberarmmanschette aus Leder, einem Stumpfschaft aus Plastikmaterial, dem Unterarmansatzstück und dem Hook. Das Plastikmaterial als Schaftmaterial hat den Vorteil geringen Gewichts und äußerster Stabilität; es kann abgewaschen werden und ist außerdem gegen Schweiß unempfindlich. Plastikmaterial ist ein Gießharz, welches in Verbindung mit Textilien im Gießverfahren hergestellt wird. Die Verbindung zwischen Oberarmmanschette und Unterarmschaft bilden, je nach Länge des Stumpfes, entweder Schienen mit Zahnsegment, um eine störungsfreie Beugung zu ermöglichen oder flexibele Unterarmschienen, welche eine willkürliche Pro- und Supination des Unterarmes erlauben.

Für Oberarmstümpfe sieht die Ausführung den Hook, das Unterarmansatzstück, den Unterarm aus Plastik, das Ellbogengelenkteil, den Oberarmstumpfschaft aus Plastik und eine brustfreie Schulterbandage vor. Letztere dient als Tragvorrichtung und ermöglicht weiter die Betätigung der Prothese insofern, als ein Zug die Unterarmbeugung, sowie das Öffnen des Hook-Greifgerätes übernimmt und der zweite Kraftzug die Sperrung bzw. Entsperrung des Ellbogengelenkes gestattet.

11. Steepers künstliche Arme und Hände

Die *Steeper*-Hand wird durch einen einzigen Zug betätigt, der alle Bewegungen kontrolliert. Die Hand hat eine maximale Öffnung von 3½“ = 8,69 cm, die durch eine Bewegung des Arbeitshebels von 9/16″ = 14,3 mm auf der Grundlinie der Hand erreicht wird, an welchem der Kraftzug angeschlossen wird. Der sich bewegende Daumen kann so eingestellt werden, daß dem Zeigefinger, dem Mittelfinger oder auch dem Ringfinger gegenübergestellt ist. Der Ring- und der kleine Finger können in einer gebeugten Stellung selbsttätig sperren und damit das Tragen von Gegenständen erleichtern. Die Auslösung dieser Sperrung geschieht durch die Maximalleistung des Kraftzuges automatisch. Die *Steeper*-Hand wird je nach Wunsch aus den verschiedenen Werkstoffen Holz, Gummi, Steeplon usw. gefertigt.

Steeper-Kunstarme werden für die verschiedenen Armstümpfe hergestellt. Die Kraftzüge für die Hand bzw. für die Beugung und Streckung des Armes werden ähnlich den üblichen Systemen angepaßt und montiert.

Hersteller: *Hugh Steeper* Ltd., Roehampton, London S. W. 15.

Hersteller: *Ad. Krauth*, Hamburg.

12. Miracle-Kunstarme

Die Miracle-Mechanical-Hand findet für die verschiedenen Armstümpfe Anwendung und ihre Hersteller fertigen die verschiedenen Konstruktionen aus den üblichen Werkstoffen, wie Leder, Leichtmetall und Kunststoff. Es fällt dabei auf, daß sie — wenigstens nach ihren Prospekten — den Kraftzug je nach Anordnung der gewählten Schulterbandage entweder zur Innenseite der Prothese oder auch — wie bei den meisten Armkonstruktionen im allgemeinen — zur Außenseite der Prothese führen.

Der Miracle-Kunstarm für Oberarmstümpfe hat eine stufenlose Sperrvorrichtung des Ellbogengelenkes, die mit dem Kraftzug für die Beugung der Prothese gekoppelt ist und den Kunstarm in jeder Beugestellung festhält. Der Handzug ist als Kabelzug konstruiert und führt über das Haltesegment am Unterarm zum Haltesegment am Oberarm über die amputierte Schulter zum Rücken, wo er am unteren Gurtteil des Bandagenteiles zur gesunden Schulter angreift.

Hersteller: The Miracle Artificial Arm Co., Bourbon-Indiana, USA.

13. Becker-Kunstarme

Die *Becker*-Snab-Tumb-Hand (the Plylite-Hand) und *Beckers*-Lock-Gripflexible-Finger-Mechanical-Hände können für die verschiedenen Armstümpfe Anwendung finden. Die einzelnen Konstruktionen sind den neuzeitlichen Bauarten angepaßt und bei den Armprothesen dieser Firma kann die Hand gegen ein Greifgerät (Hook) ausgewechselt werden. Durch die stabile Ausführung der *Becker*-Hände können auch die Armprothesen für schwere Arbeiten vorgesehen werden. Soweit diese Armprothesen mit einem plastischen Handüberzug ausgestattet werden, wird die Betätigung der Handmechanik in keiner Weise behindert.

Hersteller: *D. B. Becker* Co., 152 W. Stevens Str., Minnesota 7, USA.

14. Hosmer-Kunstarme

a) *Hosmer-Below-Elbow*-Prosthesis / Kunstarm für Unterarmstumpf
ist eine Unterarmprothese aus Plastik-Kunststoff mit Lederoberarmhülse. Die Schienenverbindung weist meistens ein Doppelgelenk auf. Ein Kraftzug führt von der Greifvorrichtung, die in einer Kunsthand oder einem Hook bestehen kann, über die Unterarmhülse nach der Außenseite zur Oberarmhülse, wo die Verbindung zur Schulterbandage ist.

b) *Hosmer-Below-Elbow*-Prothesis / Kunstarm für Unterarm-Kurzstumpf
ist die gleiche Art der Ausführung mit dem Unterschied, daß der Unterarm in das eigentliche Unterarmteil und in die beweglich gehaltene Stumpfhülse geteilt ist. Durch die Anwendung einer Kraftübertragungs-Ellbogengelenkschiene wird schon bei geringer Stumpfbeugung eine ausreichende Beugung des gesamten Armes erreicht. Ein Kraftzug gestattet die Betätigung der Greifvorrichtung (siehe Abb. 59).

c) *Hosmer-Above-Elbow*-Prothesis / Kunstarm für Oberarmstumpf
ist mit einem Kontroll-Ellbogengelenkteil ausgestattet, das mittels Kraftzug eine stufenlose und willkürliche Sperrung in der Beugung und Streckung der Prothese gestattet. Ein leichter Stumpfstoß (Senkung der versehrten Schulter um ½ inch = 1,27 cm genügt, um diese Ellbogensperre zu betätigen (siehe Abb. 60). Mit diesem Ellbogenteil ist ein Oberarmdrehgelenk verbunden, das die Seitwärtsstellung des Armes im Oberarm gestattet.
Alle *Hosmer*-Kunstarmtypen werden je nach Wunsch mit den technisch hochwertigen aktiven oder passiven Handdrehgelenken ausgestattet.
Alle Ausführungsarten sind für jederzeit auswechselbare Kunsthand oder willkürlich bewegbaren Hook vorgesehen.

Hersteller: A. J. Hosmer Corp. 748 Coleman Ave., San José 10 California.

15. Northrop-Sierra-Kunstarme

a) Modell B *Below-Elbow* / Kunstarm für Unterarmstumpf
Dieses Modell zeichnet sich durch eine vielseitige Nutzungsmöglichkeit aus. Durch ein leistungsfähiges Stufengetriebe des Handgelenkes kann das Greifgerät mit Sicherheit in jeder gewünschten Stellung ohne Mithilfe der gesunden Hand reguliert und betätigt werden.
Die Stumpfhülse wird aus einer besonders entwickelten Plastik-Kunststoffmasse gefertigt und gewährleistet ein geringes Gewicht bei einer fast unbegrenzten Haltbarkeit des Materials.
Dieses Modell wird mit einem Kabelkraftzug ausgestattet, der mit der Schulterbandage verbunden wird.

b) Modell C *Above-Elbow* / Kunstarm für Oberarmstumpf.
Dieses Modell ähnelt in seiner Konstruktion und Ausführung der *Hosmer*-Ausführung, wenn auch einige Merkmale es von dieser Ausführung unterscheiden. Wie diese Konstruktion wird auch dieser Kunstarm mit einer Zweizug- evtl. auch Dreizug-Schulterbandage ausgerüstet.

Hersteller: Sierra-Engineering Co., 123 East Montecito Avenue, Sierra Madre, California.

16. Trautmann-Kunstarme

Das Fertigungsprogramm des *Trautmann*-Unternehmens auf dem Gebiete des Kunstarmbaues ist so umfangreich und vielseitig, daß eine Aufzählung der einzelnen Prothesenkonstruktionen in diesem Rahmen nicht möglich ist. U. a. wird gefertigt:

a) The Turn of Wrist Arm, ein Kunstarm für die Nutzung der willkürlichen Unterarmdrehung. Bei dieser Ausführung ist die Unterarmstumpfhülse geteilt gehalten und beide Teile weisen eine Schnürung auf, die eine vorzügliche Bettung des Stumpfes gestattet. Gegenüber anderen Ausführungen fällt auf, daß die Oberarmhülse nur an ihrem oberen Teile einen Schnallriemen aufzeigt, so daß die beim Beugen des Armes entstehende Stumpfveränderung in keiner Weise frei von jeder Behinderung ist.

b) *Leather* Forearm für Handgelenkamputation.
Kunstarm aus Leder mit Riemenschnallverbindung zur Oberarmhülse, die nur oben verschnürt wird.

c) Plastic-Fibre Forearm für Unterarmstumpf.

d) Plastic-Fibre Forearm für Unterarmkurzstümpfe.

e) wie e, jedoch mit Laminated Plastic Socket = Stumpfhülse aus Kunststoff mit Leichtsperrholz.

f) Plastic-Fibre Forearm für Ellbogenstumpf, mit Lederstumpfhülse.

g) Kunstarme aus Plastic-Fibre für Oberarm- und Schulterstümpfe, die auf Verlangen mit einer automatischen Ellbogensperrvorrichtung ausgestattet werden.

Alle diese Kunstarme werden entweder mit den unter „künstliche Hände" aufgezeichneten *Trautmann*-Kunsthänden oder einem Hook-Greifgerät geliefert.

Ebenso können diese Prothesen auch mit der New Dress-Hand ausgestattet werden. Bei dieser Hand sind der Mittel-, der Ring- und der kleine Finger starr am Handkörper gehalten, während der Daumen bewegbar ist. Auch der Zeigefinger hat ein Gelenk, welches in seitlicher Richtung den Finger schwenkbar hält.

Auch die Wide Open Hand — eine recht weit zu öffnende Kunsthand — wird für schwere körperliche Arbeiten angewendet. Bei dieser Hand ist die Vierfingerpartie starr mit dem Handkörper verbunden. Oberhalb des Handgelenkes ist eine starke Querfederung angebracht, an welcher der Daumen angebracht ist. Die Hand wird also passiv geöffnet und schließt mittels Federdruck.

h) *Trautmann*'s Plastic-Fibre oder Laminated Plastic Kunstarm für Oberarmstumpf, mit Saugschaft.

Es handelt sich hier um einen Kunstarm der üblichen Konstruktionen für normal lange Oberarmstümpfe bei kräftiger Muskulatur, bei welchem die Einbettung des Stumpfes in einen luftdicht abgeschlossenen Schaft vorgenommen wird. Eine solche Ausstattung ergibt den Fortfall der sonst notwendigen Schultertragbandage und gestattet dem Versehrten eine größere Bewegungsmöglichkeit und Bequemlichkeit, wie auch die sonst bei einer Schultertragbandage nicht zu vermeidenden Störungen in der Kleidung.

Beim Anlegen der Prothese wird durch einen Druck auf den Federknopf des Saugventiles — was unterhalb des Stumpfendes am Saugschaft angebracht ist — durch das Einführen des Stumpfes in den Schaft die Luft herausgedrückt und sobald der Stumpf eingeführt und der Federknopf wieder in seine Ruhelage gebracht ist, wird der Schaft luftdicht verschlossen. Hierdurch entsteht ein leichter Druck bzw. Sog, der den Stumpf in den Schaft festhält. Erst wenn das Ventil wieder in Tätigkeit tritt, löst sich diese Haftung (siehe Abb. 66).

Hersteller: Minneapolis Artificial Limb Compagny *Ray Trautmann* & *Son*, 410 Portland Avenue, Minneapolis 15 Minnesota, USA.

XII. Psychologie für die technische Beratung

Die Ausrüstung eines Amputierten mit einem Kunstglied ist nicht nur eine sachliche und materielle Leistung, sondern in ganz erheblichem Maße eine psychologische Aufgabe mit größter Verantwortung. Leider wird dieser Tatsache in den meisten Fällen zu wenig Bedeutung beigemessen und mancher Mißerfolg ist darauf zurückzuführen, daß bei der Beratung des Amputierten Denkfehler unterlaufen sind, die man als Mangel an psychologischem Denken und Fühlen bezeichnen muß.

Jeder Mensch hat eine Seele und sie gibt den Anlaß und Antrieb zu allen Handlungen, die der Mensch Tag und Nacht ausführt. Die Erforschung des Seelenlebens und die Deutung des unmittelbaren seelischen Ausdrucks in Wort und Schrift ist Sache der dazu berufenen Ärzte und Wissenschaftler (Psychologen). Aber auch der Prothesenbauer, der einen ständigen und engeren Umgang mit den körperlich behinderten Menschen hat, muß seine fachliche Arbeit auch auf die psychologischen Notwendigkeiten ausdehnen. Wer glaubt, darauf verzichten zu können, wird sehr bald erkennen müssen, daß seine Einstellung falsch ist, denn die schönste Sacharbeit bleibt ohne Erfolg, wenn sie nicht der inneren Erwartung des betroffenen Menschen entspricht. Und dies trifft insbesondere dort zu, wo es sich um Menschen handelt, denen das Schicksal eine körperliche Behinderung durch den Verlust eines Gliedes vom Körper zugeteilt hat. Der Umgang mit solchen Menschen wird sich immer rein gefühlsmäßig anders abspielen als der Verkehr mit dem gesunden Menschen, denn ihr Seelenzustand weist Merkmale auf, die oftmals als Hemmungen gewertet werden müssen.

Wenn wir uns vergegenwärtigen, welche tragischen Einwirkungen der Amputierte bis zur Abheilung seines Amputationsstumpfes in sein Seelenleben ertragen mußte, wird uns bei einiger Einfühlung auch verständlich werden, warum wir auch seiner seelischen Behinderung eine größere Bedeutung beimessen müssen. Der Amputierte, der zur Erhaltung seines Lebens die Zustimmung zur Absetzung eines oder mehrerer Glieder seines Körpers geben mußte, macht sich schon unmittelbar nach der erfolgten Operation Gedanken darüber, welche Folgen sich daraus für ihn ergeben und er erkennt dabei sehr bald, daß er sich für die Zukunft nicht nur körperlich sondern auch seelisch umstellen muß, wenn er sich nicht selbst aufgeben will. Darüber hinaus wird er die Erkenntnis haben, daß er durch seine körperliche Behinderung auch leistungsmäßige Schwierigkeiten haben kann. Die größte Seelenpein bereitet aber meistens die Furcht vor der Umwelt, die nunmehr in ihm nur den Krüppel aber nicht den Menschen sehen will und ihn danach einschätzen wird. Dieser Zustand während des Abheilungsprozesses erfordert in jedem einzelnen Falle eine psychotherapeuthische Behandlung durch den Arzt oder einen erfahrenen Psychologen. Je nach der charakterlichen Veranlagung ist der Amputierte in dieser Zeit äußerst sensibel und es ist dabei dringend notwendig, alles von ihm fernzuhalten, was seiner seelischen Gesundung abträglich sein kann. Man sollte ihn auch immer in Gesellschaft lassen mit Leidensgefährten, die diesen Zustand bereits überwunden haben und Unterhaltungen mit anderen Amputierten ermöglichen, welche schon länger amputiert sind und wieder mitten im Leben stehen und ihren Posten im täglichen Leben behaupten.

Der Prothesenbauer wird oftmals gerade in dieser Zeit hinzugezogen, um den Amputierten über die Ausrüstung mit einem Kunstglied zu beraten. Dieser Zeitpunkt und diese fachtechnische Beratung können ausschlaggebend dafür sein, ob der Amputierte richtig oder falsch ausgerüstet wird. Der Prothesenbauer steht hier einem Menschen gegenüber, der sich infolge seines körperlichen Zustandes in einer vollkommenen Hilfslosigkeit befindet und nun vom Handwerker erwartet, daß er ihm ein möglichst sonniges Bild aufzeichnet. Zugegeben, daß sich der Amputierte in diesem Augenblick in einer guten seelischen Verfassung befindet und von sich aus wirklich die beste Absicht hat, den Prothesenbauer mit allen ihm verbliebenen geistigen und körperlichen Kräften zu helfen, eine meisterliche Leistung zu schaffen, so gibt es für den erfahrenen Prothesenbauer keine andere Möglichkeit, als dem Amputierten wahrheitsgemäß darzulegen, welche technischen Möglichkeiten für den gegebenen Fall vorhanden sind. Es ist zwar bequem und einfach, mit schönen Worten etwas Tröstendes zu sagen, was den Kranken beruhigen kann und wenn man dabei auf die Fortschritte der Technik hinweist, die ungeahnte Erfolge versprechen, so wird dies augenscheinlich für vorteilhaft angesehen. Aber eine solche Beratung erweckt Hoffnungen und schafft Illusionen, die dann niemals erfüllt werden können! Ebenso falsch ist auch die Methode, dem Kranken in der Absicht, alles Risiko zu vermeiden, die etwaigen Schwierigkeiten in der Ausrüstung mit einem Kunstglied so kraß und negativ hinzustellen, daß dem Kranken von vornherein jede Hoffnung für die Zukunft genommen wird. Diese Dr. Eisenbart-Methode wird manchmal mit dem Hinweis verteidigt, daß sich mit einer Schockwirkung eine günstige Reaktion auf den Selbsterhaltungstrieb des Amputierten erzielen lasse.

Die Erfahrungen haben folgenden Ablauf für die technische Beratung als empfehlenswert erkennen lassen:

1. Der Prothesenbauer soll beim Besuch vermeiden, den Frischamputierten nach seinem Befinden zu fragen. Um den Kontakt herzustellen, beschränke er sich auf die Feststellung, daß der Kranke nach seinem Aussehen zu urteilen, in der Gesundung gute Fortschritte gemacht habe.
2. Anschließend daran wird sich die Unterhaltung mit dem Kranken darauf erstrecken, nähere Angaben von ihm über seine Person, dem erlernten Beruf und der zuletzt ausgeübten Tätigkeit und über seine Pläne zu erhalten, die er nach Abheilung des Stumpfes verwirklichen will. Es obliegt der psychologischen Erfahrung des Prothesenbauers durch geschicktes Fragen zu hören, welche Erwartungen der Amputierte an die in Frage kommende Prothese zu stellen beabsichtigt. Meistens ist es doch so, daß ein Frischamputierter auf diesem Gebiet völlig unwissend ist und erst durch seinen eigenen Fall auf den Prothesenbau hingewiesen wird. Mitunter wurden ihm auch die ersten Informationen durch den Arzt, das Pflegepersonal oder auch durch Bekannte und Verwandte gegeben. Es ist jedenfalls nicht ratsam, daß der Prothesenbauer schon während dieser Einfühlungsunterhaltung seinen Standpunkt darlegt. Erst, wenn er in der Unterhaltung alles Wissenswerte erfahren hat, wird er sich mit den eigentlichen Stumpfverhältnissen beschäftigen. Auch hier sollte der Prothesenbauer vor Antritt seines Besuches die Krankenpapiere einsehen bzw. in einer Rücksprache mit dem behandelnden Arzt die nötigen Erkundigungen einholen. Am Krankenbett selbst wird er sich durch Augenschein und Befühlen von der Form und Beschaffenheit des Stumpfes überzeugen. Besonderes Augenmerk ist dabei auf die Prüfung der Beweglichkeit des Stumpfes zu legen. Meistens wird sich der Amputierte dem Prothesenbauer gegenüber aufgeschlossen zeigen und ihm während dieser Beratung alle Gedanken offenbaren, die ihn bewegen und bedrücken. Bei richtiger Einfühlung in die Psyche des Kranken kann es auch dem Prothesenbauer nicht schwer fallen, für all das, was ihm der Kranke sagt, die nötige Geduld zu zeigen, was nicht bedeutet, daß er sich die Darlegungen des Kranken zu eigen macht, bzw. über seine technischen Überlegungen stellt.
3. Die Informationen vom Arzt, die Kenntnis über den Ablauf der Abheilung, das Wissen über die Person des Kranken, seine Berufsarbeit und -neigungen und insbesondere die Kenntnis der Stumpfverhältnisse geben dem Prothesenbauer nun die Voraussetzung, einen Vergleich mit den für solchen Tatbestand vorgesehenen technischen Möglichkeiten aufzustellen und aus solchen Überlegungen ergeben sich dann seine Vorschläge hinsichtlich der Art und Beschaffenheit des notwendigen Kunstgliedes.

4. Bei allen Vorschlägen ist dem Amputierten gegenüber voranzustellen, daß jede Prothese ein zusätzliches Teil am Körper ist und das Tragen eines solchen Teiles manchmal als unbequem und lästig empfunden wird. Aber wie auch oftmals Medizin bitter schmeckt und doch die Heilung des Körpers bewirkt, so ist die Prothese für den Amputierten das Instrument, das er braucht und das ihm hilft, wenn er es zu regieren versteht. Einzelheiten der in Vorschlage genommenen Prothesenkonstruktion lasse man bei der technischen Beratung unerwähnt, sondern man konzentriere die Darlegungen auf eine allgemeine Beschreibung der Ausführung unter Angaben über die zu verwendenden Werkstoffe, Gewichtsverhältnisse, der mechanischen Funktionen sowie über die Einschulung, Pflege und Behandlung solcher Kunstglieder. Eine Aufzeichnung der verschiedenen Vorzüge läßt sich leicht mit dem Hinweis verbinden, daß der Motor des Kunstgliedes der Prothesenträger selbst ist, denn er gibt dem Kunstglied erst die Steuerung und den Antrieb zur Nutzbarmachung seiner Konstruktion. Wenn die Möglichkeit vorhanden ist, empfiehlt es sich dabei auch, dem Amputierten einen Prospekt, Katalog u. ä. zu überlassen, damit er sich nach der Beratung in aller Ruhe und allein mit dem Resultat beschäftigen kann. Von Preisen für diese Kunstglieder ist möglichst wenig und nur dann zu sprechen, wenn der Amputierte die Kosten selbst aufbringen muß.

Sinn und Ziel der technischen Beratung soll und muß in jedem Falle sein, dem Frischamputierten in einer seinem körperlich und seelisch behinderten Zustand angepaßten Unterhaltung eine wahrheitsgemäße Aufklärung über die für die Ausrüstung mit einem Kunstglied vorhandenen technischen Möglichkeiten zu geben, ihm die für den angestrebten Erfolg notwendigen Voraussetzungen aufzuzeichnen und ihm ausführliche und verständliche Vorschläge zu machen, die in seinem Falle zum Erfolg führen werden.

Werden diese Vorschläge vom Amputierten bzw. seinem Kostenträger für die orthopädische Versorgung angenommen und ein entsprechender Auftrag für das Kunstglied erteilt, so übernimmt der Prothesenhersteller neben der sachlichen Gewähr im Rahmen seiner Lieferungsverpflichtung die überaus große moralische Verpflichtung, daß er mit seiner Sachleistung die in der technischen Beratung ausgesprochenen Erfolgsmöglichkeiten verwirklichen wird. Wird dieses Ziel nicht erreicht, so ist der Amputierte enttäuscht; er fühlt sich betrogen und das Vertrauen zum Prothesenbauer — mitunter zum Prothesenbau überhaupt — ist aufs tiefste erschüttert. Eine solche Enttäuschung zeitigt Rückschläge auf die seelische Verfassung des Amputierten, er bekommt Minderwertigkeitskomplexe und verfällt in Resignation seiner Umwelt gegenüber. Es ist nicht zu verwundern, wenn aus solchen Fällen ein Lieferantenwechsel vor sich geht und der Amputierte seiner orthopädischen Versorgung gegenüber sehr skeptisch eingestellt ist. Soweit es sich um einen Amputierten handelt — gottlob sind es die meisten —, der zu seinem Leben als körperlich behinderter Mensch positiv eingestellt ist, wird er trotz aller Enttäuschungen immer wieder bestrebt sein, die beste Prothesenkonstruktion für sich zu beanspruchen, und zwar aus der Erkenntnis heraus, daß das Beste für ihn gerade gut genug sein kann, um ihm eine ausreichende Hilfe für seinen täglichen Lebenskampf zu sein. Er steht deshalb bei der technischen Beratung für die Zweitausstattung mit einer Prothese dem Prothesenbauer etwas zurückhaltend — man möchte sagen: mißtrauisch — gegenüber und es ist durchaus verständlich, wenn er Fragen über Fragen stellt und nach seinen Erfahrungen entsprechende Ansprüche geltend macht. Hier ist die Situation für den Prothesenbauer anders als beim Frischamputierten; hier muß er sich zunächst darauf beschränken, für sich und den Amputierten das Fundament gegenseitigen Vertrauens zu schaffen, ohne dem eine dauernde Verbindung zwischen beiden undenkbar ist. Für die zweite Prothesenausrüstung liegen allerdings die Verhältnisse insofern günstiger, als der Amputierte bereits einige Erfahrungen im Gebrauch eines Kunstgliedes hat und die Beratung mehr und ausschließlich darauf abgestellt werden kann, die technischen Verbesserungen und die Sicherung eines absoluten Erfolges zu beschreiben. Auch hier und auch in künftigen Fällen ist der Weg der Wahrheit die beste Methode. Der erfahrene Prothesenbauer wird sich weder dazu bewegen lassen, Hoffnungen und Illusionen zu schaffen, noch dazu beitragen, dem Amputierten Enttäuschungen und Hoffnungslosigkeit zu bereiten. Das Gebiet des Orthopädie-Handwerks ist so groß und vielseitig, daß nicht jeder Fachhandwerker ein Spezialist für jeden auftretenden Fall sein kann, wenngleich er sich auch dauernd bemüht, vielseitig zu sein und mit dem technischen Fortschritt Schritt zu halten. Ein verantwortungsbewußter Fachhandwerker wird es aber stets für zweckmäßig halten, den Amputierten für eine eingehende technische Beratung an einen Spezialisten für Arme oder Beine o. a. zu verweisen, wenn er sich mit der Materie nicht genügend vertraut gemacht hat. Es liegt nahe, daß der Amputierte am besten von solchen Spezialisten beraten wird.

Die Seele des Amputierten ist aber auch im sonstigen Umgang mit dem Prothesenbauer von empfindsamer Art. Wenngleich wir den Amputierten in den meisten Fällen als bescheiden und hilfsbereit kennengelernt haben, so besitzt er doch ein starkes Reaktionsgefühl gegenüber den Umwelteinflüssen. So wird er es stets als eine Kränkung oder Zumutung empfinden, wenn man ihm beim Aus- und Ankleiden helfen will und auch sonstige Handreichungen, die man üblicherweise der Kundschaft gegenüber als selbstverständlich ansieht, können ihn innerlich verletzen, weil er sie anders ansieht als der gesunde Mensch. Unwillkürlich glaubt er in einer Hilfeleistung ihm gegenüber den Hinweis auf seine körperliche Behinderung zu sehen und die Hilfeleistung sei ihm gegenüber nur Mitleid. Mitleid ist aber Gift für den Amputierten und der Prothesenbauer wird immer darauf bedacht sein müssen, mit dem nötigen Einfühlungsvermögen solche Reaktionen zu vermeiden. Er muß solchen Möglichkeiten von vornherein durch seine eigene Haltung begegnen, indem er den Amputierten nicht als körperlich behinderten Menschen ansieht und behandelt und im übrigen nur dann Hilfe leistet, wenn der Amputierte selber darum bittet.

Wenn er z. B. einen rechtsseitig Armamputierten mit einem Händedruck begrüßen will, bietet er ihm dazu die linke Hand und einem linksseitig Armamputierten die rechte Hand, denn bei dieser Methode ergibt sich ein natürlich wirkender Händedruck. Das Gegenteil würde sich als unschön auswirken und Hemmungen zeitigen. Ist ein Amputierter zur Maßnahme oder Anprobe erschienen, so achte man darauf, in welcher Stimmung er sich befindet. Mitunter sind wirtschaftliche Sorgen (Arbeitslosigkeit, Verluste usw.) oder Ärger die Ursache, daß er nervös, gereizt oder sehr empfindlich ist. In solchen Augenblicken ist es ratsam, den Amputierten unverzüglich, d. h. ohne ihn warten zu lassen, zu bedienen und die Dauer seiner Behandlung auf das unbedingt nötige Maß zu beschränken; gegebenenfalls ist die Anprobe abzubrechen und auf einen günstigeren Zeitpunkt zu verlegen. Andererseits wird auch der Prothesenbauer beim Besuche eines Amputierten immer soviel Zeit haben müssen, um den Amputierten in aller Ruhe anzuhören. Der Amputierte muß in allen Zeiten bei seinem Prothesenbauer die Überzeugung haben, daß er als Kunde mit aller Sorg- und Sachfalt bedient wird und daß der Prothesenbauer seinen Stolz darin sieht, ihm mit seiner Kunst zu helfen. Mit wenigen Ausnahmen wird der Prothesenbauer sehr bald den Beweis erhalten, daß der Amputierte ihm die Treue hält — auch über lange Jahre hinaus.

Es gibt auch bei aller Sorgfalt in der orthopädischen Versorgung noch solche Fälle, wo der Amputierte es vorzieht, auf die Nutzung einer Prothese zu verzichten. So sehen wir manchmal in den Straßen den Amputierten mit einem leeren Jackenärmel gehen, der uns schon äußerlich zeigt, daß das Schicksal diesem Menschen ein schweres Kreuz auferlegt hat. Der Anblick eines solchen leeren Jackenärmels kann verschiedene Ursachen haben und sie werden meistens auf eine Gedankenlosigkeit zurückzuführen sein, die einen Mangel an Erziehung kennzeichnet, wenn man sich vergegenwärtigt, daß bei einer demokratischen Lebensauffassung, wie wir ihr in den meisten Kulturstaaten begegnen, eine soziale Gesetzgebung dafür sorgt, daß jeder Armversehrte ausreichend orthopädisch versorgt wird.

Der Amputierte, der seinen leeren Jackenärmel zur Schau stellt, bietet seiner Umwelt einen ungewohnten — ich möchte fast sagen — einen unästhetischen Anblick, denn das gesunde Auge empfindet das Fehlen eines menschlichen Gliedes als einen Mangel in der Symmetrie des gewohnten Bildes und ein solcher wirkt mitleiderregend auf den Beschauer. Der so angeschaute Amputierte empfängt dieses Mitleid als eine persönliche Kränkung, die bei ihm instinktiv das Gefühl der Minderwertigkeit auslöst, die dann in seiner Haltung gegenüber der Umwelt eine negative Wirkung zeitigt. Der Amputierte wird in eine Oppositionsstellung gebracht, die sich früher oder später in seinem Charakter wiederspiegelt. Nicht immer ist es eine oberflächliche Denkungsart, die lieber den leeren Jackenärmel zeigen läßt als eine Prothese zu tragen, denn manche solcher Versehrten glauben ihre Haltung damit begründen zu müssen, daß die Prothese wohl kosmetisch den Erwartungen entspricht, aber zu wenig Möglichkeiten biete, sie rationell zu nutzen. So seien die funktionellen Möglichkeiten der künstlichen Hand zu gering, um die fehlende Hand zu ersetzen und viele andere Argumente werden herangezogen, um den leeren Jackenärmel zu begründen. Manche Versehrte glauben das Gewicht und die Bandagierung der Prothese am Körper als unbequem und störend hinstellen zu müssen, denn es führe zur vorzeitigen Ermüdung und damit zur Minderung der beruflichen Arbeitsleistung.

Diesen Argumenten ist entgegenzusetzen, daß jeder technische Ersatz zwei Aufgaben hat, nämlich einmal soll das Kunstglied den Gliedverlust anatomisch ausgleichen und zweitens wird angestrebt, den Ausfall der Funktionen zu ersetzen. Eines ist so wichtig wie das andere und wenn die eine Aufgabe nicht erfüllt werden kann, ist dies kein Grund, auf die andere zu verzichten. Es hat sich außerdem in der Praxis als notwendig herausgestellt, die Prothese zu benutzen, um gesundheitliche Schädigungen zu vermeiden. Längeres Nichtbenutzen der Armprothese führt zu einer schlechten Körperhaltung, Verkrümmung der Wirbelsäule und andere körperliche Beschwerden. Ein demonstratives Zurschaustellen des leeren Jackenärmels bedeutet für die Umwelt, daß der Versehrte der von der Allgemeinheit ihrer Regierung auferlegte Fürsorge für die Heilung der körperlichen Schäden nicht die Achtung entgegenbringt, die man von ihm erwarten kann. Wir alle in einer Gemeinschaft haben Rechte und auch Pflichten, gesetzliche und moralische und keiner kann sich ihnen entziehen, wenn er sich nicht selbst abseits stellen will, auch der Armversehrte nicht.

XIII. Künstliche Arme für Ohnhänder

Die Ausrüstung eines doppelseitig Armamputierten — also eines Ohnhänders — mit künstlichen Armen gehört zu den schönsten Aufgaben, die einem Kunstarmhersteller gestellt werden kann, wenn er sein technisches Können und sein Einfühlungsvermögen in die Psyche des Amputierten mit Erfolg unter Beweis stellen will. In den meisten Fällen wird dabei die Feststellung gemacht werden, daß der Ohnhänder dabei die technische Leistung sehr wohl zu schätzen weiß und die Erfahrung hat gelehrt, daß der mit Erfolg ausgerüstete Ohnhänder zu den dankbarsten Kunden gehört. Er weiß den Wert der für ihn angepaßten Armprothesen sehr wohl zu schätzen, denn sie machen ihn frei von der Hilflosigkeit, die eine doppelseitige Armamputation mit sich bringt und sie geben die Mittel, sich selbständig zu betätigen und zu einem großen Teil auf fremde Hilfe bei den täglichen Verrichtungen zu verzichten.

Normalerweise ist auch in diesen Fällen die Art der Armamputation und die Beschaffenheit der Stümpfe einschließlich ihrer Beweglichkeit in den Gelenken von ausschlaggebender Bedeutung. Was in dieser Hinsicht für den einseitig Amputierten bisher gesagt wurde, gilt im besonderen Maße auch für den Ohnhänder.

a) Ohnhänder bei Absetzung beider Unterarme

1. Soweit es sich dabei um eine Handexartikulation oder abnorm lange Unterarmstümpfe handelt, muß in erster Linie die Greiffähigkeit der Hand erreicht werden, was sich bei den meisten Kunsthänden bei entsprechender Verkürzung des Handkörpers durch einen oder mehrere Handkraftzüge von der Handmechanik zur Kraftquelle erreichen läßt. Dabei wird die kräftigere und beweglichere Amputationsseite die greifende Hand und die schwächere Amputationsseite die stützende Hand stellen müssen.
   Wenn keine Gelenkversteifungen vorliegen, wird sich die natürliche Unterarmdrehung (Pro- und Supination) und auch die Beugung und Streckung des Armes nutzbar machen lassen.

2. Normal lange Unterarmstümpfe mit voller Beweglichkeit lassen sich mit den normalen Gebrauchsarm-Konstruktionen sehr gut ausrüsten. Die natürliche Nutzbarmachung der Unterarmdrehung und die Beugung und Streckung des Armes ist in allen Fällen von größter Bedeutung, weil damit die Nutzung der bekannten Kraftquellen für die Gebrauchshand oder anderer Greifgeräte frei ist. Sehr günstig liegen dabei die Möglichkeiten für die *Krukenberg*-Stümpfe, die für die Verrichtung ihrer Arbeiten usw. auf die Prothese ganz verzichten und mit der Zangenbewegung ihrer beiden Stümpfe in weitestem Maße frei von fremder Mithilfe werden. Allerdings werden sie immer dort, wo sie im Verkehr mit dem Publikum oder sonstigen Mitmenschen stehen, ihre Gebrauchsprothesen anlegen, zumindest werden sie eine Gebrauchsprothese zur Mitarbeit heranziehen, um sich den neugierigen Blicken anderer Menschen nicht auszusetzen. Es wird dabei manchmal die Frage aufgeworfen, ob es empfehlenswert sei, für die Nachbehandlung der Unterarmstümpfe bei Ohnhändern die *Sauerbruch*-Kanalmethode zu wählen. Hierzu ist zu sagen, daß der beiderseitig Unterarmamputierte mit *Sauerbruch*-Muskelkanälen nicht in der Lage ist, seine Prothesen allein und ohne fremde Hilfe anzulegen. Er besitzt allerdings in den meisten Fällen bei kräftigen Unterarmstümpfen ein günstiges Greifvermögen und kann sehr gute Erfolge erzielen. Günstiger ist es dann schon, eine Seite mit dem *Krukenberg*-Stumpf auszustatten und die andere Seite mit Mukelkanälen zu versehen.
   Wenn keine Stumpfnachbehandlung erfolgt ist, bieten die kombinierten Gebrauchsarme mit auswechselbaren Gebrauchshänden gegen einen Hook oder ein sonstiges Greifgerät außerordentlich große Möglichkeiten für den Ohnhändern. Durch eine zweckentsprechende Schultergurtbandage können die vorhandenen Kraftquellen der Rückenmuskulatur wirksam für beide Amputationsseiten herangezogen werden.

3. Bei einem normalen Unterarmstumpf in Verbindung mit einem Kurzstumpf wird die aktive Leistung vom normalen Unterarmstumpf erwartet werden, der in der Praxis dann auch die „schwere" Arbeit verrichten wird. Handelt es sich dagegen um einen r e c h t e n Kurzstumpf, so wird ihm, wenn der Ohnhänder nicht gerade ein Linkshänder war, die leichte Arbeit, wie Schreiben usw. zugemutet werden können. Die größere Beweglichkeit des vorhandenen linken Normalunterarmstumpfes kann jedoch sehr leicht dazu führen, daß sich der Ohnhänder völlig auf „Linkshändigkeit" umstellt.

4. Beiderseitige Kurzstümpfe erfordern eine kritische Überprüfung ihrer Nutzungsmöglichkeiten. Nach dem bisher Gesagten lassen sich auch diese Stümpfe wirksam nutzen, ohne daß sie prothetisch wie Oberarmprothesen behandelt werden brauchen. Wenn die Kurzstümpfe frei beweglich und kräftig sind,

empfiehlt es sich, die Beugung und Streckung der Arme natürlich zu halten und für die Betätigung der Kunsthand bzw. eines anderen Greifgerätes die Rückenmuskulatur zu nutzen. Erweist sich außerdem eine Pro- und Supination der Hand als erwünscht oder zweckmäßig, dann läßt sich diese mittels eines aktiven Handgelenkes zwangsläufig in Verbindung mit einer Lenkerstange oder willkürlich durch einen Schulterstoßzug erreichen.

b) Ohnhänder bei Absetzung eines Unterarmes und eines Oberarmes

5. Es unterliegt keinem Zweifel, daß in einem solchen Falle dem Unterarmstumpf die aktive Arbeit zugewiesen wird, soweit er frei beweglich und einigermaßen kräftig ist. Dem Oberarmstumpf wird dabei lediglich die stützende Aufgabe vorbehalten bleiben. Falsch ist jedoch die Auffassung, wenn auf die Nutzung des Oberarmstumpfes verzichtet wird, denn damit wird dem Amputierten ein beachtlicher Teil seiner Selbständigkeit genommen, weil ihn eine einseitige Beweglichkeit in der Ausübung der verschiedenen Verrichtungen behindert und wesensfremd gestaltet, d. h. ihn zur Benutzung von Hilfsmitteln zwingt, die die Leistung verkrampft und unnatürlich wirken lassen.

In allen unter 1—5 genannten Fällen ist darauf Bedacht zu nehmen, daß die Armprothesen in ihrer Länge möglichst kurz gehalten werden, d. h. einen möglichst günstigen Unterarmhebel haben. Die Kunsthände und auch die sonstigen willkürlichen Greifgeräte bilden am Ende des Armhebels ein Gewicht, das sich bei dauernder Beanspruchung der Arme zuletzt als Last und ermüdend auswirkt.

c) Ohnhänder bei Absetzung beider Oberarme

Durch den Ausfall des Hand- und des Ellbogengelenkes steht dem Prothesenbauer lediglich das Schultergelenk auf beiden Seiten zur Verfügung und die freie Beweglichkeit dieser Gelenke in Verbindung mit einer kräftigen Struktur der beiden Armstümpfe gestattet die Ausstattung mit den bekannten Gebrauchsarmkonstruktionen, wenn dieselben in ihrer Hebellänge günstig gestaltet werden und außerdem im Gewicht sehr leicht gehalten sind. Erfahrungsgemäß werden die normalen Ausführungen auch bewährter Armkonstruktionen von solchen Ohnhändern als zu schwer im Gewicht empfunden. Hinzu kommt dann der enorme Kraftaufwand für die Beugung des Armes im Ellbogen und die dabei erschwerte Betätigung der Greifmechanik der Kunsthand oder des Greifgerätes. Demgegenüber offenbart sich gerade beim Ohnhänder der begreifliche Wille, durch einen besonderen Kräfteaufwand die Verrichtungen des täglichen Lebens frei von fremder Hilfe zu vollziehen. Für den Prothesenbauer heißt es daher, in solchen Fällen

a) möglichst kurze Armhebel,
b) möglichst geringes Gewicht,
c) eine absolut genau und zweckentsprechend angepaßte Bandage

anzuwenden.

Nicht immer ist es angebracht, die Ausstattung mit Prothesenkonstruktionen vorzunehmen, die proportionell den anatomischen Verhältnissen des menschlichen Körpers entsprechen, weil sich das Hebelverhältnis zwischen Schultergelenk, über das Ellbogengelenk, bis zur Handauflage insofern ungünstig auswirken kann, als der Kraftaufwand zur Betätigung der Prothese zu groß ist, um eine Dauerleistung zu ermöglichen. Man sollte in solchen Fällen zunächst eine Arbeitshilfe erproben und damit rechtsseitig beginnen. Eine solche besteht aus dem Stumpfschaft mit dem bekannten Arbeitsbügel, an welchem sich

1. ein Kugelgelenk (als Sichel- und Ellbogengelenk),
2. ein weiteres Kugelgelenk (als Handgelenk) und
3. ein Aufnahmeverschluß für das Greifgerät

befinden. Die an einfacher Schultergurtbandage befestigte Arbeitsprothese legt der Amputierte ohne fremde Hilfe an. Die Einführung des Arbeitsgerätes oder des Greifgerätes und die Einstellung des richtigen Stellung des Gerätes geschieht mit fremder Unterstützung. Die Ausführung der Arbeiten selbst erfolgt dann vom Amputierten selbständig.

Der Erfolg einer solchen selbständig aufgeführten Handlung ist von großer psychologischer Wirkung, denn der Amputierte verliert die ihm anhaftenden Minderwertigkeitskomplexe und erkennt, daß er nicht hilflos ist, wenn ihm die zweckentsprechenden Mittel zur Verfügung gestellt werden. Die zweite Stufe ist dann die Ausrüstung der linken Amputationsseite mit einer ähnlichen Arbeitshilfe, welche die stützende oder haltende Funktion zu übernehmen hat. Die nächste Stufe ist dann die Umgestaltung dieser Arbeitshilfen für die willkürliche Betätigung der Greifelemente, wozu sich am besten die Hooks bzw. die Greifgeräte eignen. Als nutzbare Kraftquellen stehen hier die Schulter- und die Rückenmuskulatur zur Verfügung. Der Rückenkraftzug und auch der Schulterstoßzug geben hierzu die besten Möglichkeiten, den doppelseitig Oberarmamputierten selbständig zu machen. Nach erfolgreicher Einübung mit solchen willkürlich bewegbaren Arbeitshilfen kann dann auch zu gegebener Zeit mit der Ausrüstung der üblichen Kunstarmkonstruktionen unter Beachtung der Hebel- und Gewichtsmomente begonnen werden.

d) Ohnhänder bei Absetzung eines Oberarmes und eines Schulterstumpfes

Die Schwere dieses Amputationsfalles bringt es mit sich, daß man in erster Linie die Amputationsseite mit dem Oberarmstumpf für die Betätigung einer Prothese nutzbar macht, ganz gleich, ob es sich um die rechte oder die linke Seite handelt. Erfahrungsgemäß sollte man hier in ähnlicher Weise wie unter c beschrieben vorgehen. Ziel für den Prothesenbauer muß auch hier sein, den Ohnhänder so weit als möglich zu helfen, mit technischen Hilfsmitteln frei von fremder Hilfe zu machen. Solange der Ohnhänder selbst bei einfachsten Verrichtungen von fremder Hilfe abhängig ist, wird er stets das Gefühl der Hilflosigkeit haben und geistig und seelisch unter Minderwertigkeitskomplexen leiden.

Es ist vollkommen falsch, wenn angenommen wird, daß solche Ohnhänder nichts mit ihren Prothesen machen können. Solange die Schulter- und Rückenmuskulatur frei beweglich und kräftig ist, können willkürlich bewegbare Prothesenkonstruktionen angepaßt werden. Der Erfolg ergibt sich bei Beachtung der unter c bezeichneten Grundsätze, die in der Praxis gesammelt wurden und sich bewährt haben.

e) Ohnhänder bei Absetzung beider Arme im Schultergelenk

Solche Amputationsfälle gehören zu den Seltenheiten und dort, wo sie vorhanden sind, wird man meistens zu der Auffassung gelangen, daß auf eine Ausrüstung mit Gebrauchsprothesen verzichtet werden muß. Man wird sich damit begnügen, diesen Ohnhändern mit einfachen Schmuckprothesen auszustatten, um ihn in seiner Äußerlichkeit „vollständig" zu machen. Das ist billig, aber ein schlechter Trost für den Betroffenen selbst. In seinem Gefühlsleben erlebt er die gleichen seelischen Eindrücke wie jeder andere Amputierte und die eigene Erkenntnis seiner Hilfslosigkeit wird sich immer auf sein Gemüt auswirken.

Und doch bestehen eine Reihe von technischen Möglichkeiten, um auch solchen Ohnhändern ein großes Teil Lebensfreude wiederzugeben, wenn man wenigstens den Versuch macht, ihm mit technischen Behelfen soweit zu helfen, daß er einige — wenn auch begrenzte Verrichtungen ausüben kann, die sonst von zweiter Hand — also durch Mithilfe der Frau oder eines Pflegers — für ihn vorgenommen werden müssen.

Auch hier gilt die Regel: Solange die Schulter- und Rückenmuskulatur frei beweglich und einigermaßen kräftig sind, lassen sie sich für eine Kraftleistung zur Betätigung der Armprothesen nutzbar machen.

Auf den Versuch kommt es an und jeder Betreuer oder Fürsorger eines Ohnhänders sollte es als eine innere Verpflichtung ansehen, zumindest einen solchen Versuch durchführen zu lassen. Erst wenn ein solcher restlos negativ verlaufen ist, kann man auf eine prothetische Versorgung in dieser Form verzichten.

XIV. Künstliche Arme für blinde Armamputierte

Der Verlust des Augenlichtes und eines oder beider Arme gehört zu den Fällen, mit denen sich der Prothesenbauer in besonderem Maße beschäftigen muß. Während der armamputierte Mensch mit seinem Auge die Funktionen eines Tastorganes übernehmen muß, weil einem künstlichen Arm kein Gefühl- oder Tastsinn mitgegeben werden kann, stehen bei Verlust der Augen nur der Geruchs- und der Geschmackssinn in normaler Weise zur Verfügung, während der Tastsinn der Hände ganz fehlt. Trotzdem verfügt der blinde Armamputierte meistens über einen stark ausgeprägten Tastsinn in den verbliebenen Armstümpfen und mit seiner Hilfe wird er immer versuchen, das sehende Auge zu ersetzen. Während sich der Blinde mit gesunden Händen sehr gut im Leben zurecht zu finden weiß, ist dieses für den armamputierten, Blinden insbesondere für den blinden Ohnhänder besonders schwierig, weil die Hand als Tastorgan fehlt. Seine Hilflosigkeit ist dabei umso tragischer, wenn es sich um die einfachsten Verrichtungen handelt, die von fremder Hand für ihn und an ihm vorgenommen werden müssen. Es ist z. B. ein begreiflicher Wunsch, daß der blinde Armamputierte selbständig essen und trinken möchte, von anderen Verrichtungen ganz abgesehen. Soweit er einseitig amputiert ist, ist die Ausrüstung der amputierten Seite mit einer Gebrauchsprothese kein Problem, weil ihm ja noch eine gesunde Hand zur Verfügung steht, die als Tast- und Greiforgan die aktiven Funktionen übernehmen wird. Anders dagegen, wenn es sich um einen Ohnhänder handelt, dem lediglich das Tastgefühl in den Stümpfen zur Verfügung steht.

Verschiedene Fälle aus der eigenen Praxis haben ergeben, daß auch hier mit technischen Hilfsmitteln eine Hilfe — wenn auch im bescheidenen Sinne — gegeben werden kann.

Anstelle einer festen Verbindung zwischen Armstumpf und Prothese werden hier schmale Armschellen mit Riemen verwendet, um die Prothese am Stumpf festzuhalten. Wie im Abschnitt „künstliche Arme für Ohnhänder" unter c—e beschrieben, wird man auch beim blinden Ohnhänder auf den kosmetischen Ausgleich verzichten, um durch eine unmittelbare Anordnung der erforderlichen Kugelgelenke und des Greifapparates am Stumpfende eine gute Orientierungsmöglichkeit für den Amputierten zu schaffen. Je näher das Greifelement am Armstumpf ist, desto größer ist sein Gefühlsvermögen, die Betätigung einer solchen Prothese wirksam durchzuführen. Die außerordentliche Empfindlichkeit eines Blinden in der Wahrnehmung der für ihn nicht sichtbaren Gegenstände hat sich auch bei solchen Prothesenkonstruktionen bewährt, und wenn bei diesen Prothesen auch die Einführung der Arbeitsgeräte (Eßbesteck) in die Aufnahmevorrichtung und die Einrichtung der Stellung der Prothese durch fremde Hand vorgenommen wird, so wird aber der Blinde selbst die so vorgerichtete Handlung selbst und willkürlich vornehmen können. Und darauf kommt es ja an, daß er z. B. selbst und allein essen und trinken kann. Inwieweit solche Prothesen nach vollzogener Einübung zu willkürlichen Gebrauchskonstruktionen umgewandelt werden können, hängt vom Einzelfall und vom Einfühlungsvermögen des blinden Ohnhänders selbst ab. Auch hier lassen sich die Unterarmstümpfe besser und wirksamer ausrüsten, weil das vorhandene natürliche Ellbogengelenk die technische Überlegung in weitem Maße erleichtert.

XV. Armprothesen für Frauen und Kinder

Die Zeitverhältnisse haben es mit sich gebracht, daß auch Frauen und Kinder durch Kriegsereignisse, Krankheiten und durch Unfälle körperliche Schäden erlitten haben bzw. heute noch erleiden und ihre Ausrüstung mit Prothesen stellt an den Prothesenbauer an sein technisches Können, besondere Ansprüche. Ich denke hier zunächst an die armamputierten Frauen und Mädchen, bei denen der Körperschaden in seiner Tragweite höher zu bewerten ist als beim männlichen Armversehrten, der den gleichen Schaden erleiden mußte. Während einem gesunden jungen Mädchen alle Wege in der Wahl eines Berufes offenstehen und je nach Lage seiner persönlichen geistigen und körperlichen Verhältnisse beschritten werden können, kann die weibliche Armamputierte nur einen Beruf wählen, der ihrer körperlichen Behinderung Rechnung trägt. Mehr oder weniger trägt hierzu auch die negative Einstellung mancher Arbeitgeber bei, die nicht einsehen wollen, daß der Armamputierte sehr wohl leistungsfähig in seiner beruflichen Arbeit sein kann. Andererseits ist aber die Berufswahl gerade bei einem armversehrten Mädchen von weittragender Bedeutung, denn seine Heiratsaussichten als Amputierte sind erheblich geringer als die eines nichtversehrten Mädchens und es muß deshalb darauf bedacht sein, einen Beruf zu erwählen, der ihr die besten Lebensmöglichkeiten gibt, eine erfolgreiche Arbeit für die Dauer ihrer Arbeitsfähigkeit zu leisten. Aus der praktischen Erfahrung kann ich es sehr begrüßen, daß es im Kreise der weiblichen Armamputierten einen erheblichen Teil gibt, der verheiratet ist und auch als Mutter ihrer Kinder trotz der körperlichen Behinderung alle anfallenden Hausarbeiten selbst ausführt. Es gehört zum Loblied unserer Mütter, wenn ich in diesem Zusammenhang feststelle, daß die armversehrte Frau ihre Pflichten als Ehegattin und Mutter genau so ernst nimmt wie eine gesunde Frau. Mir ist ein Haushalt bekannt, dem ein Ohnhänder (rechter Schulterstumpf, linker Unterarmstumpf) vorsteht und dessen Frau vor einigen Jahren den rechten Oberarm verloren hat. So ist nur eine natürliche Hand vorhanden, die den Haushalt versorgt und außerdem noch eine alte 80jährige Mutter betreut. Nur für die gröbsten Arbeiten wird eine fremde Hilfe hinzugezogen und trotz aller Umstände ist die Wohnung blitzblank und sauber! Dieser Fall ist insofern von besonderer Bedeutung, als der Ohnhänder als selbständiger Handelsvertreter noch berufstätig ist und seine Kunden per Fahrrad besucht und beliefert. Ein unerschütterlicher Optimismus beseelt diese beiden Menschen, denen ein tragisches Schicksal so schwere Pflichten auferlegt hat.

Bei der Ausrüstung der weiblichen Armamputierten mit Prothesen wird man immer wieder feststellen können, daß sich diese viel schneller und gründlicher auf die reale Tatsache ihres körperlichen Zustandes umstellen als der männliche Versehrte. Dementsprechend ist auch die Einführung in die mechanischen Vorgänge, die sich bei der Anpassung mit einer Gebrauchsprothese ergeben. Die weibliche Versehrte wird sich deshalb auch immer für die Werkstoffe und die Konstruktion ihrer Prothese interessieren und weiß sehr wohl, die physischen Kräfte rechtzeitig und richtig für den Gebrauch der Prothese einzusetzen. Als Frau und Angehörige des weiblichen Geschlechts wird sie auch einige Ansprüche an das Äußere ihrer Prothese zu stellen haben. Die modischen Gesetze verlangen es ja direkt, daß die Frau recht erhebliche Ansprüche an die Formenschönheit des Kunstgliedes stellen muß! Allein die neuzeitliche Oberkleidung bedingt eine Anpassung des äußeren Aussehens an die gesunde Körperseite. Die Formenschönheit der künstlichen Hand verlangt ebenso berücksichtigt zu werden. In Amerika werden solche Ansprüche durch die plastischen Handüberzüge weitgehendst erfüllt. Bei uns bestehen gegenwärtig noch einige Schwierigkeiten bei den üblichen Gebrauchshänden, die mit der nötigen Mechanik für die Greiffunktionen versehen, nicht immer dem Schönheitsidol unserer Auffassung gerecht werden und es wird zu den zeitgemäßen Aufgaben unserer Kunstarmhersteller gehören, sich mit dieser Frage ernstlich zu beschäftigen. Auch hier werden wir noch Besseres schaffen, denn die Versehrte will mit der Gebrauchsprothese nicht nur arbeiten, sondern auch ordentlich angezogen sein!

Ich erwähnte bereits, daß wir heutzutage auch armversehrte Kinder mit Prothesen auszurüsten haben. Man hört zu wenig von den Problemen, die gerade diese Versorgung mit sich bringt und mit denen sich sowohl die Eltern und Erzieher solcher Kinder als auch der Prothesenbauer beschäftigen muß. Es ist an sich schon tragisch, wenn dem erwachsenen Menschen ein Glied seines Körpers abgenommen werden muß und viele Tränen werden geweint, um einen solchen Schaden zu heilen oder ihn zu beseitigen. Um wieviel größer ist aber die Tragik, wenn hiervon und in gleicher Weise ein Kind betroffen wird! Wer vermag in die kindliche Seele zu sehen, wenn es nach Abnahme des Verbandes feststellt, daß ihm ein Glied seines Körpers fehlt? Leider machen gerade hier die meisten Menschen den großen Fehler, indem sie einem Versehrten ihr Mitgefühl in Form eines unangebrachten Mitleids bezeugen! In gleicher Weise wird das Kind „bemitleidet" und ihm vor Augen geführt, daß er uns ein körperlich Behinderter (früher sagte man „Krüppel") ist! Diese Wehleidigkeit ist das ärgste Gift für solche Menschen und führt zu Minderwertigkeitskomplexen — auch beim Kind. Die Eltern, Erzieher und Lehrer sollten hier die richtige Einstellung haben und dafür sorgen, daß sich der Jugendliche während seiner Schulzeit nicht von seinen Schul- und Spielkameraden absondert oder sich als „behindert" ansieht, denn auch unsere lieben Mitmenschen sollen und müssen wissen, daß der Armamputierte ein vollwertiges Glied unserer menschlichen Gesellschaft ist und uns oft genug durch seine Leistungen beweist, daß er sein Leben in jeder Hinsicht zu meistern weiß.

Der seelische Zustand muß aber auch in der prothetischen Versorgung des Kindes berücksichtigt werden, denn man darf nicht annehmen, daß ein körperlich behindertes Kind — wie es sich aus dem Verlust eines Armes ergibt — mit Scheuklappen durchs Leben geht! Es kommt in der Schule und auch beim Spielen und anderen Gelegenheiten mit Kindern zusammen, wo der Bruder oder der Vater Prothesenträger ist und man fragt das Kind, warum es noch keine Prothese habe und wie es unter Kindern ist, werden ihm Dinge erzählt, die sich auf das Gemüt des armamputierten Kindes positiv oder auch negativ auswirken können. Erst unlängst kam ein Vater zu mir, um sich beraten zu lassen. Sein Sohn ist 13 Jahre alt und oberarmamputiert. Bis jetzt hat er noch keine Prothese erhalten, und zwar deshalb, weil ärztlicherseits eine Notwendigkeit noch nicht festgestellt werden könnte, da sich der Junge noch im Wachstum befände! Außerdem würde sich der Junge in einem oder zwei Jahren für einen Beruf entscheiden und dann erst könnte bestimmt werden, welche Prothesenkonstruktion für ihn geeignet sei. Ein solcher Standpunkt ist vollkommen falsch und schadet in jeder Beziehung dem jugendlichen Amputierten, denn es kann nicht früh genug begonnen werden, die Ausrüstung mit einer Prothese vorzunehmen. Gewiß muß auf das Wachstum des Kindes Rücksicht genommen werden und die Prothese so gehalten werden, daß sie nachgepaßt und nachgestellt werden kann, um sie eine längere Zeit gebrauchsfähig zu erhalten. Das kann natürlich nicht heißen, daß die Prothese nun in ihrer Konstruktion oder Beschaffenheit primitiv zu halten ist. Gewiß kann man sich darauf beschränken, ein Kind bis zum 10. Lebensjahre mit einer einfachen Schmuckprothese auszustatten, weil sich die Muskulatur des Restgliedes beim Wachstum kräftigen und entwickeln soll. Das könnte bedeuten, daß das Kind eine solche Schmuckprothese beim Spiel oder einer anderen körperlichen Funktion ablegen soll, um der körperlichen Entwicklung die notwendige Freiheit zu lassen. Das empfiehlt sich aber auch für den erwachsenen Armversehrten, daß er z. B. beim Baden oder beim Schwimmen, bei der gymnastischen

Übung u. a. die Prothese ablegt. Das schließt aber nicht aus, daß man auch dem Jugendlichen so früh als möglich mit einer Gebrauchsprothese ausrüstet, damit er sich so bald als möglich in der Betätigung der Prothese übt und darin die notwendigen Fertigkeiten erwirbt. Es muß vermieden werden, daß der armamputierte Jugendliche aus naturbedingten Gründen versucht, die Funktionen der verlorenen Hand mit der noch verbliebenen anderen Hand auszuführen. Erfreulicherweise finden wir beim Jugendlichen eine schnelle und gesunde Aufnahmefähigkeit für technische Dinge vor, die sich sehr gut für die Prothese am eigenen Körper nutzbringend verwerten läßt. Setzen wir dazu die Eitelkeit und das Selbstbewußtsein des Jugendlichen hinzu, so werden wir in ihm sehr schnell einen dankbaren Prothesenträger erleben, der den künstlichen Arm sicher und gewandt regiert. Soweit es die persönliche Eitelkeit betrifft, wird der Prothesenhersteller — wie bei der armamputierten Frau — sein Augenmerk auf die äußere Beschaffenheit der Prothese richten müssen und Form und Gestalt der Hand so halten, daß sie den kosmetischen Ansprüchen gerecht werden. Handelt es sich dazu noch um einen jugendlichen Ohnhänder, dann muß der Prothesenhersteller seine Kunst mit einer Leistung beweisen, die den Jugendlichen in weitgehendstem Maße frei von fremder Hilfe werden läßt und es ihm möglich machen läßt, sich selbst zu bedienen. Der Erfolg ist dafür der schönste Lohn und die schönste Anerkennung einer Leistung am geeigneten Objekt.

XVI. Die Maßtechnik

Die Anfertigung eines künstlichen Armes ist keine Serienarbeit und kann nur individuell und von Fall zu Fall vor sich gehen. Die Fertigungsarbeit kann auch erst beginnen, sobald die Konstruktion und die Ausführung genauestens festgelegt sind.

Der erste und wichtigste Arbeitsvorgang ist das Maßnehmen. Von ihrer Gründlichkeit und Genauigkeit hängt nicht nur die Paßfähigkeit und die Gebrauchsfähigkeit der Armprothese, sondern oftmals der ganze Erfolg der geleisteten Arbeit ab. Ungenaue und unvollständige Maßunterlagen sind Zeichen fachlicher Unfähigkeit.

Die Begriffe: Paßfähigkeit und Gebrauchsfähigkeit sind dahingehend auszulegen, daß der künstliche Arm soweit als möglich nach der Form des Körpers gebildet sein soll;

daß er in der Stumpfbettung keinerlei schädlichen und unerträglichen Druck ausübt;

daß er den Träger denkbar wenig Last auferlegt (geringes Gewicht);

daß er mit denkbar wenig Kraft den denkbar größten Erfolg erreicht und möglichst wenig Kraft in Nebeneffekten verliert;

daß er dem Amputierten möglichst wenig entstellt und dort, wo Entstellungen vorhanden sind, diese denkbar vollkommen verdeckt.

Das Nehmen der Maße am Körper geschieht mittels Maßband und Tasterzirkel. Dabei muß das Maßband z. B. bei Umfangsmaßen normal auf der nackten Haut liegen; es darf weder zu straff gezogen noch zu lose gehalten werden, wenn man die genauen Maße ermitteln will. Am besten ist es hierbei die wichtigsten Punkte und Stellen am Körper mittels Fettfarbstift zu fixieren. Von da aus werden dann die Längenbzw. Umfangsmaße festgestellt und zweckmäßig in ein Maßbuch oder Maßschema eingeschrieben. Abzüge für Prothesenmaß werden dabei unberücksichtigt gelassen, denn diese werden in der Werkstatt beim Aufbau des Kunstgliedes berücksichtigt. Die Maße werden bei leicht angewinkeltem Unterarm genommen. Die Hand ist einwärts gedreht.

Als wichtigste Punkte, die mittels Fettfarbstift fixiert werden können, sind zu nennen:

A. Schulterhöhe (acromion);

B. Achselhöhlengrund;

C. C 1 inneren Knorren des Oberarmes (epicondyles medialis),
C 2 äußerer Knorren des Oberarmes (epicondyles lateralis);

D. Handgelenkspalt (Speichenknöchel / processus stylodeus raddi, erste Reihe der Handwurzelknochen = ossa carpi);

E. Mittelfingerspitze (in Amerika die Daumenspitze).

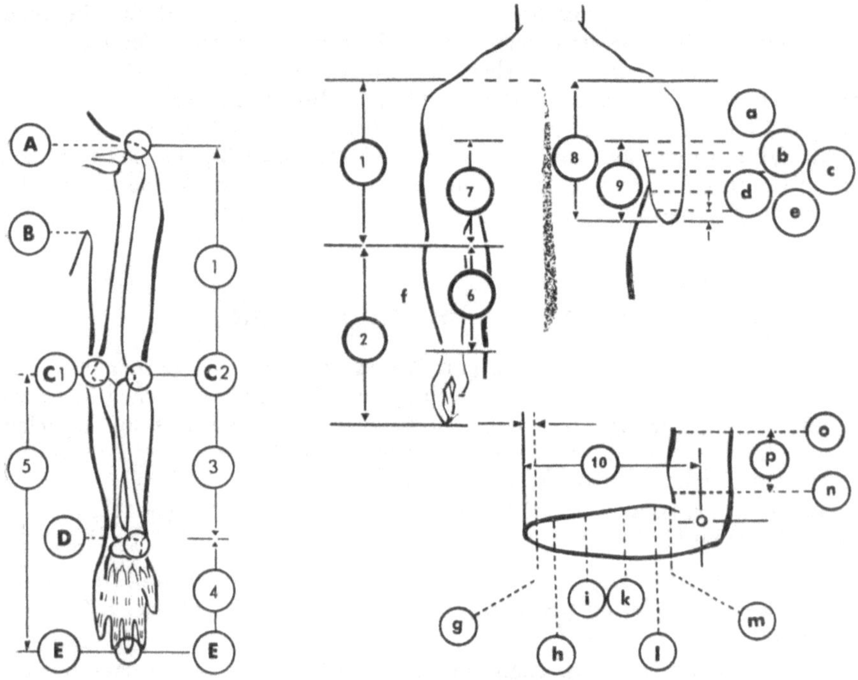

Abb. 105/106. Maßschema für Arm

Von den Längenmaßen sind folgende festzustellen:

1. Schulterhöhe bis Ellbogengelenk (äußerer Knorren des Oberarmes, acromion — epicondyles lateralis);
2. Ellbogengelenk (äußerer Knorren des Oberarmes) bis Mittelfingerspitze epicondyles lateralis — phalanx tertia des dritten Fingers);
3. Ellbogengelenk (äußerer Knorren des Oberarmes) bis Handgelenkspalt = Elleknöchel bzw. erste Reihe der Handwurzelknochen (epicondyles lateralis processes styloideus radii ossa carpi);
4. Handgelenkspalt bis Mittelfingerspitze (processes styloideus radii / ossa carpi — phalanx tertia des dritten Fingers);
5. Ellbogengelenk (innerer Knorren des Oberarmes) bis Mittelfingerspitze (epicondyles medialis — phalanx tertia des dritten Fingers);
6. Ellbogengelenk (innerer Knorren des Oberarmes) bis Handgelenkspalt (epicondyles medialis — processes styloideus radii / ossa carpi);

7. Achselhöhlengrund bis Ellbogengelenk (innerer Knorren des Oberarmes, Achselhöhle — epicondyles medialis);
8. Schulterhöhe (acromion) bis Stumpfende;
9. Achselhöhlengrund bis Stumpfende bei Unterarmamputation;
10. Ellbogengelenk (epicyndyles lateralis) bis Stumpfende, äußerer Knorren des Oberarmes.

Die notwendigen Umfangsmaße sind
bei Oberarmamputierten:
a) nahe der Achselhöhle;
b) 3 cm unterhalb den Achselhöhle;
c) stärkste Stelle des Oberarmstumpfes;
d) 3 cm über Stumpfende;
e) nahe des Stumpfendes
dazu:
f) stärkster Umfang des Unterarmes der gesunden Seite;
bei Unterarmamputierten:
g) nahe des Stumpfendes;
h) 5 cm über Stumpfende;
i) 10 cm über Stumpfende;
k) 15 cm über Stumpfende;
l) stärkster Umfang des Stumpfes;
m) nahe des Ellbogengelenkes;
n) oberhalb des Ellbogengelenkes am Oberarm;
o) nahe Achselhöhle am Oberarm,
p) Entfernung zwischen n) und o)

Für die Wahl der zu liefernden Kunsthand zum Kunstarm sind dann noch die Maße der verbliebenen gesunden Hand festzustellen. Diese sind:

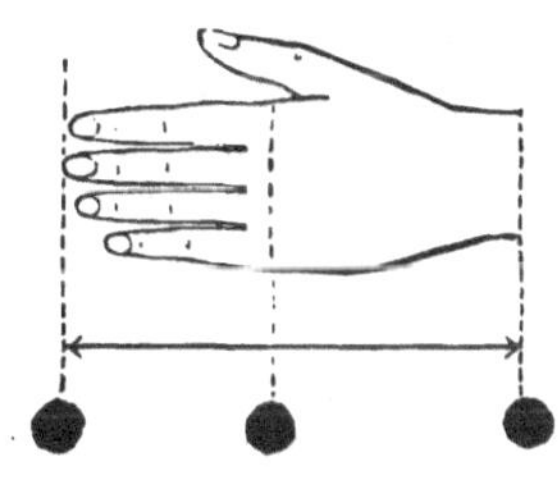

Abb. 107.
Maßschema für Hand

q) Umfang des Handgelenkes;
r) Umfang der Hand ohne Daumen (Vierfingerpartie);
s) Länge von der Handwurzel bis zur Mittelfingerspitze.

Neben dem Nehmen der Maße am Körper ist die Herstellung eines Gipsmodelles vom abgesetzten Glied ein zweiter Arbeitsgang der Maßnahme. Hier unterscheiden wir:

a) die Anfertigung des „Negativs" von
b) der Herstellung des „Positivs".

Das Negativ ist die Form für die Herstellung des eigentlichen Gipsmodelles, des Positivs.

Für die Herstellung des „Negativs", also der Abform, hat sich das Gipsbindenverfahren am besten bewährt, weil es dem Prothesenbauer die Möglichkeit gibt, auf einfachste Art die genaue Form eines Körperteiles herzustellen.

Die Anwendung ist folgende:

Zunächst werden wichtige Punkte — wie innerer und äußerer Knorren des Oberarmes oder die Schulterhöhe (acromion) u. a. mit Buntfettstift gekennzeichnet, um sie auf das Negativ als Merkpunkte zu übertragen. Dann wird der zur Abformung bestimmte Körperteil mit einer Trikotschlauchbinde überzogen. Gegebenenfalls wird anstelle des Trikotschlauchüberzuges der Stumpf mit einer Vaselineschicht oder Gipsöl bestrichen. Eine kräftige, feste Hanfschnur wird auf den Trikotschlauchüberzug an der vorgesehenen Schnittstelle so miteingegipst, daß sie beim Aufschneiden des Gipsverbandes als Führung für das Messer dient. Negative von Oberarmstümpfen werden meistens nicht aufgeschnitten und bei ihnen entfällt das Eingipsen einer Schnur. Das Wasser für die Gipsbinden soll höchstens lauwarm sein, da beim Abbinden des Gipses Wärme frei wird, die für die Haut lästig ist.

Beim Einlegen der Gipsbinden in das Wasser ist zu beachten, daß die Gipsbinde stets unter Wasser getaucht ist. Die Binde wird mit der Papierhülle in das Wasser gelegt, weil sonst das Gipsmehl vom Wasser aus der Binde herausgespült werden kann. Nach wenigen Minuten, wenn keine Luftblasen mehr aufsteigen, nimmt man die Binde aus dem Wasser, entfernt die Papierhülle, drückt sie an beiden Seiten etwas zusammen, daß kein Gips herausfällt und wickelt sie gleichmäßig leicht, ohne Schnürfurchen zu machen, um den Körperteil. Man streicht die Gipsbindenlagen mit der Hand, damit sie sich besser aneinanderlegen und modelliert die Knochenpunkte gut in dem Gips heraus. Ehe das Modell erhärtet, können jetzt noch Abstützpunkte, evtl. Korrekturen vorgenommen werden. So ist z. B. der Unterarmstumpf für eine Dreh-Armprothese während des Gipsbindenverbandes, d. h. vor dem Erhärten des Gipses möglichst flach zu formen, um den späteren Drehstumpfschaft zweckdienlich gestalten zu können.

Es ist auf eine gleichmäßige Anlage der Gipsbindenwickel zu achten. Beim Oberarmstumpf ist auf dem Gipsbindenverband mittels Tintenstift die frontale und seitliche Lotlinie aufzuzeichnen. Immerhin kann die Auflage an den Gelenken und an den Stützpunkten verstärkt gehalten werden. Sobald der Gipsbindenverband erhärtet ist, wird die eingegipste Schnur mit der linken Hand straff gezogen und mit dem Gipsmesser in der rechten Hand wird der Verband von oben nach unten aufgeschnitten. Der Trikotschlauch läßt sich leicht mit einer Gipsschere aufschneiden.

Bei Unterarmkurzstümpfen ist schon beim Gipsverband der Ellbogenspalt recht genau festzulegen.

Das „Negativ“ kann nun leicht vom Körper abgenommen werden.

Für die Technik des Gipsbindenverbandes für den Arm ist weiter zu beachten, daß

a) der Oberarmstumpf in seitlich leicht abgespreizter (abduzierter) Stellung gegipst wird, um anschließend an den Körper in Normalstellung herangezogen zu werden, wodurch sich die Achselhöhle entsprechend herausbildet;
b) der Unterarmstumpf in leichter Beugestellung gegipst wird;
c) beim Schulterstumpf die Brust- und Schulterpartie bis zur Körpermitte (Brustbein und Rückgrat) mitgegipst werden.

Im übrigen wird beim Gipsverband für Armstümpfe die erste Gipsbinde am Stumpfende angelegt und dem Körper zu gewickelt.

Das Negativ wird nunmehr zum Trocken vorgerichtet und zwar werden die Schnittkanten dicht aufeinander gepaßt und mit Gipsbrei abgedeckt. Falls das Negativ keine besondere Festigkeit hat, wird es mit einer weiteren Gipsbinde von außen verstärkt. Der Trocknungsprozeß erfordert nur geringe Zeit und man kann unmittelbar danach mit der Herstellung des „Positives“ — also des eigentlichen Gipsmodelles — beginnen. Das Negativ — die Gipsform — wird bis auf die Eingießstelle verschlossen und auf eine Unterlage bzw. in eine feste Lage gebracht, damit das Eingießen des Gipsbreies unbedenklich und ohne Veränderung der Stellung der Gipsform vor sich gehen kann.

Für das Gipsmodell verwenden wir Alabastergips.

In einen entsprechend großen Behälter wird zunächst das Wasser geschüttet, und zwar rechnet man auf ein Teil Wasser gleich 1½—2 Teile Gips. Verkehrt ist es, das Wasser in das Gipsmehl zu schütten. Das Gipsmehl wird in kleinen Mengen dem Wasser zugeführt und unter ständigem Rühren bildet sich dann eine breiige Masse, in der sich keine Klumpen oder Klümpchen bilden dürfen. In leichtflüssigem Zustande wird der Gips in die Form gegossen. Gleichzeitig wird ein Stück Rundeisen oder Bandeisen, dessen äußeres Ende zu einem Haken geformt ist, miteingegipst, damit das Modell zum Trocken aufgehängt werden kann.

Schon nach kurzer Zeit (in der Regel nach einer Stunde) hat der Gips genügend abgebunden und kann nun das Negativ — die Gießform — vom Kern entfernt werden.

Damit erhalten wir das eigentliche Modell, an dem noch einige wichtige Nacharbeiten auszuführen sind, bis es für seinen eigentlichen Zweck nutzbar wird. So werden zunächst alle Unebenheiten und Fugen usw. mit Gipsbrei ausgegipst und ausgeglichen. Die mit Buntfettstift u. a. am Stumpf gekennzeichneten Merkpunkte werden nun herausmodelliert bzw. anmodelliert.

Alle Arbeiten müssen mit größter Sorgfalt vorgenommen werden, denn von ihrer Zweckmäßigkeit und der richtigen Anlage ist die spätere gute Paßform der nach einem solchen Gipsmodell gearbeiteten Prothese zum großen Teile abhängig. Jeder, der die Maßnahme vornimmt, sollte auch das Gipsmodell selbst herrichten, wobei vorausgesetzt werden muß, daß er mit der Gipstechnik vertraut ist.

Das modellierte Positiv muß einem weiteren Trocknungsprozeß unterzogen werden, denn es enthält immerhin noch eine Menge Flüssigkeit, die ausgeschieden werden muß. Bei normaler Zimmertemperatur würde das Austrocknen erhebliche Zeit beanspruchen, weshalb man sich zweckmäßig einer Trockenanlage bedient, die Gas oder elektrischen Strom oder auch die Zentralheizung als Heizquelle haben kann. Es gibt auch Trockenöfen, in denen das modellierte Gipspositiv aufgehängt wird. An dem hellklingenden Ton beim Abklopfen des Modelles läßt sich der Trockenzustand leicht erkennen und nachdem es nun mittels Feile, Raspel, Schleifpapier oder Drahtbürste „geschliffen" ist, hat es die gewünschte Form und Gestalt als Walkmodell für den Schaft oder das Bett des Stumpfes.

XVII. Muß der rechtsseitig Armamputierte ein Linkshänder werden und sein?

Beim Verlust des Beines besteht kein Zweifel darüber, daß der dadurch anfallende Funktionsausfall nicht vom noch verbliebenen gesunden Bein mitübernommen werden kann. Aus physiologischen Gründen kann daher der Amputierte nur mit einer Beinprothese oder mit Krücken seinen Körper stützen bzw. sich fortbewegen. —

Anders ist es beim Armamputierten. An sich ist der Mensch gewöhnt, beide Hände für die Verrichtung des täglichen Lebens zu gebrauchen, nämlich zum Essen und Trinken, zum Waschen und Reinigen des Körpers, zum An- und Ausziehen, zu Spiel und Sport und vor allen Dingen zum Arbeiten. Dabei sind manche Arbeiten — die scheinbar einhändig ausgeführt werden — in Wirklichkeit zweihändige. Beim Schreiben werden beispielsweise zwei Hände gebraucht, nämlich die rechte Hand zum Schreiben und die linke Hand zum Festhalten bzw. Beschweren des Papiers. Ebenso sind wir gewohnt, beim Tragen von Gegenständen, wie Taschen, Koffer u. a. die Last in eine Hand zu nehmen, um die andere Hand für alle anderen Verrichtungen freizuhalten bzw. zu gebrauchen. Im Erwerbsleben ist der Mensch meistens darauf angewiesen, seine Arbeiten zweihändig auszuführen. Man muß sich die Vielseitigkeit, die Leistungsfähigkeit der menschlichen Hand und die Einstellung des menschlichen Organismus einmal vor Augen halten, um zu ermessen, welch ein schwerer Verlust einen Menschen trifft, dem ein Arm ganz oder teilweise abgesetzt wird. Und dieser Verlust ist um so größer, weil er als ein dauernder anzusprechen und sein Ausgleich in technischer Hinsicht nur in beschränktem Maße möglich ist. Dagegen hat der Mensch in seinem Organismus selbst beträchtliche Ausgleichsmöglichkeiten und der Armamputierte weiß diese auch wohl zu schätzen, denn er merkt nach der Amputation eines Armes sehr bald, wie sehr in erster Linie die noch verbliebene gesunde Hand in ständig zunehmendem Maße die Funktion der fehlenden Hand übernimmt. Er lernt es, die vielen Verrichtungen einhändig auszuführen (Essen, Trinken, Schreiben, An- und Ausziehen, berufliche Arbeiten) und dabei ist es gleichgültig, ob der Verlust die rechte oder die linke Hand betroffen hat: die verbliebene Hand wird somit zur „rechten“ Hand.

Und doch ist dabei ein wesentlicher Unterschied festzustellen, denn der Verlust der rechten Hand muß als doppelt schwer angesehen werden, weil normalerweise der Mensch die rechte Hand als die führende Hand und die linke Hand als die stützende oder haltende Hand benutzt. Normalerweise wird der Mensch immer mit der rechten Hand schreiben, schneiden, hämmern usw. und dabei den zu bearbeitenden Gegenstand mit der linken festhalten oder stützen. Die rechte Hand ist also der aktive und die linke Hand der passive Greif- und Halteapparat des Menschen — es sei denn, daß er von Natur aus ein Linkshänder ist. Beim rechtsseitig Armamputierten wurde die instinktive Umschaltung von rechts auf links schon im Lazarett/Krankenhaus unmittelbar nach der Ausheilung des Amputationsfalles angefangen und dadurch unterstützt, daß er von Anfang an versuchte, ohne fremde Hilfe sich allein an- und auszuziehen, sich mit einer Hand zu rasieren, zu schreiben und vieles andere mehr. In Schreibkursen erlernte er das Schreiben mit der linken Hand, zum Essen erhielt er das bekannte Gabelmesser und zur Hilfe erhielt er das bekannte Stahllineal zur Beschwerung des Papiers beim Schreiben. Es wurde alles getan, um den rechtsseitig Armamputierten zum „Linkshänder“ zu erziehen. Ob dieses Verfahren richtig war? Nach den heutigen Erfahrungen und nach den Erkenntnissen, die sich aus der orthopädischen Versorgung der Kriegsverletzten in Amerika ergeben, müßte man es verneinen und dafür bestrebt sein, die Anpassung mit einer zweckentsprechenden Prothese so bald als möglich nach Abheilung des Armstumpfes vorzunehmen, um die gewohnte „zweihändige“ Arbeit zu erhalten bzw. wieder leistungsfähig aufzubauen.

Die Erfahrungen auf diesem Gebiete des Kunstarmbaues der letzten Jahrzehnte haben es erwiesen, daß der rechtsseitig Armamputierte nach erfolgter Anpassung der Armprothese wenig oder keine Lust zeigte, mit Hilfe des technischen Behelfes wieder rechts zu arbeiten, zu schreiben, zu essen und sonstige Verrichtungen rechts zu tun. Er hatte sich ja so schön an das Linkssystem gewöhnt und möchte sich keiner nochmaligen „Umschulung“ unterziehen. Er machte sich auch keine Gedanken darüber, daß z. B. das Schreiben mit der linken Hand an sich artfremd und auch für die Umwelt ungewöhnlich ist. Auch viele andere Verrichtungen des angelernten „Linkssystems“ behielt er bei und blieb somit trotz der Prothese ein — Linkshänder. Wir müssen allerdings dabei gerecht bleiben und nicht allein dem Versehrten die Schuld geben, denn die meisten Armamputierten wurden mit einer Schmuckhand aus Filz, Leder oder Holz ausgestattet und diese war kein Anreiz, wieder Rechtshänder zu werden.

Der rechtsseitig Armamputierte dagegen, soweit er mit einem Kunstarm (jetzt Gebrauchsarm genannt) ausgestattet wird, braucht nicht Linkshänder zu sein und kann wieder rechtsseitig arbeiten. Wir sind allerdings nicht so vermessen, zu behaupten, daß der Armamputierte mit einer Gebrauchsprothese wieder alles tun kann, was er mit der gesunden Hand ausführen konnte. Aber wir haben unzählige Beweise dafür, daß der Armamputierte sehr vieles mit der Kunsthand an der Gebrauchsprothese verrichten kann.

Normalerweise sind die Gebrauchshände — die äußerlich der natürlichen Hand nachgebildet sein sollen — in ihrer Form und der Handmechanik so gestaltet, daß sie festhalten und greifen können, wobei der oder die Fingerzüge als Mittler zu den Kraftquellen führen. Mitunter erfordern diese Handkonstruktionen eine kleine Veränderung, um sie für einen besonderen Zweck dienstbar zu machen. So müssen wir z. B. zum Schreiben mit der Kunsthand berücksichtigen, daß neben der Greiffläche der Finger zum Festhalten des Schreibgerätes (Blei- oder Tintenstift, Kugelschreiber, Füllhalter usw.) eine Stützfläche vorhanden sein muß, um den Halter oder Stift die Führung zu geben. Das wird immer bei solchen Kunsthänden der Fall sein, bei denen ein Fingerschluß zwischen Daumen und Zeigefinger vorgenommen wird. Bei der *Hüfner*-Hand dagegen drückt beim Handschluß der Daumen fest in Richtung des Zwischenraumes zwischen Zeige- und Mittelfinger auf das oberste Fingerglied dieser Finger und es kommt ganz auf die gewohnte Stellung des Schreibgerätes an, ob eine weitere Stützfläche neben der Greiffläche nötig ist. So empfiehlt es sich auch für das sichere Festhalten des Messers oder des Löffels beim Essen mit der Kunsthand im Handteller eine kleine Vertiefung anzubringen, in welche das hintere Ende des Eßbesteckes festgelagert wird. Für das Maschineschreiben wird man dem rechtsseitig Armamputierten zweckmäßigerweise einen Schreibtupfer für die Kunsthand geben, den er mit der Kunsthand ähnlich dem Schreibgerät festhält und mit welchem er die Tasten der Schreibmaschine bedient. In ähnlicher Weise kann man ihm auch ein kleines Hilfsgerät zum Rasieren geben, wenn die Kunsthand das Festhalten in einer gewünschten Stellung nicht zuläßt. Es gibt natürlich noch mancherlei Verrichtungen, die der rechten Hand obliegen und von der Kunsthand allein nicht gut oder nur mit kleinen Hilfen ausgeführt werden können. In dieser Hinsicht soll und wird der amerikanische Hook eine begrüßenswerte Verbesserung mit sich bringen, weil er funktionell größeren Möglichkeiten Spielraum gibt.

Man wird nun dagegen einwenden können, daß nicht alle Arm-Amputationsarten für die Rechtsarbeit günstig oder geeignet sind. Das ist richtig, schließt allerdings nicht aus, daß sich der Prothesenbauer damit beschäftigen muß, alle Möglichkeiten zu erwägen, inwieweit dem Amputierten technisch geholfen werden kann, die amputierte Seite produktiv auszuwerten. Der günstigste Fall ist der normale Unterarmstumpf. Als normal möchte ich dazu die Absetzung im mittleren Drittel des gesamten Unterarmes bezeichnen. Und bei einem solchen Unterarm-Normalstumpf unterscheiden wir:

a) den flachen (eckigen) Stumpf, bei welchem die Griffelfortsätze von Elle und Speiche eine sichere Angriffsfläche für die Prothese geben, die bei entsprechender Ausarbeitung der Stumpfhülse diese und mit ihr die Kunsthand vom Stumpf aus zuverlässig und kräftig ein- und auswärts gedreht werden kann. Die Eigendrehung des Stumpfes gestattet technisch die Betätigung der Handmechanik (Öffnen und Schließen der Hand) ohne Bandagenzug. Der Vorzug liegt auch im Fortfall der Schulterbandage, während als Nachteil die ausfallende Pro- und Supination angesehen werden muß. Immerhin hat sich die Dreh-Armkonstruktion bei der Ausführung leichterer Arbeiten bestens bewährt. Die Auswertung dieser Stumpfart in gleicher Weise mit einem Hook-Greifgerät ist noch nicht abgeschlossen und kann sich — soweit man heute davon sprechen kann — nur auf solche Arbeiten erstrecken, bei denen die Stumpfdrehung kräftig genug ist, um das Greifgerät zu öffnen.

b) der runde Stumpf stellt den Amputationsfall dar, bei welchem die zu a) genannten Griffelfortsätze nicht mehr vorhanden sind und der Chirurg einen schönen und runden Stumpf geschaffen hat mit dem Nachteil, daß der Stumpf keine Angriffsfläche für eine Eigendrehung des Stumpfes bietet. Entgegen der Ansicht mancher Fachkollegen vertrete ich bei diesen Stümpfen die Auffassung, daß man hier die natürliche Pro- und Supination auf jeden Fall dadurch erhalten muß, indem man die Verbindung zwischen Unterarmschaft und Oberarmhülse nicht durch Ellenbogenschienen mit einfachem oder doppeltem Ellenbogengelenk herstellt. sondern dafür die elastische Verbindung mittels Spiralfeder bewerkstelligt. Das gibt dem Prothesenträger eine natürliche Bewegungsmöglichkeit, den Unterarm mit Kunsthand willkürlich ein- und auswärts zu drehen. Diese Art wurde von uns bereits vor Jahrzehnten erfolgreich angewendet und wird heute auch in den amerikanischen Katalogen in Bild und Text empfohlen. Dabei möchte ich aber betonen, daß diese Ausführung keine Universallösung darstellt, denn die meisten Unterarm-Gebrauchsprothesen werden zur Auswertung der natürlichen Kraftquellen und je nach Art und Beschaffenheit des runden Unterarmstumpfes mit Ellenbogenschienen und künstlichem Ellenbogengelenk (innen und außen) ausgestattet sein. Die Schulterbandage mit dem Handzug ist bei diesen Normalstumpf unvermeidlich und dieser Zug (*van Petersen*-Zug) hat alle Möglichkeiten zu einer enormen Kraftentfaltung, die der Amputierte bei natürlicher Körperhaltung und ohne nennenswerte Anstrengung sowohl bei der Betätigung der Kunsthand als auch bei der Anwendung des Hook-Greifgerätes auszuwerten weiß.

c) der *Krukenberg*-Stumpf, bei welchem es für die Verrichtung der verschiedenen Handfunktionen keinerlei Prothese bedarf, wenn die Zangenkraft von Elle und Speiche einigermaßen erhalten geblieben und kräftig genug gehalten ist. Die Zangenbewegung kann der Amputierte vielseitig verwenden. Zur Entlastung bzw. Schonung des Muskelkräfte bei dauernder Beanspruchung wie beim Schreiben u. a. bedient er sich eines Griffkeiles aus Kork mit entsprechenden Hilfs- bzw. Arbeitsgeräten. Ich meine hierbei den einfachen Schreibkeil, der aus einem Korkstück besteht, das in der Form keilförmig dem Greifwinkel bei geöffneter Zange nachgebildet ist. In der Mitte befindet sich die Öffnung für das Schreibgerät (Blei, Kugelschreiber usw.). Daneben hat sich der Klapp-Griffkeil bewährt, der aus einem aufklappbaren Griffkeil aus Holz besteht. Obere und untere Griffläche ist aus Kork gefertigt. Eine leichte Feder drückt die äußeren Schenkel auseinander, so daß der Amputierte das Schreibteil (Blei, Tintenstift, Kugelschreiber) leicht in die in den Innenseiten des Keils angebrachten Nuten einführen kann. Die Nuten geben dem Schreibkeil die gewünschte Stellung (senkrecht, steil, schräg usw.). Zum Essen benutzt er Griffkeile mit Messer, Gabel oder Löffel. Ebenso gibt es Griffkeile für das Rasiergerät. Diese werden zweckmäßig mit einem Kugelgelenk versehen, das eine allseitige Stellung des Rasiergerätes bzw. -pinsels gestattet. Für Amramputierte ist hierbei der neue Rotbart-Rasierapparat „Gilette" empfehlenswert, der durch Drehen des Längsteiles des Apparates die Rasierklinge zum Auswechseln oder Wegwerfen freigibt. Ebenso hat die Firma *Brenner*, Stuttgart, eine Reihe von Geräten entwickelt, die für den Krukenbergstumpf ein Hilfe sind.
Die kosmetischen Mängel des *Krukenberg*-Stumpfes sind bekannt, und es ist verständlich, wenn sich der Amputierte dort, wo es ihm nötig erscheint und er es wünscht, der *Krukenberg*-Gebrauchsprothese bedient, bei welcher die Zangenbewegung der beiden Stümpfe als bewegender Faktor für die Gebrauchshand (*Hüfner*-, *Lange*-Hand usw.) ausgenutzt wird.

d) der *Sauerbruch*-Kanal-Stumpf
Über das *Sauerbruch*-System ist sehr viel geschrieben worden und dies mit Recht, denn kein System — abgesehen vom *Krukenberg*-Stumpf — leistet hinsichtlich des willkürlichen Greifens so Vorzügliches wie das von Geh. Rat Prof. Dr. *Sauerbruch* entwickelte Verfahren, das auch in den USA in erweiterter und verbesserter Form angewendet wird. Hier übernehmen die kanalisierten Strecker die Streckung der Finger (Hand öffnen) und die durchbohrten Beuger bewirken die Beugung der Finger (Handschluß). Der unmittelbare Zusammenhang zwischen Kraftquelle und Finger der Kunsthand ermöglicht dem Amputierten die Bedienung der Kunsthand mit einem gewissen Muskelgefühl. In Laienkreisen spricht man hierbei von einer Konstruktion, bei welcher die im Stumpf verbliebenen Sehnen direkt mit dem Mechanismus der Kunstfinger verbunden sind. Es ist oft schwer, diese falsche Auffassung richtig zu stellen.

Es sei in diesem Zusammenhang auf den Umstand hingewiesen, daß eine Dauerbeanspruchung der *Sauerbruch*-Kanäle (beim Tragen schwerer Gegenstände u. a.) zu einer nachteiligen Überlastung der Muskulatur führt und körperliche Schäden — Entzündungen der Kanäle usw. — führen kann. Diese Erkenntnis führte in Amerika dazu, die *Sauerbruch*-Methode dahingehend zu vervollkommnen, daß der oder die Kraftkanäle in besonders muskelkräftiger Form gestaltet werden.

Im Vergleich zum normalen Unterarmstumpf ist der anomale Stumpf in mancher Hinsicht weniger günstig auszuwerten. Als anomal sind anzusehen:

a) Handstümpfe, Exartikulation im Handgelenk und Stümpfe des unteren Drittels am Unterarm.
Die Form und Länge solcher Stümpfe macht es nicht immer möglich, das technische Ersatzstück mit einem willkürlich bewegten Mechanismus auszustatten. Manchmal läßt eine Verkürzung des Handkörpers die Versorgung des Stumpfes mit einer Gebrauchsprothese zu, deren Bedienung dann wie bei den normalen Unterarmstümpfen (flach oder rund) vor sich geht. Hierbei wird der Handzug unmittelbar am Übergang zum Stumpfschaft nach außen verlegt, wo er — beim Bowdenzug in einer Kabelhülse — an der Oberhülse bis zur Schulterbandage geführt wird. Unschön wirkt jedoch eine Gebrauchsprothese, die zur Erzielung einer willkürlichen Bewegbarkeit länger als der gesunde Arm gehalten ist. Der übergroße Hebel des Unterarms bedingt für die Armbeugung einen vermehrten Kraftaufwand. In manchen Fällen wird eine Ausnutzung des Stumpfes damit erreicht, daß beim Vorhandensein der Eigendrehung des Stumpfes (Pro- und Supination) die Flexionsbewegung mit einem einstellbaren Kugelgelenk ausgestattet wird.

b) Kurzstümpfe des Unterarmes
Hier hat der Prothesenbauer vor Beginn seiner Arbeit zu prüfen, ob die vorhandene Stumpfkraft stark genug ist, die Eigenbewegung im Ellbogen mit Prothese vorzunehmen. Ist dies der Fall, läßt sich die Nutzung der amputierten Seite wie beim Normalstumpf durchführen, wobei allerdings die Einbettung des kurzen Stumpfes besondere Geschicklichkeit erfordert. Meistens bedingen diese Kurzstümpfe seine Abkehr von der physiologischen Aufgabe. Man verwendet die Kraft des Stumpfes für die Bedienung der Gebrauchshand und benutzt für die Armbeugung den Schulterzug (*van Petersen*-Zug). Handelt es sich um einen Kurzstumpf von etwa 6—8 cm Länge mit starken Kräften, so lassen sich je nach den gestellten Ansprüchen die Armbeugung und die Bedienung der Gebrauchshand derart koppeln, daß beim Beugen des Armstumpfen zunächsr der Handschluß (bei der *Hüfner*-Hand) bewirkt wird und die sich fortsetzende Stumpfbeugung die Beugung des Armes hervorbringt. Zur Vermeidung einer vorzeitigen Ermüdung des Kurzstumpfes in der Beugestellung hat sich die automatische Ellenbogenfeststellung (*Zuelzer*) bewährt, die eine Sperrung in 2—3 Beugestellungen gestattet und von der amputierten Seite willkürlich (ohne Züge) ein- und ausgeschaltet wird.

Zusammenfassend kann gesagt werden, daß rechtsseitig Unterarmamputierte durch das Vorhandensein des natürlichen Ellbogengelenks die größten Möglichkeiten haben, die vorhandenen Kraftquellen für eine zweihändige Arbeit in natürlicher Weise anzuwenden. Vom Unterarmamputierten wird allerdings häufig der Einwand gemacht, daß die Schulterbandage — soweit sie nach Lage des Falles nötig ist — unbequem und lästig sei. Zweifelsohne ist jeder orthopädische Behelf, wenn er als Stütze oder Halt dienen soll. Auch die Zugbandage zum Gebrauchsarm braucht einen Haltestützpunkt am Körper, und das ist die Gegend der Achselhöhle der nicht amputierten Seite. Ein erfahrener Bandagentechniker ist aber sehr wohl befähigt, die Zugbandage derart zu gestalten und anzuordnen, daß ihre Nutzanwendung die körperliche Unbequemlichkeit vergessen läßt.

Die rechtsseitige Oberarmamputation ist für die eingangs gestellte Frage von besonderer Bedeutung. Hier fehlen neben dem vielgliedrigen Mechanismus der natürlichen Hand und dem allseitig beweglichen Handgelenk noch das Ellbogengelenk und alle Bewegungen, die sich aus einer auszuführenden Arbeit ergeben, müssen vom Schultergelenk und dem vorhandenen Armstumpf übernommen und auf die Prothese übertragen werden. Der Oberarmamputierte, der gewillt oder auch gezwungen ist, die anfallenden zweihändigen Verrichtungen auch mit Prothese auszuführen, muß neben dem Willen auch die nötige Geschicklichkeit beweisen. Der Erfolg kann sich aber nur dann einstellen, wenn ihm nicht nur eine paßrechte, sondern auch zweckdienliche Prothesenkonstruktion zugebilligt wird. Als zweckdienlich ist anzusehen, daß der rechtsseitige Oberarmamputierte rechtsseitig schreiben, essen, trinken, greifen, halten und tragen kann. Man sage nicht, daß dies nur in den wenigsten Fällen erreicht werden könnte. Wir haben in der Vergangenheit und auch in der Gegenwart unzählige Beispiele hervorragender Leistungen von solchen Amputierten gesehen und erlebt. Allerdings gehört dazu, daß nach der sorgfältigen Anpassung der Gebrauchsprothese eine systematische Schulung im Gebrauch der Prothesen erfolgt und eine Übung das Erlernte festigt. Im Gegensatz zum Unterarmamputierten, dessen Augenmerk sich bei der Ausübung einer Verrichtung darauf richtet, den funktionellen Vorgang der Kunsthand am Arbeitsgang zu beobachten, wobei die Kraftauslösung unwillkürlich und automatisch erfolgt, muß der Oberarmamputierte neben der Kontrolle des Arbeitsvorganges zwei Kraftquellen beachten, nämlich

a) die mechanische Lenkung der Prothesenstellung zum Ort des Arbeitsvorganges (Armstellung, Armbeugung),
b) die Bedienung der Gebrauchshand (greifen, halten usw.).

Allein die willkürliche und zielsichere Lenkung der Prothesenstellung beansprucht oft zweierlei mechanische Vorgänge mittels der Schulterbandage. Das Vorwärtsbringen der Prothese durch Heben des Armstumpfes und Beugen der Prothese im Ellbogen durch den *van Petersen*-Schulterzug bis zur gewünschten Stellung. Vorwärtsheben des Stumpfes und Spannung des *van Petersen*-Zuges gestatten dem Amputierten die Kunsthand bis hinter den Kopf zu führen. Die Betätigung der Gebrauchshand zum Greifen oder Festhalten eines Gegenstandes erfolgt durch die unter dem „Schulterstoß" bekannte Kraftquelle (*Carnes*). Es bleibt sich dabei gleich, ob der Handzug die Hand öffnet oder schließt. Es gibt Handkonstruktionen, bei denen das Öffnen der Hand (Abspreizen des Daumens von der Vierfingerpartie) aktiv durch einen Bandagenzug oder einer sonstigen Kraftquelle erfolgt und der Handschluß (Rückführung des Daumens an die Vierfingerpartie, Griff zum Festhalten usw.) passiv durch Federkraft innerhalb des Handkörpers bewirkt wird. Andere Konstruktionen wählen den umgekehrten Weg für diesen Vorgang, wobei der Handschluß (Griff) aktiv und das Öffnen der Hand passiv vor sich geht.

Bei der *Sauerbruch*-Oberarmprothese werden mittels einer solchen Zweizugbandage andere physiologische Vorgänge durchgeführt. Während die Fingerbeugung (Handschluß, Griff) durch den Bizepszug, die Fingerstreckung durch den Trizepszug von den *Sauerbruch*-Kanälen ausgeübt wird, geschieht die Lenkung der Prothese zum Ort des Tatvorganges durch das Vorwärtsheben des Stumpfes bei gleichzeitiger Anspannung des *van Petersen*-Zuges. Der zweite Bandagenzug, der sonst als Handzug benutzt wurde, wird für die willkürliche Handdrehung (Pro- und Supination) angewendet.

Es muß hier eingeschaltet werden, daß bei der Oberarmamputation neben der Hand auch das Handgelenk und das Ellbogengelenk verlustig gehen und daß deren physiologischen Funktionen nur zu einem geringen Teil durch mechanische Einrichtungen aktiv gestaltet werden können. Die Geschichte des Kunstarmbaues und die früheren und heutigen technischen Entwicklungen beweisen es deutlich, daß dem Armkonstrukteur natürliche Grenzen gesetzt sind. So finden wir die Handdrehbewegung (Pro- und Supination) vielfach passiv oder automatisch gestaltet. Ihre Funktion wird dabei entweder von der noch verbliebenen gesunden Hand oder durch Auslösung einer Federsperre bei bestimmter Prothesenlenkung hervorgerufen. Ebenso verhält es sich mit der Handflexion, die ebenfalls passiv oder automatisch vor sich geht. Eine große Rolle spielt das Ellbogengelenk. Wir wissen, daß jede Verrichtung der Hand bei einer entsprechenden Armstellung vorgenommen wird. Die Beugung des Armes selbst spielt dabei die erste Rolle. Nicht nur die Entlastung der Kraftquellen (Armstumpf, Schultermuskulatur usw.), sondern auch die Art der funktionellen Vorgänge machen es notwendig, das Ellbogengelenk in verschiedenen Beugestellungen zu fixieren. So erfordert z. B. das Tragen eines Mantels, der über den Unterarm gelegt ist, eine fixierte Beugestellung der Prothese im rechten bzw. spitzen Winkel. Hier liegt eine Vielfältigkeit von Ellenbogen-„Feststell-Vorrichtungen" vor, die als Schulter- oder Riegel- bzw. Bolzensperren passiv, d. h. von der gesunden Seite aus oder als selbsttätige Ellenbogensperre (*Zuelzer*, *Carnes* u. a.) von der Stumpfseite bei entsprechender Lenkung der Prothesenstellung oder unter Mitwirkung der Schulterzugbandage ein- und ausgeschaltet werden. Bei dem gebräuchlichsten System bewirkt die Beugung des Armes die Einschränkung der Sperre in eine der vorgesehenen Halterasten. Eine weitere Beugebewegung löst den Sperriegel und gibt die Beugebeweglichkeit frei. Ein anderes System sperrt — wie erwähnt — bei Beugung des Armes und löst die Sperrung bei Herandrücken der Prothese an der Amputationsseite des Oberkörpers. Während man sich bisher bei der Sperrung des Ellbogengelenkes mit einer Anzahl (2—9) „Rasten" begnügte, gingen die amerikanischen Entwicklungen dazu über, die „stufenlose" Sperrung anzuwenden, die neuerdings auch in Deutschland angewendet wird. Aber auch sie erfordert eine Bedienung, die nicht oder wenig im Zusammenhang mit den natürlichen Kraftquellen steht.

Aus dem bisher Gesagten dürfte hervorgehen, daß an den Oberarmamputierten große Ansprüche gestellt werden müssen. Die Ausübung der verschiedenen physiologischen Funktionen durch die Prothese erfordert von ihm neben dem rein körperlichen Kraftaufwand den Einsatz von Verstandes-(Sinnes-)Kräften, die nur bei regelmäßiger Übung mit der Prothese in einem erträglichen Gleichmaß gehalten werden können. Der Amputierte muß die Prothese wie ein Instrument beherrschen und es zu spielen verstehen. Der Kunstarmbauer ist ihm dabei ein Helfer, indem er mit seinen technischen Fähigkeiten versucht, durch vorteilhafte Prothesenkonstruktionen und wohldurchdachte Bandagentechnik die Bedienung der Prothese zu erleichtern. So haben praktische Erfahrungen ergeben, daß eine Gebrauchsprothese auch mit einer Einzug-Bandage bedient werden kann. In diesem Falle wird die Schulterbandage, die bei der Oberarmamputation immer die Prothese zu halten und zu tragen hat, mit einem Zug (*van Petersen*-Zug) ausgestattet, welcher bei zweckdienlicher Befestigung außerhalb der Prothese als Kabelzug am Oberarmteil über den Unterarm zur Hand führt. Die sinnreiche Anordnung läßt beim erstmaligen Anziehen des Zuges die Prothese in die gewünschte Beugestellung bringen, wo eine selbsttätige Sperrung einsetzt und die Stellung der Prothese fixiert. Das nochmalige Anziehen des Zuges bewirkt die Betätigung der Handmechanik. Für die gegenwärtigen Neukonstruktionen gebraucht man meistens Zweizugbandagen, wobei ein Zug für die Bedienung der Ellbogensperre und der zweite Zug für die Beugung des Armes und Öffnen des „Hook" bzw. der Fingerstreckung angewendet wird. Daß auch Drei- und Mehrzugbandagen möglich und anwendbar sind, ist aus den Beschreibungen der Schultertragbandagen (Abschnitt IX, Verbindungen zwischen Arm und Prothese) ersichtlich. Auf alle Fälle ist eine mit aller Sorgfalt angepaßte Zugbandage die Voraussetzung dafür, daß der Prothesenträger den richtigen Kontakt mit seiner Prothese bekommt.

Auch bei der Oberarmamputation muß neben den „Normal"-Stümpfen mit anomalen Stümpfen gerechnet werden. Der abnorm lange oder der Ellbogen-Exartikulations-Stumpf werden ungünstig angesehen, weil das künstliche Ellbogengelenk geteilt angeordnet werden muß (wie beim Grittisstumpf des Kunstbeines). Die Konstruktionsart mit sogenannter Ellbogenachse fällt damit fort. Unschön und falsch ist es in solchen Fällen, die Maßverhältnisse der ganzen Armlänge durch ein verkürztes Unterarmteil auszugleichen. Es läßt sich dabei wohl die neuerdings angewendete stufenlose Ellbogensperre anwenden, aber die anatomische Form der Prothese wird dabei benachteiligt. Oft werden auch kurze Oberarmstümpfe als ungeeignet für eine Gebrauchsprothese angesehen. Bei der Beurteilung solcher Oberarm-Kurzstümpfe sollte man stets recht vorsichtig sein. Ich habe in meiner Praxis eine Reihe von Kurzstümpfen mit einer Gebrauchsprothese ausgestattet, welche damit recht schöne Erfolge erzielen konnten. Ausschlaggebend ist immer die gute Beweglichkeit im Schultergelenk und eine kräftige Stumpfmuskulatur, die gemeinsam mit der Schultermuskulatur ausreichende Kraftquellen darstellen.

Für die Beantwortung der eingangs gestellten Frage, ob der rechtsseitige Armamputierte ein Linkshänder werden und bleiben soll, sind durch die Erprobung und Erfahrung in der orthopädischen Versorgung gesammelten Erkenntnisse sehr wichtig. Wenn ich jetzt die Linkshänderschaft des rechtsseitig Armamputierten — mit Ausnahmen — ablehne, so wird man mir eine gegensätzliche Auffassung vorhalten und damit argumentieren, daß allein die vielseitigen Funktionsmöglichkeiten der natürlichen Hand technisch nicht ersetzt werden können. Das wurde von mir bereits eingangs erwähnt und dahingehend beschrieben, daß mit einer Kunsthand nicht alles, aber vieles ausgeführt werden kann. Im Gegensatz zum Unterarmamputierten hat es der Oberarmamputierte physiologisch und physisch doppelt schwer, „Rechtshänder" zu sein, denn das natürliche Bestreben seines Körpers verlockt ihn, die angelernte oder eingeübte Linkshänderarbeit, die in mancher viel leichter und einfacher erscheint, beizubehalten, obgleich sie für ihn und seine Umwelt auch umständlicher und zeitraubender ist. Manche falsche Einstellung des Amputierten und auch seine Umwelt unterstützen diese immer wieder gemachte Erfahrung, die ihre Ursache darin hat, daß man sich zu wenig damit beschäftigt hat, den Armamputierten für die praktische körperliche Leistung heranzuziehen. Zumindest kann man erwarten, daß der Oberarmamputierte prothetisch in die Lage versetzt wird, die amputierte Seite derart aktiv einzusetzen, daß sie neben dem rechtsseitigen Schreiben, Essen, Telefonbedienen usw. die Funktionen einer stützenden oder haltenden Hand, ähnlich der linken natürlichen Hand, übernimmt. Diese Forderung hat ihre Ursache in Erkenntnissen, die an doppelseitig Armamputierten in der praktischen Ausstattung mit Prothesen gemacht worden sind. Der Ohnhänder ist für den Prothesenbauer nicht nur ein dankbarer Kunde, sondern in erster Linie gibt er ihm die Möglichkeit, die Richtigkeit und Zweckmäßigkeit seiner Prothesenkonstruktion zu erproben. Er wird bei der Anpassung von Gebrauchsprothesen von vornherin und immer „rechtsseitig" arbeiten und — weil ihm die linke Hand als Ausgleich nicht zur Verfügung steht — in gewohnter Weise die rechte Kunsthand zum Schreiben, Essen usw. gebrauchen. Auch hier ist es der Unterarm, der die größten Leistungen möglich macht und auch die schönsten Erfolge zeitigt. Ich kenne eine Reihe von unterarmamputierten Ohnhändern, welche als Buchhalter tätig sind und ihr Pensum an schriftlicher Arbeit genau so erledigen, wie ihre Kollegen, die nicht amputiert sind. Auch hier zeigt es sich, daß das Zusammenwirken zweier Faktoren, nämlich die psychologische Einstellung des Amputierten und eine zweckentsprechende orthopädische Versorgung, sehr gute Erfolge bringen.

Beim oberarmamputierten Ohnhänder liegen die Verhältnisse grundliegend anders. Es ist aber abwegig, anzunehmen, daß hier die prothetische Versorgung mit einer Gebrauchs(Zweck-)prothese keine wesentliche Erfolge mit sich bringt. Gewiß bedarf es einiger Mühe und Überlegung, um einen solchen Amputierten auf den richtigen Arbeitsplatz zu stellen, aber auch hier beweisen einige Beispiele, daß sich solche Aufwendungen lohnen. Wenn man sich einmal in die Gedankenwelt eine oberarmamputierten Ohnhänders einschaltet, wird man sehr schnell den Wunsch desselben begreifen, wenigstens zu einem Teile unabhängig von der Hilfe eines anderen Menschen zu sein. Nicht immer ist es angebracht, in solchen Fällen die Ausstattung mit Prothesen vorzunehmen, die proportionell den anatomischen Verhältnissen des menschlichen Körpers entsprechen. Dabei kann sich das Hebelverhältnis zwischen Schultergelenk, über das Ellenbogengelenk, bis zur Handauflage sehr ungünstig auswirken, weil der zur Betätigung der Prothese notwendige Kraftaufwand zu groß ist, um eine Dauerleistung zu ermöglichen. Man sollte in solchen Fällen zunächst eine sogenannte Arbeitshilfe erproben und damit rechtsseitig beginnen. Eine solche besteht aus dem Stumpfschaft mit dem bekannten Arbeitsbügel, an welchem sich

a) ein kombiniertes Kugelgelenk (als Sichel- und Ellenbogengelenk) und
b) ein zweites Kugelgelenk (als Handgelenk) und
c) ein Griffstück für die Geräte (feststellbar)

befindet. Die an einfacher Schulterbandage befestigte Arbeitshilfe legt der Amputierte ohne fremde Hilfe an. Die Einführung des Arbeitsgerätes und die Einstellung der richtigen Stellung für eine Arbeitsverrichtung geschieht durch fremde Unterstützung. Die Ausführung der Arbeiten vollzieht dann der Amputierte selbständig. Der Erfolg einer solchen selbständig durchgeführten Arbeit ist von großer psychologischer Wirkung. Der Amputierte verliert die Minderwertigkeitskomplexe und erkennt, daß er nicht hilflos ist, wenn ihm die zweckentsprechenden Hilfsmittel zur Verfügung gestellt werden. Die zweite Stufe ist die Arbeitshilfe links, in gleicher Weise gearbeitet und als stützende oder mithelfende (linke) Hand vorgesehen. Erst nach einer gewissen Einübungszeit kann und soll daran gegangen werden, auch solchen Ohnhändern Zweckprothesen zu geben und sie entsprechend zu schulen.

Die Erkenntnisse aus den vielfach erprobten und auch bewährten Fällen auf dem Gebiete des Kunstarmbaues lassen darauf schließen, daß eine Linkshänderschaft bei rechtsseitig Armamputierten nicht notwendig ist und sich dort, wo sie angelernt und vorhanden ist, als störend für eine volle Auswertung der angepaßten Gebrauchsprothese erweist. Auf diese Tatsache soll und muß bei der Schulung des Armamputierten im Gebrauch seiner Prothesen unbedingt hingewiesen werden.

Schrifttumsverzeichnis

Ersatzglieder und Arbeitshilfen für Kriegsbeschädigte und Unfallverletzte von der Prüfstelle für Ersatzglieder, Berlin
— Verlag Julius Springer, Berlin (1919).

Duvals Grundriß der Anatomie für Künstler von Prof. Dr. Ernst Gaupp
— Ferdinand Enke Verlag, Stuttgart (1922).

Lehrbuch für Bandagisten und Orthopädiemechaniker von H. Pfau, Berlin
— Verlagsgesellschaft Otto Elsner, Berlin (1942).

Die Lehre von den Ersatzgliedern von Reg.Med.Rat Dr. M. Böhm, Berlin
— Verlag Urban & Schwarzenberg, Wien-Berlin.

Populäre Anatomie und Physiologie, III. Auflage, von Dr. med. Karl Empfenzeder u. L. Roeser
— Eigenverlag in München.

Manual of Upper Extremity Prosthetics, Department of Engineering, University of California, Los Angeles, USA.

Kunstglieder und Versehrten-Betreuung in USA. RKW-Rationalisierungs-Kuratorium der deutschen Wirtschaft
— Carl Hauser Verlag, München (1953).

Außerdem Aufsätze und Informationen der verschiedenen Herstellerfirmen.

Sachregister

Abbiegung der Hand 21
Abduktion des Armes 29, 82, 97, 106, 118, 146
Abduktionskraftzug 68, 98, 106
Abformung 145
Abzieher des Daumens (M. abductor pollicis longus) 7,9,11,13
Achselschlinge 89, 90, 93, 95, 99, 113, 118
Achselwulst 90
Achswelle 40
Acromion 7, 9, 64, 82, 99, 144, 145
Addukter 11
Aktives Handdrehgelenk 31, 74—76, 115, 116, 121, 128, 130
Akromialende 62
Amerikanische Hooks 47—50, 149
Amerikanische Kunsthände 43 bis 46
Amputationsmängel 54
Amputationsschema 58, 59
Angriffsfläche 149
Angriffshebel 51
Angriffspunkt 102, 126, 127
Ankylosen 54
Anpassungsfähigkeit 16, 19, 24
Antrieb 124
Antriebsrad 42
APRL-Cosmetic-Gloves (Handüberzug) 17
APRL-Hand 46
APRL-Hook 50
Arbeitshilfe 18, 19, 75, 90, 92, 104, 108, 109, 155
Arbeitshook 49, 51, 52
Arbeitsklaue 47, 49, 92
Arbeitsprothese 18, 75, 108, 109, 112
Arbeitsvorgang 145, 152
Armbautechnik 18
Armbeuger (M. brachialis) 7, 9
Armbeugewinkel 101—103, 106, 128
Armbewegung 22, 72, 73
Armgerüst 67—73
Armhebel 31, 53, 113, 138
Armmuskel, zweiköpfig (M. biceps brachii) 7, 9
Armmuskel, dreiköpfig (M. triceps brachii) 7, 9
Armprothese 16, 27, 47, 53, 107, 108, 121
Armspeichenmuskel (M. brachio radialis) 7, 9
Armstümpfe 16, 39, 54, 55—60, 62, 63, 65, 66, 85, 95, 100, 103, 113, 114, 117, 119, 121, 129, 138, 140, 146, 148, 152, 153
Atmungsvorgänge 85, 88, 99
Auslöseknopf 24
Auslösevorrichtung 38, 45, 46, 76, 79, 81, 129
Auswärtsdrehung (Supination) 3, 69, 84, 126
Automatische Sperrvorrichtung 38, 45, 53, 78—81, 111, 151, 153

Balser 76, 80
Ballif, Peter 25, 27
Bandage, 27, 83—99, 100, 106, 110, 130, 138
Bandagenzug 22, 27, 116, 130, 149, 152
Bandagierung 83—99, 136
Bandfeder 50
Becker Co., 130
Becker-Hände 44, 45, 129, 130
Becker-Kunstarme 129, 130
Befestigungsart 77, 83
Belastungsfläche 19
Berliner Arm 118
Berliner Ellbogengelenk 81, 118
Berliner Flexionsgelenk 37, 70, 77, 118
Berliner Greifgerät 52, 118
Berliner Hand 37, 118
Berliner Verschlußstück 76, 118
Betätigung der Hand 21, 27, 31, 41,92,93,95—98,115, 120—122, 125, 130, 138, 149, 151, 152
Bethe 26, 33
Beugebewegungen der Finger 10, 19, 21, 24, 25, 27, 30, 40, 46, 56, 73, 150, 152
Beugebewegungen der Hand 17, 21, 22, 28, 31, 40, 69, 70, 73, 77, 100
Beugelage 25, 31, 72, 73, 103
Beuger 7, 10, 11, 13, 20, 55, 65, 150
Beuger des Ellbogengelenkes 5
Beugerfedern 21
Beugesehne 21
Beugestellung 17, 24, 37, 59, 63, 70, 73, 77, 81, 103, 111, 124, 146, 151, 153
Beugung des Armes 4, 5, 27, 62, 65, 68, 69, 71—73, 75, 77—81, 84, 88, 92, 93, 95—98, 100—106, 111, 112, 115—118, 120, 121, 124—129, 131, 137, 138, 151, 153
Beugung der Finger 10, 19, 21, 24, 25, 27, 30, 40, 46, 56, 73, 150, 152
Beugung der Gelenke 4, 10, 28, 69, 73, 103, 109—111
Beugung der Hand 17, 21, 22, 28, 31, 40, 69, 70, 73, 77, 100
Beugungsachse 9
Beugungswinkel 101
Beweglichkeit des Armes 2, 4, 16, 94, 121
Beweglichkeit des Daumens 11, 16, 18, 19, 28, 31, 100
Beweglichkeit der Gelenke 8, 11, 83, 84, 86, 109, 124
Beweglichkeit der Hand 9, 15, 19
Beweglichkeit des Stumpfes 54, 61, 62, 65, 66, 83, 112, 130
Bewegungsbereich 68, 72, 77
Bewegungen des Ellbogengelenkes 3, 22, 69, 71, 79, 80, 84, 98, 100, 103, 110, 113
Bewegungen der Finger 11, 15, 16, 21, 22, 30, 32, 42, 66, 67, 108, 113
Bewegungen der Hand 14—16, 19—21, 71, 74, 1[illegible] 113, 120
Bewegungen im Schultergelenk 3, 4, 22, 67, 69, 86, 98, 100, 103, 108, 112, 113, 121
Bewegungsfreiheit 3, 11, 61
Bewegungsgeschwindigkeit 43
Bewegungsimpulse 55, 124
Bewegungsorgan 55
Bewegungsumfang 3, 68
Biceps 5, 6, 47, 89, 115, 116, 121, 126, 152
Bicepskanal 56, 120
Bicepssehne 5
Blinde 140
Blockfilz 17, 111
Bock, Otto 18, 35, 40, 112
Böhm, Dr. Max 100, 110, 111, 114
Bolzengelenke 68
Bowdenzug 20, 51, 106, 118, 126, 151
Brachioradialis 5, 55
Bremer 150
Brustbein 3, 4
Brustgurt 87, 91, 93—96, 98, 99
Brustkanal 121
Brustmuskel, großer 5
Brustmuskulatur 89, 127

Carnes 22, 152, 153
Carnesbandage 93, 152
Carneshand 29—31, 113, 115, 116
Charlottearm 127
Charriere 22, 28, 29
Clasen-Hand 26, 28
Coracobrachialis 5

Dalisch-Hand 26, 27, 32
Darmsaite 20, 21, 25—28
Darmsaitenzug 20, 25, 27, 29
Daumenabspreizer 7, 9, 11, 13
Daumenachse 18, 31, 43
Daumenballen 11, 17, 111
Daumengrifffläche 16, 18, 45
Daumenhebel 31, 37
Daumeninneres 36
Daumenstrecker 7, 9, 11, 13
Daumenverlust 58
Daumenwurzel 31
David-Hook 49
Deltamuskel (Deltoideus) 5, 7
Deutscher Standard Hook 51
Dorrance-Hook 48—50, 53
Dorsal-Flexion 19, 63, 69
Drehachse 21, 31, 40, 48, 51, 71, 115
Drehbewegung der Hand 22, 39, 62, 75, 77, 100
Drehbewegung des Oberarmes 80—82, 130
Drehbewegung des Unterarmes 22, 39, 65, 66, 74, 75, 100, 122
Drehhände 39, 40, 66, 100, 115
Drehkugellager 74, 85, 115, 119
Drehkunstarme 39, 40, 100, 115, 145, 149
Drehkunsthände 39, 40, 100, 115
Drehlage 72, 73
Drehmechanismus 40, 74, 115
Drehpunkt 5, 33, 63, 69, 82, 104
Drehstange 115
Drehstumpfkappe 39, 115, 146
Drehung der Finger 9, 27
Drehung der Hand 5, 11, 39, 71, 72, 75, 76, 115
Drehung des Daumens 18, 29
Drehung des Unterarmes 6, 7, 29, 39, 40, 60, 62, 63, 65, 68, 69, 71, 114, 115, 122
Drehung des Speichenknochens 5, 68, 69, 71
Drehung um die Längsachse 5, 67, 69, 71
Drehungsmoment 4
Drehzapfen 24, 27, 28, 39
Dreibackenfutter 16
Dreieckbein 11, 13, 21
Dreifingerklaue 18
Druckbeanspruchung 85, 86, 90
Druckfeder 37, 38
Druckgefälle 14
Druckkolben 38
Druckkräfte 4, 27
Druckluft 40—42, 65
Druckpelotte 87, 89
Drucksinn 14
Druckstange 27

Eichler, Karoline 25
Einwärtsbeugung 28
Einwärtsdrehung (siehe Pronation)
Einwärtswender, runder (M. pronator teres) 9, 13
Einwärtswender, viereckiger (M. pronator quadratus) 9, 13
Elastizität 84, 112, 125
Elektrisch betätigte Kunsthände 21, 42, 43
Elektrizität 42, 65, 113
Elektroarm 42, 43
Elektromotor 42, 112
Elemente 67, 69, 108, 113
Ellbogenachspunkt 128
Ellbogenbeweglichkeit 60, 78
Ellbogenexartikulation 64, 79, 86, 87, 116, 154
Ellbogengelenk 3—5, 28, 59, 62, 77, 78, 80, 81, 83—86, 89, 100 bis 102, 104, 109, 111, 113, 115, 116, 122—128, 138, 140, 144, 149—155
Ellbogengelenkteil 80, 82, 129, 130
Ellbogenhalbkugel 79—81, 95
Ellbogenhandbeuger (M. flexor carpi ulnaris) 7, 9, 13
Ellbogenhandstrecker (M. extensor carpi ulnaris) 7
Ellbogenmuskel (M. anconaeus) 7
Ellbogenschienen 39, 77, 84, 121, 149, 150
Ellbogensperrmechan. 78—82, 93, 95, 96, 99, 103, 111, 117, 119, 120, 129—131, 151, 153
Elle (Ulna) 5—7, 9, 11, 13, 21, 62, 63, 68, 69, 121, 122, 144, 149, 150
Ellenknochen 5
Ellipsoid 21
Empfangsstellung 22, 29, 63, 65, 69, 70
Energiequellen 21, 42, 43, 65—67, 79, 100, 103, 105
Entsperrung 79—81
Epikondylen 7, 9, 83, 144, 145
Erbsenbein 13

Faust 9, 10, 16, 19, 20, 24, 33
Faustgriff 16, 19, 20, 33
Federn 20, 25, 53, 103
Federkraft 18, 21, 27, 31, 32, 35, 37, 39, 45, 46, 50, 51, 92, 93, 101, 102, 119, 120, 122, 152
Federspannung 23, 102
Feierabend, Hans 38
Fingerachse 35, 36, 43, 45
Fingerbeuger 9, 10, 13
Fingerbewegung 21, 22, 27, 42, 59, 103
Fingergelenke 19, 59, 70, 123
Fingerglieder 10, 19, 21, 24, 27, 30, 45, 59, 149
Fingerhebel 30, 35—37, 40, 46
Fingermechanismus 24
Fingerraum 24
Fingerschluß 25, 45, 53, 103, 116 bis 118, 124
Fingerstellung 16, 18—20, 35, 44, 46, 125
Fingerstrecker 7, 11
Fingerwurzel 19, 24, 31
Fischer-Hand 26, 32, 33, 35, 115
Flachfedern 24
Fleyerkette 106
Flexion 63, 151
Flexionsgelenk 22
Flexores carpi 5
Formschönheit 14, 16, 17, 108, 111, 113, 141
Formveränderungen 79, 83, 88, 108
Fremdkörper im Stumpf 54
Führungsarme 31
Führungsbolzen 31, 37
Führungshebel 45
Führungslöcher 45, 46
Führungsstift 43, 45
Funktionen 1, 123, 141, 143
Funktionsausfall 58
Funktionsmöglichkeiten 154

Gangschaltung 43
Gebrauchsfähigkeit 54, 143
Gebrauchshände 16—18, 35, 37, 45, 48, 67, 100—102, 104, 107, 112, 137, 141, 148, 150, 152
Gebrauchsprothesen 53, 87, 90, 92, 93, 96, 98, 108, 112—114, 121, 137—143, 148, 150—155
Gebrauchsstellungen 19
Gefühl 14, 16, 83, 140
Gefühlssinn 15, 16, 140
Gegenfeder 24
Gegenschulter 90, 91, 93, 94, 96, 98, 99, 103, 113
Gegenspannung 23
Gelenkachse 45, 51
Gelenkbolzen 27, 51
Gelenke der Hand 19
Gelenkknorpel 4
Gelenkkörper 41
Gelenkmechanismus 4
Gelenkrolle 69
Gelenkschienen 68, 84, 116, 122, 129
Gelenkverbindung 9, 63, 69, 74, 84
Gelenkwinkel 127
Germania-Leichtmetallhand 31, 43, 46, 117

Gießform 147
Gießharz 129
Gipsbindenverfahren 145, 146
Gipsnegativ 145—147
Gipspositiv 145—147
Gleichgewichtsverlagerung 41, 123
Gleitschutz 53
Gliederhand 29
Gliedverlust 136
Globoidgelenk 19, 70
Götz von Berlichingen 22—24, 32, 70
Greifarbeit 16, 46, 100
Greifarm 47, 48, 50, 51, 53
Greifarten 19, 33, 46, 100
Greifbewegung 10, 15, 16, 69, 71, 75, 91, 100, 103, 150, 152
Greiffinger(schenkel) 28, 35, 48, 50—52, 101, 104, 126
Greiffläche 19, 31, 34, 38, 47, 50, 53, 55, 148, 149
Greifgerät 35, 37, 47—53, 67, 75—77, 81, 91—101, 103—105, 113, 117—119, 125, 126, 129, 131, 137—139, 148—150
Greifhand 33, 56, 91, 104
Greifkeil 150
Greifkraft 52
Greifmöglichkeiten 52, 72, 128
Greifstellung 19—22, 27, 63, 65, 69, 70
Greifplatte 100
Greifvorrichtung 91, 97—99, 104, 107, 126, 130, 140
Greifwerkzeuge 18, 47, 75, 91
Griffelfortsätze 149
Griffkeil 150
Griffstellung 24, 30
Grundbewegungen 45
Grundgelenke 8, 31, 33, 43, 47, 70
Grundglieder 9, 39, 45, 57, 58
Guldbransen Strand 17, 18, 112
Gummi 17, 47, 89, 112, 125, 129
Gummiauflage 34, 53
Gummifingerspitzen 34, 45
Gummigurt 49, 50, 53, 92, 93, 95, 96, 99
Gummihände 44, 112
Gummizug 49, 50, 53
Gurtbandage (siehe Schultergurtbandage)

Haefner, Otto 21, 40
Haftschaft 87
Hakenbein 11, 13, 21
Hakenbildung der Hand 16, 17, 19, 20, 24, 111
Hakenform des kleinen Fingers 18, 45
Haltegurt 93, 96
Halteraste 38, 79, 153
Halteschelle 100, 122
Haltewerkzeug 18, 148
Handarbeiter 58, 59
Handbeugung 3, 22, 63, 69, 70
Handbewegungen 21, 22
Handdrehgelenk, aktives 31, 74 bis 76, 115, 116, 121, 128, 130
Handdrehgelenk, passives 22, 31, 74—76, 112, 115, 116, 122, 128, 130
Handdrehung 68, 72, 74, 75, 112, 115, 116, 121, 122, 124, 153
Handexartikulation 64, 67, 83, 114, 131, 137, 151
Handfeder 40, 41, 114—118
Handfläche 27, 33
Handflexion 63, 153
Handflexionsgelenk 22, 31
Handgelenkspalt 144
Handgelenkwurzel 69
Handgetriebe 42
Handhebel 31, 32
Handinnenfläche 63
Handinneres 32, 38, 39, 43—45, 115, 122
Handkörper 24, 25, 27—29, 31, 32, 35—39, 41—45, 47, 70, 131, 137, 151, 152
Handkonstruktion 19, 20, 22, 25, 27—33, 42, 43, 45, 53, 113, 115, 148, 152
Handmechanismus 35, 37, 43, 46, 75, 76, 93, 95, 97, 98, 102, 115—122, 126, 128, 137, 148
Handöffnung 20, 21, 40, 44, 46
Handrest 58
Handrücken 10, 11, 17, 19, 21, 23, 24, 31, 63, 69, 111
Handschluß 20, 21, 27, 30, 33 bis 35, 37—40, 45, 46, 49, 92, 93, 96, 97, 99, 101, 102, 104, 112, 115, 116, 118, 120, 122, 128, 149 bis 152
Handschuhe 44—46
Handsperre 34—37, 46, 120
Handstreckung 22, 63
Handstümpfe 16, 54—58, 60, 62, 64—66, 100, 151
Handteller 69, 100, 112
Handtorso 58
Handüberzug 17, 112, 130, 141
Handwurzel 7, 11, 13, 15, 22, 41, 57, 59, 63, 69, 114, 123, 145
Handwurzelknochen 7—9, 11, 21, 60, 144
Handzugfeder 35
Hautnerven 16
Hebelarm 5, 24, 30, 58, 64, 65, 104
Hebelbolzen 32
Hebelende 36, 43, 44
Hebelgesetze 21, 111
Hebellänge 51, 138
Hebelmechanismus 20, 21, 32, 33, 76, 99
Hebelstange 27
Hebelsteuerung 32, 47
Hebelsystem 40
Hebelübersetzung 33, 124, 155
Hebelverbindung 40, 76
Hebelwirkung 45, 155
Hebelzüge 20, 32
Heidelberger Prothese 124
Henkelgriff 19
Herbst Dr. 21, 41
Hilfsmotor 40
Hirsch, Wilhelm 37
Hohlhandkörper 41
Hohlhandmuskel 9, 13
Holz 17, 18, 83, 112, 113, 115, 129, 148
Hook 35, 44, 46, 48—51, 53, 75, 76, 80, 92, 95, 96, 98, 99, 101, 103, 105, 107, 117, 129, 130, 137, 139, 149, 150, 153
Hosmer Corp. A. J. 130
Hosmer-Hook 50, 53, 130
Hosmer-Kunstarme 128, 130
Hoßfeld Dr. 55
Hub 56, 119, 120, 124
Hubhöhe des Muskels 55, 56
Hüfner 22, 26, 33, 113
Hüfnerhand, einachsig oder zweiachsig 33—35, 113—116, 119 bis 121, 128, 149—151
Hüfner-Einzughand 34, 35, 113
Hüfner-Drehhand 22, 40, 113
Hüfte 97, 106, 118
Hüftzug 118
Hülsenform 83
Hülsenrand 88, 89
Hydraulisch betätigte Kunsthände 21, 41—43, 122

Kabelzug 36, 91, 94—98, 99, 106, 118, 122, 126, 129, 130, 153
Kahnbein 11, 13, 21
Kanalmuskulatur 56, 120, 121
Kanaloperation 56, 106
Kanalstifte 56, 119, 120
Kardangelenke 70, 82, 117
Kegelform des Stumpfes 83
Kegelradgetriebe 22, 40, 74
Kegelradsegment 42, 74
Keller-Klaue 18
Kessler-Hand 46
Kessler-Hook 46, 50
Kessler-Institut 46
Kettenzug 106, 120, 121
Kinder 141, 142
Kipphebel 44, 80
Kleinfingerstrecker 7, 11, 12
Klemmvorrichtung 127
Klemmwirkung 78
Klingert-Breslau 29
Knochen 3, 4
Knochengerüst 3, 6, 8, 10, 12
König Dr. 18, 112

Körperform 15, 141, 145
Kohlensäure 41, 124
Kombinationsarme 53
Kombinationsgelenke 75
Kondylengegend 59
Kontrakturen 54
Kopfarbeiter 58, 59
Kopfbein 11, 13, 21
Kosmetische Form 18, 48
Kosmetischer Anspruch 128, 143
Kosmetischer Ausgleich 16, 140
Kosmetischer Handschuh 17, 112
Kräfte, dosierbare 46, 50, 52, 53, 65—67, 88, 104, 124, 143
Kräfte, geistige 1
Kraftäußerung 65, 73, 83, 85, 99, 120, 126
Kraftangriff 70
Kraftarm 104, 105
Kraftaufwand 101, 104, 105, 114, 115, 128, 138, 151, 153, 155
Kraftbeanspruchung 85
Kraftbewegung 39
Krafthebel 36, 101
Kraftkanal 119, 151
Kraftleistung 27, 28, 43, 72, 75, 95, 103, 104, 121, 124, 139, 152
Kraftquellen 16, 21, 22, 31, 32, 39, 40, 42, 43, 53, 55, 56, 65 bis 67, 74, 78, 80, 87, 90, 99, 100, 104, 106, 113, 121, 126, 127, 137, 139, 148, 150—154
Kraftstoff 40, 42, 124
Kraftübersetzung 26, 33, 76, 84, 90, 96, 106, 109, 122, 126, 127
Kraftübertragungshebel 36
Kraftweg 101, 106, 118
Kraftwülste 56, 86
Kraftzug 33, 35, 36, 47, 53, 68, 75, 76, 79, 80, 90—108, 114 bis 118, 120, 121, 125—130, 137
Krauth, Ad. 129
Kreiselbewegung 61, 67, 71, 80, 81, 85
Kreuz, Prof. 55
Krüppel 142
Krukenberg, Prof. 16, 48, 55, 57, 107, 113, 115, 121—123, 125, 137, 150
Künstl. Hände 15—21, 53, 100, 101, 103—108, 111, 113, 115, 119, 121, 123, 125, 130, 131, 137, 138, 145, 148—150, 152, 154
Kugelgelenk 3, 19, 67—71, 73, 82, 110, 111, 138, 140, 150, 151, 155
Kugelgriffstellung 19
Kugellager 48, 51, 115
Kugellagerachse 68
Kugeloberfläche 69
Kuhlmann-Richter-Arm 124, 125
Kunstarmbau 2, 16, 42, 47
Kunstarmideal 108
Kunstarmkonstruktion 2, 53, 60, 108, 112—115, 119, 121—126, 128, 130, 139—142
Kunststoffe 17, 44, 45, 83, 87, 112, 113, 115, 118, 129, 130
Kupplung 22, 36, 53, 75, 92, 106
Kurbelzapfen 27, 29
Kurzhebel 40

Längeninsuffizienz 4
Längsachse 3, 5, 6, 7, 9, 18, 22, 25, 39, 56, 63, 65, 66, 67, 71, 74, 102
Lamellenkonstruktion 43
Lange-Hand 36, 113, 115, 116, 121, 150
Lange-Feierabend-Hand, verbesserte 38, 113, 115, 116, 121, 150
Laschenkette 106
Lastarm 104, 105
Leder 17, 18, 83, 115, 118, 119, 128, 148
Lederhandschuh 17
Leichtmetall 17, 18, 29, 37, 45, 53, 82, 112, 113, 115, 118, 119, 129
Leistungsfähigkeit 1, 65, 83, 107, 147
Lenkerstange 22, 116, 138
Linkshänder 137, 147, 148, 149, 150, 151, 152, 153, 154, 155
Lochtellerzapfen 76
Lochscheibe 76
Loslassen 15, 69
Luftbalg 41, 124
Lyraform 50

Magnetspule 42
Maßtechnik 143—146
Matthieu 29
Mechanismus 2, 16, 24, 26, 27, 30, 32, 42, 43, 45, 50, 66, 75, 76, 79, 90, 92, 95, 108—110, 124, 126, 128, 141, 150—152
Metallfedern 27
Minderwertigkeitskomplexe 134, 139, 142, 155
Miracle-Hände 45, 129
Miracle-Hook 49, 50
Miracle-Kunstarme 42, 129
Mittelfingerspitze 16, 17, 111, 144, 145
Mittelhandknochen 7—9, 11, 13, 19, 59
Mondbein 11, 12, 21
Muskelband 6
Muskelbewegung 4, 14, 83, 119, 121
Muskelgefühl 14, 150
Muskelgruppen 12, 13
Muskelkanal 56, 59, 120, 137
Muskelkräfte 15, 21, 40, 50, 120
Muskelkraftquellen 65, 113, 125
Muskelzug 4, 5, 12, 27, 47, 121
Nachbehandlung 54, 55, 107, 113, 119, 121, 137
Nachoperation 54, 55, 107, 113
Nackenlinie 97, 106, 110, 118
Nerven 12
Nervenfaser 13, 14
Nervengeschwülste 54
Nervensystem 13, 14
Nervenversorgung 83
Nervenzellen 13, 14
Nervenzentra 13
Neumannsche Bindung 84
Neurome 54
Nockenwelle 30
Normalhandschuh 17, 111
Normalstellung 28, 39, 81, 103
Northrop-Sierra-Kunstarme 130
Nutch Control 99
Nutzungsmöglichkeiten 2, 58, 60, 61, 62, 65, 83, 96, 137
Nylonfaser 20, 106

Oberarmamputierte 43, 85, 89, 104, 110, 111, 113, 118, 121, 145
Oberarmhülse 81, 82, 84, 85, 88, 90, 92, 107, 114—116, 118, 119, 121, 123, 128—131, 149, 151
Oberarmknochen 3—5, 9, 62, 69
Oberarmknorren 7, 9, 83, 85, 89, 144, 145
Oberarmkopf 5, 61, 67, 82, 89, 117
Oberarmkurzstumpf 64, 65, 73, 82, 86, 87, 91, 104, 117, 127, 154
Oberarmteil 68, 79, 82, 90, 91, 94—99, 106, 117, 118, 120, 153
Ohnhänder 55, 104, 136—142, 154, 155
Orthopädie-Technik 104
Ortssinn 14

Palm Plate 100
Paßfähigkeit 83, 85, 121, 143
Payr, E. 55
Pectoraliskanal 56, 118
Pectoraliszug 56, 65, 97, 98, 118, 119, 121
Pendelbewegung 65, 81, 82, 110
Perlonfaser 20, 80, 106
Petersen, van 27, 92, 93, 97, 98, 103, 150—153
Pfau, Heinz 51, 104
Phantom gesteuerte Elektroprothese 42
Physiologie d. Armes 2, 61, 151, 153
Physiologie der Hand 15
Physiologische Wirksamkeit 152—154
Plastic glove 46, 130, 141
Plastik 55, 57, 83, 130, 131
Plastikmaterial 44, 83, 112, 128, 129, 130
Pneumatisch betätigte Kunsthand 21, 40, 42, 43, 124
Preßluft 112
Prinzipalbewegungen 14

Pronation 3, 22, 39, 56, 60, 62, 63, 65, 68, 69, 72, 74, 75, 84, 85, 100, 110, 111, 114—116, 121, 122, 126, 129, 137, 138, 149, 151—153
Pronationsstellung 5
Pronator quadratus 6, 65, 66
Pronator teres 5, 6, 65, 66
Prothesengelenke 41
Prothesenmodelle 2
Prüfstelle für Ersatzmitglieder 15
Pseudathrosen 54
Psychologische Behandlung 1, 132—135, 139
Püschel, Fritz 35, 36, 102, 122, 126, 127
Pumpe 41, 123

Quergurt 93, 94, 96, 103

Radius 3, 7, 9, 11, 13, 21, 55, 57
Randbewegung 63, 69, 70
Rastenbohrungen 75, 76, 79
Rastenhebel 78, 79
Rastensystem 75, 79, 80, 82
Rastensperrvorrichtung 22, 79
Reamputation 55
Rechtsarbeit 148, 149, 154
Rechtshänder 148, 154
Reduzierventil 41, 124
Reflexbewegungen 14
Regler 41, 123
Reibungswiderstand 81, 106, 127
Reichgriff 19
Richter, Ernst 124, 125
Riegel 27
Riemenleder 20, 106
Riexinger 22, 39
Rippenkraftzug (Nutch Control) 99
Roeser, Leonh. 100, 101, 125, 126
Rohhaut 44, 113, 127
Rohrmann 22, 26
Rohrmann-Hand 31, 39, 43
Rohrleitungen 41, 123
Rollbewegungen 21, 61, 67, 72
Rollen 97, 106, 118
Rollenführung 92, 97, 106
Rollenzug 36, 106, 120
Rotation 62, 65, 85
Rückenkraftzug 91, 93, 95—98, 103—105, 112, 114—118, 121, 139
Rückenmark 13
Rückenmitte 90—92, 95—98
Rückenmuskel, breiter 5
Rückenmuskulatur 89, 125
Rückenwölbung 65, 93, 95—98, 103, 106, 118
Rückwärtsbewegung 4, 5, 68, 82, 95—97, 118
Ruhestellung des Armes 3, 53, 72, 81, 95, 96, 102, 110
Ruhestellung der Hand 17, 39, 46
Ruhestellung des Daumens 29, 46
Rumpf 4, 5, 65, 66, 86, 107, 108
Rundriemen 30

Sattelbandagen 94—96
Sattelgelenk 19
Sauerbruch-Kanäle 34, 35, 56, 97, 106, 119, 137, 150—152
Sauerbruch, Prof. Dr. 16, 22, 47, 55, 56, 59, 107, 115, 118, 121, 125, 126, 150
Sauerbruchprothesen 22, 34, 66, 113, 116, 117, 119, 120, 121, 127, 152
Saugfähigkeit 83
Saugschaft 87, 131
Saugventil 87, 88, 131
Schaftrand 88, 89
Schaltbrett 29
Schaltvorrichtung 22
Scharniergelenke 19, 24, 25, 28, 29, 62, 68—70, 77, 78, 82, 110, 117, 128
Schenkelgelenk 49
Schenkelriemen 97, 106, 118
Schieber 27
Schienenverbindung 77, 78, 82, 115, 117, 130
Schlesinger, Prof. Dr.-Ing. 15
Schließfeder 36, 37, 51, 52
Schließkraft 25, 30, 33, 50, 53
Schlottergelenke 54, 69
Schlüsselbein (clavicula) 3, 4, 7, 86, 99
Schmuckhände 16, 17, 44, 110 bis 112, 128, 148
Schmuckprothesen 2, 87, 90, 96, 108—112, 114, 124, 128, 139, 142
Schnecke 28, 30
Schneckenradgetriebe 30, 31
Speichenhandbeuger 9, 13
Speichenhandstrecker 7, 11
Sperre 18, 21, 31, 33, 34, 37, 80, 81
Sperreinrichtung 18, 21, 72, 76, 80, 81
Sperrhebel 24, 79, 81, 82
Sperrklinke 18, 23, 31, 32, 33, 35, 39, 49, 76, 77, 81
Sperrknopf 39, 75, 79
Sperrkranzsegmente 36
Sperrmechanismus 21, 72, 76, 78 bis 82, 95, 109, 111, 120, 125
Sperrnase 24
Sperrad 31
Sperriegel 25
Sperrscheibe 78
Sperrschieber 25
Sperrung, selbsttätige 38, 45—47, 50, 53, 78—81, 111, 117, 153
Sperrung, automatische 38, 45, 53, 78—81, 111, 151, 153
Sperrwerke 30, 31, 80, 82, 109
Schneckenradsegment 28, 29
Schnurzug 30, 32
Schönheitshand 16, 17
Schubhebel 122
Schubstangengelenke 37
Schulterachse 68
Schulterbewegungen 41, 68, 99, 121
Schulterblatt (scapula) 3—5, 7, 9, 62, 66, 117
Schulterexartikulation 61, 64, 65, 68, 73, 82, 91, 96, 97, 106, 117, 118, 121, 127
Schultergelenk 4, 5, 9, 61, 62, 64, 65, 67, 68, 70—73, 82, 85, 86, 88—90, 96, 97, 103, 109—111, 118, 138, 139, 152, 154, 155
Schultergürtel 61, 62, 65, 67, 68, 85, 103, 105, 126
Schultergurtbandagen 25, 29, 36, 75, 80, 85—89, 91—93, 95, 96, 99, 100, 103, 110, 112, 113, 115, 116, 119, 123, 126, 127, 129, 130, 131, 137, 138, 149—155
Schulterhaken (processus coracoideus) 7, 9
Schulterhöhe (acromion) 7, 9, 82, 91, 96, 99, 117, 118, 144, 145
Schulterkappe 82, 86, 88, 123
Schulterkreuz 90—94, 99
Schulterkummet 68, 82, 86, 88, 91, 96—99, 106, 117, 118
Schulterstoßzug 22, 75, 80, 81, 96, 114—117, 119, 128, 138, 139, 152
Schulterstümpfe 16, 91, 96, 98, 119, 121, 131, 139, 141, 146
Schulterwölbung 59, 87, 92, 94
Schulze, Paul 22, 37, 52, 70, 76, 77, 81, 112, 118
Schwachstrommotor 42
Schwerkraft 41, 81
Schwertgriff 24
Sehnen 5, 10, 20, 21, 25, 27, 57
Seitenbänder 8, 9
Seitenbewegung (Abduktion) 7, 9, 82, 97, 98
Seitwärtsbewegung 61, 64, 66 bis 68, 70, 97, 98, 106, 130
Seitwärtsheben 68, 106, 118
Senninger, Franz 76
Servomotor 20, 40
Sichelbewegung 61, 67, 71, 80, 81, 85, 117, 130
Sichelgelenk 80—82, 130, 138
Siemens-Schuckert-Hand 26, 32
Singener-Arbeitshand 47
Sockelachse 36
Spannmechanismus 24
Spannung des Zuges 97, 104, 152
Spannvorrichtung 29
Speiche 3, 6, 7, 9, 11, 13, 21, 62, 63, 68, 69, 121, 122, 149, 150

Sperrzähne 23, 24
Spickermann-Hand 26, 31
Spiralfederbremsung 80
Spitzgreiflage 19
Spitzgreifstellung 19, 111
Spitzgriffstellung 31, 111
Spitzy, Prof. Dr. Hans 47
Spreizbewegung 9, 19
Spulmuskel (Mm. lumbricales) 10, 13
Standard-Hook 51, 52
Steeper, Hugh 129
Steuerapparat 42
Steuerelemente 69, 124
Steuerung 20, 21, 40, 41, 73, 82, 85, 89, 105, 123
Steuerventil 41, 124
Stodola, Prof. 55
Stoffhandschuh 17
Stortz, Hugo 122
Strecker 5, 7, 10, 11, 20, 21, 55, 65, 150
Streckerfeder 21
Streckersehnen 21
Strecklage der Finger 19, 24, 25, 27, 28, 30, 56, 65, 72, 73, 120
Streckmuskel 10, 11, 25
Strecksehne 10, 21
Streckstellung 27, 29, 36, 46, 70, 77, 79, 81, 111, 124
Streckung des Armes 4, 5, 22, 25, 28, 62, 66, 68, 70, 71, 75, 77 bis 79, 84, 95, 96, 98—101, 105, 112, 115, 116—118, 125—128, 137, 138
Streckung der Finger 10, 30, 40, 56, 120, 150, 152
Streckung der Hand 21, 40, 100
Streckung des Handgelenkes 10
Stützfläche 90, 100, 148, 149
Stufengetriebe 130
Stufenlose Sperrung 80, 129, 130, 153, 154
Stumpfbeschaffenheit 54, 83, 133, 134, 137
Stumpfbettung 56, 83, 88, 89, 116, 121, 131, 143, 151
Stumpfbewegungen 57, 64—66, 88, 89, 92
Stumpfdrehung 39, 40, 149
Stumpfende 39, 57, 59, 83, 85, 87, 115, 122, 140, 145
Stumpfkraft 33
Stumpflänge 60, 64, 83, 86
Stumpfmängel 54, 55
Stumpfmuskulatur 41, 55, 154
Stumpfnachbehandlung 54, 55, 60
Stumpfschelle 116, 122
Stumpfstoßzug 22, 75, 80, 81, 96, 114—117, 119, 121, 128, 130
Supina der Hand 6
Supination 3, 22, 39, 56, 60, 62, 63, 65, 68, 69, 72, 74, 75, 84, 85, 100, 110, 111, 114—116, 121, 122, 126, 129, 137, 138, 149, 151—153
Supinator brevis 6, 55, 66
Synergisten 12

Tätigkeit der Hand 14, 18
Tastempfindung 14
Tastorgan 15, 140
Tastsinn 14, 140
Tellerzapfen 75
Tennenbaum 17
Teres major 5
Thumb Hook 100
Tragebandage 91, 92, 123
Tragegewicht 90, 91
Tragegriffstellung der Hand 19
Tragegurt 90, 93, 96, 123
Tragen von Lasten 16, 18, 19, 33, 58, 72, 76, 87, 88, 100, 103, 111, 112, 129, 147, 151, 152
Tragevorrichtung 87, 90, 91, 94, 96—98, 103, 119, 129
Tragfähigkeit 65, 66
Trautmann-Hände 43, 44, 131
Trautmann-Hooks 49, 50, 131
Trautmann-Kunstarme 130, 131
Trautmann-Kunstarme 130, 131
Triceps 47, 120, 121, 152
Trikotschlauch 145, 146

Übersetzungsmechanismus 42, 43, 130
Überzugshandschuh (plastic glove) 17
Ulna 3, 6, 7, 9, 11, 13, 21, 55, 57
Umschalter 33
Umschalthebel 51
Umschaltwelle 30
Umschulung 148
Universalhand 33
Universalgelenk 73
Unterarmamputierte 104, 111, 113, 118, 121, 152, 154
Unterarmansatzstück 51, 76, 129
Unterarmdrehschaft 40
Unterarmdrehung 39, 40, 62—65, 69, 72, 85, 100, 115, 119, 122, 131, 137
Unterarmhülse 28, 29, 75, 77, 81, 83, 88, 118, 128, 130, 131
Unterarmkurzstumpf 59, 60, 62, 64, 66, 75, 78, 79, 83, 116, 117, 130, 131, 137, 146, 151
Unterarmlängsachse 39
Unterarmmanschette 100
Unterarmstumpf 22, 39, 55, 56, 60, 64, 65, 77, 79, 83—86, 90, 111, 114, 115, 121, 123, 128, 130, 131, 138, 140, 141, 146, 149—151
Unterarmteil 74, 79, 82, 92, 95, 97, 98, 106, 115, 116, 119, 120, 123, 130, 154

Verbindungshebel 40
Verrichtungen des Alltags 14, 69, 74, 75, 104, 107—109, 112, 121, 124, 126, 138—140, 147—150, 154
Verschlußstück 37
Versorgungsarbeit 2, 16
Versteifung 54
Verteiler 41
Verth, Prof. zur 58, 59
Vielwinkelbein, großes und kleines 11, 13, 21
Vierfingerachse 18, 39, 44
Vierfingerpartie 35, 39, 40, 42, 43, 45, 58, 100, 131, 145, 152
Vorderarmamputation 57
Vorderarmrest 55
Vorwärtsbringen des Stumpfes 29, 66, 67, 82, 93—99, 103, 118, 152
Vorwärtsheben 5, 66, 118, 126

Waage 119, 120
Wachstum 142
Walcher-Operation 56, 57, 107 125
Weglänge 65, 81, 91, 95, 97, 100, 103, 104, 127
Weichgummi 41
Weil, Prof. Dr. 124
Wellenachse 24
Werkstoffe 83, 141
Wertigkeit der Stümpfe 64
Will-Hand 26, 32
Wilms, Dr. 21, 42, 43
Winkelhebel 40
Wirbelsäule 67
Wirkungsweise der Muskeln 4

Zahnbogen 40
Zahnkranz 31
Zahnrad 74
Zahnradsegment 42, 74
Zahnteilung 24, 74
Zange 11, 15, 16, 19, 55, 121
Zangenform 20, 48
Zangengriff 20, 137, 150
Zangenhebel 51
Zangenschluß 121, 122, 137
Zapfen 27, 51, 76
Zapfengelenk 62, 68, 70
Züge 20, 21, 29, 30, 32, 67, 79, 80, 86, 97, 99, 104, 106, 109, 115, 116, 118, 120, 129, 151, 153
Zülzerfeststellung 151, 153
Zugbeanspruchung 83, 85
Zughebel 36, 48
Zugkraft 4, 5, 27, 104, 105, 124, 126
Zugriemen 31
Zugseil 45, 105, 106
Zugseiltrommel 45, 46
Zugstangen 27, 29, 30, 32, 40
Zugweg 105

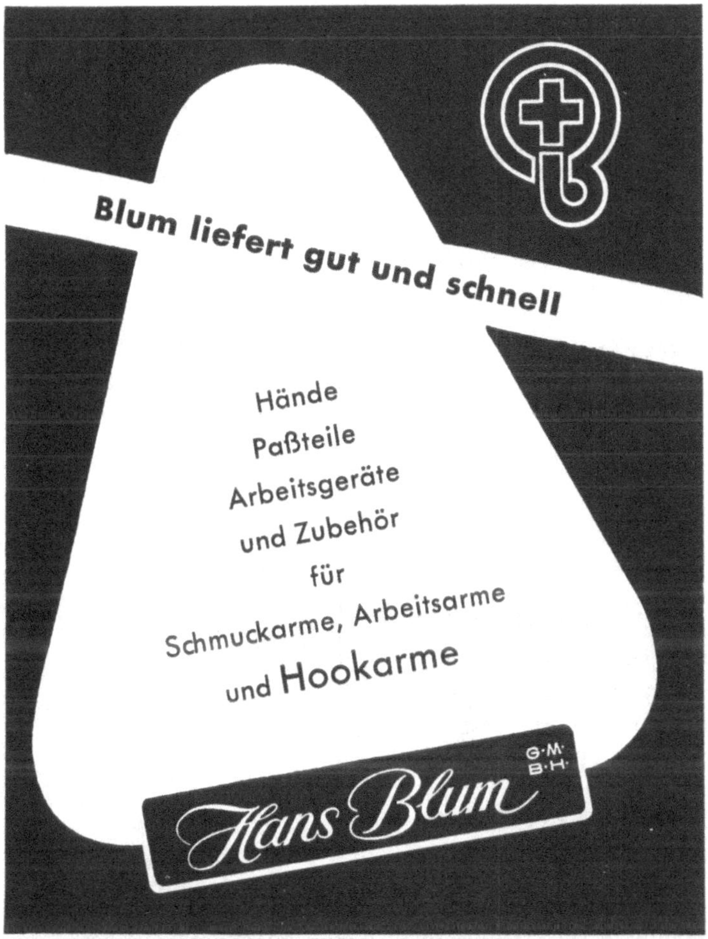
Blum liefert gut und schnell
Hände
Paßteile
Arbeitsgeräte
und Zubehör
für
Schmuckarme, Arbeitsarme
und Hookarme
Hans Blum G·M·B·H·
HANNOVER, VOLGERSWEG 58/60 A TELEFON: 24283 TELEGR.: ORTHOPAEDIEBLUM

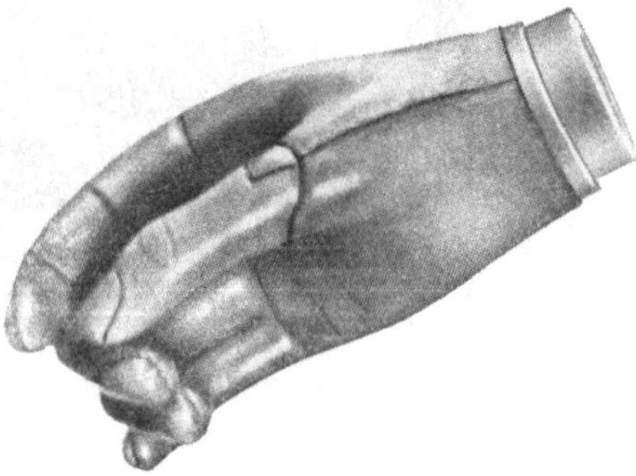

MIX
Papier | Fördert
gute Waldnutzung
FSC® C083411

Zeittracht Medien GmbH
Ferdinand-Jühlke-Straße 7
99095 Erfurt, Deutschland
produktsicherheit@kolibri360.de